教育部人文社会科学研究规划基金项目资助
(17YJAZH122)

中国传统音乐治疗

理论与方法体系研究

张 勇◎著

The Theory and Method System of
Traditional Chinese Music Therapy

人民出版社

序

丝竹沁腠理，金鼓壮心身

一

随着社会物质文明的高度发展，人们生活条件、工作环境发生了巨大的改变，过去那种男耕女织、田园牧歌式的生活成了遥远的过去，紧张繁忙的工商业社会里，人人都在为事业、为家庭、为生存、为发展而奔波操劳，进行着激烈的竞争。社会环境的状况决定了人的心理、生理状态，人类的生存状态导致现代医学模式发生了本质的变化，单纯生物因素致人患病的医学理念，早已为社会—心理—生物的疾病理念所替代。社会学、心理学、生理学相结合的诊疗措施日益受到世界各国民众的欢迎。音乐治疗学自 20 世纪 40 年代在美国作为一门新兴的交叉学科诞生以来，由于其独特的医疗功效，目前已在世界范围内快速发展。

中国是世界上最早运用音乐治疗服务于国民身心健康的国家之一。在 20 世纪 90 年代，以"五音疗法""民族笛疗法""音乐气功引导法"为代表的民族传统音乐疗法曾一度受到国人的普遍关注。然而，进入 21 世纪以来，民族音乐治疗的发展受到了来自西方音乐治疗文化的重大冲击，加上长期以来中国一直没有形成属于本民族的音乐治疗理论与方法体系，成为制约民族音乐治疗发展的主要瓶颈。时至今日，西方的音乐治疗事业已经远远走在我们前面，但由于民俗民风的不同，西方的音乐治疗成果不太容易走进中国大众的心灵，尤其是在音乐作品方面,即便在西方,也很少有专为医疗而创作的内容。好在我们的祖先留下了极为丰富的音乐治疗理论和大量的实践经验。记得1996年7月在德国汉堡举行的第八届世界音乐疗法大会上,我代表中国走上主席台时,大会主席就是以"世界上唯一用民族医学理论研究音乐疗法的专家"向70多个国家和地区的代表作介绍的。尽管出乎意外,没想到自己能作为祖国的代表,但彼时的心情却仍然自豪和激动。由中国传统医学和传统音乐融合而形成的中华传统音乐疗法思想理论体系,值得我们为之付出毕生精力去探究。

从音乐治疗学这一融合了多门学科的新兴交叉学科的本质上来说,我只是一个门外汉,我知道,要想成为一个优秀的音乐治疗专家,不仅仅要掌握音乐学的诸多知识,如音乐学、音乐心理学、作曲理论、常用乐器、配器原理、音乐制作、录音技术等等,还要了解和熟悉心理学、医学、民族学、民俗学、宗教学、哲学、社会学、教育学、文学、历史学、美学……音乐文化是一个博大精深的知识体系,而我们的传统医学也是一个深奥的科学体系。音乐治疗,是两个伟大学科的有机结合,不仅需要具备两个学科的知识,更要恰到好处地融汇于两个学科和人类心理、生理的契合点。我深知从事民族传统音乐治疗体系研究,是一项极具挑战而又意义深远的学术研究工作。拜读了张勇副教授新作《中国传统音乐治疗理论与方法体系研究》(以下简称《体系研究》),并得知这是教育部人文社科规划基金项目的研究成果之后,欣慰之情油然而生。

二

从人文社会科学研究的角度来看,音乐是艺术的科学、医学是生命的科学、宗教是哲学的科学,三者构成了人类求真、求善、求美的生命支柱;美,是科学的最佳外壳,真,是科学的内在本质,善,是科学的前进动力;而音乐是"美"的科学,医学是"真"的科学,宗教是"善"的科学。因此,音乐疗法就是三者的完美结合,音乐治疗的所有要素,包括动机、过程、效果，都应遵循并体现这样的宗旨，以民族音乐作为表现形式，以中国传统医学理论作为指导思想，以佛学和道学的价值观与方法论熏染音乐行为的灵魂，将国乐、中医、宗教三大体系的精华融为一炉，兼吸欧美之长，从而构建一个不同于世界上任何一个国家的音乐疗法体系。按照这样的原理来衡量，《体系研究》在立论、释理、阐发等方面，为构建中国传统音乐治疗体系奠定了理论基础。

《体系研究》从民族音乐具有的伦理道德属性，探究了中国古代礼乐在治国理政、意识形态教育、移风易俗等方面的社会功能。作者认为，个人的身心健康、和谐与构建社会的稳定、和谐有着密不可分的必然联系。音乐可以表达人对社会的看法和认知的过程。同样，人们对音乐的认识也有助于其对社会的理解和认知。从某种意义上来讲，社会上个体的心理健康、人格的完善程度，决定了社会稳定性的高度。中国历代圣贤的君王无不重视音乐的审美与教化功能，正是因为音乐所具有的融合社会、和谐社会的功能。作者从音乐所体现出来的意识形态教育功能这一独特研究视角，论述了古人运用音乐从心理、认知层面入手，以音乐活动塑造和完善人格的传统音乐治疗思想。

从生理学和医学角度来看，音乐不仅给人以美的享受，而且通过心理的、生理的多重作用，影响人的身心和行为。音乐声波是一种高质量的"能"，作用于人体后转化为生物能，激活人体潜在能量的发挥；音乐特有的旋律、节奏传入人体，调节人的生物节律，引导细胞发生和谐的同频共振，各个组织系统处于一种良好的运动状态，如心率快慢、呼吸节奏、脉搏起伏、胃肠蠕动，甚至肌肉收缩舒张都得到良好的调节；音乐声波对中枢和内分泌系统是一种良性刺激，促进神经内分泌系统分泌出有益于健康的激素、酶类、乙酰胆碱等生命活性质，促进人体的新陈代谢。这是浅显易懂的西医理论，而中医则更为直接，"樂"就是"藥"，在中国传统医学"天人合一""整体观念""形神共养"的思想下，音乐本身就是人类身心的有机组成部分，与阴阳五行、五运六气是同一个物质范畴内的同质异构。在这些问题的阐述上，作者在《体系研究》中所传达的丰富内容和新颖见解，确实让人出乎意外。

三

《体系研究》指出：音乐治疗虽是综合了音乐学、心理学、医学的一门交叉学科，但却并不是今人的发明。早在西汉时期，刘向编纂的《说苑》中就曾记载了五千年前，原始氏族社会有一位名叫苗父的巫师运用音乐疗法为病人治病的案例。因此，《体系研究》不仅较为系统地梳理了古今中外的音乐治疗发展历史，更是较为完整地论述了民族传统音乐治疗在不同领域的应用理论与实践方法，为我们全面了解和认识民族传统音乐治疗提供了丰富翔实的信息与资料。在本书中，作者把传统西藏颂钵音乐疗法、传统萨满音乐疗法、传统诗乐疗法等传统音乐疗法纳入中国传统音乐治疗体系之中加以阐述。另外，在传统五行五音疗法中，五音相生中有角、徵、宫三处不能与五行相生，也就是说角不能生徵，徵不能生宫，宫不能生商，这一问题无论在古代和当代都有质疑的观点。从本书的研究中，我们可以看到作者在遵循五度相生律和三分损益法理论基础上，矫正了五行五音疗法中五行与五音之间相生相克关系不完全对应的理论，从而解决这一从古以来的争议性学术问题。

中国传统音乐治疗还有一个重要的内容，是有别于世界上任何音乐治疗理论的，那就是音乐对身心调节的机制。中国传统音乐疗法并不认为心理、生理是分离的，音乐不仅具有心理作用，也具有生理效应。诸如"五音入五脏"之类的理论贯穿于整个音乐治疗理论体系。这得益于中国传统哲学的物质范畴认知，古代五音、十二律与五行学说相互配属，五行学说赋予音律与五脏六腑、五志七情相类的性质，从而将五行的音乐与物质的五脏紧密联系在一起，《黄帝内经》王冰注："角谓木音，调而直也；徵谓火音，和而美也；宫谓土音，大而和也；商谓金音，轻而劲也；羽谓水音，沉而深也"，就是借助阴阳五行的认识论，具备了治疗的价值动因。《体系研究》在对古代哲学—中医理论—音乐特质—人体心理生理的体系构建上，作出了有益的探讨，也得出了有理论价值的结论。

关于音乐治疗的作品与临床应用的问题，可能限于历史研究、理论研究是本书的主旨，作者在这方面着墨不多，但字里行间，不同章节的相关部分也都有所涉及。读者在其间可以发现一些比较客观与实用的内容。特别是作者从中国传统音乐治疗文化整体观视野出发，强调了在传统音乐治疗方法的应用过程中，不能简单把某个音或某个调式音乐和某个脏器或某种情绪、心理"处方式"地对应起来使用，要注重从传统音乐的配属属性来因人、因时、因地而异地运用治疗音乐。

综上所述，中国传统音乐治疗是独具风采的知识体系，其历史、源流、理论、思想、技术、方法、应用都具有深刻的内涵和丰富的外延，是世界音乐治疗学领域内重要的分支。回顾中国传统音乐治疗的发展进程，由于历代对音乐治疗思想缺乏较为系统的提炼与整合，导致中国传统音乐治疗思想理论至今尚未得到应有的诠释和阐发。《体系研究》通过分类研究，构建了中国传统音乐治疗理论与方法体系，这对于传扬国粹、造福民众，必将大有裨益。

王旭东

中医养生康复学博士生导师

国家重点学科带头人

国家社科基金重大项目首席专家

第十届、十一届、十二届全国政协委员

2019 年 2 月 27 日

目　录

绪　论

一、研究缘起

数千年来,围绕音乐对人类文明发展的影响,来自人类学、音乐学、心理学、医学与生物学等不同领域的学者,一直探索着音乐存在的价值。随着人类音乐文化文明的不断进步,为满足人类日益增长的物质文明和精神文明的需求,人们逐渐从音乐的娱乐功能、审美功能、社会功能、教育功能和认识功能研究中,开始关注到音乐对人身心健康所具有的医疗功能。

音乐治疗学作为一门集音乐学、心理学、医学等多种学科为一体的现代新兴交叉学科,源于20世纪40年代美国密歇根州立大学、堪萨斯大学建立的音乐治疗学专业。1950年6月,全美音乐治疗协会(The National Association for Music Therapy,Inc.,NAMT)成立以后,以美国为代表的西方发达国家的相关学者,开始对音乐治疗进行体系化的理论与应用研究,并逐步形成了以音乐取向音乐治疗、心理治疗取向音乐治疗、教育取向音乐治疗和医疗取向音乐治疗等不同价值取向的音乐治疗理论与方法体系。

追溯人类音乐治疗的起源,中西方学者普遍认为人类原始的音乐治疗思想源于史前的巫术文化。人类原始时期,在没有医疗条件的情况下,巫师兼有掌管音乐祭礼和医生的双重职责。原始部落中的人们相信神灵借由音乐与人类对话,而巫师则是神灵和人类之间沟通的桥梁。人们通常把巫师的音乐活动与超自然的力量相联系,坚信音乐具有治愈人的精神和身体疾病的神奇力量。巫师音乐医疗现象作为音乐治疗文化的起源,对古今音乐治疗文化的发展与研究起到了极为重要的推动作用。2018年3月15日,前任国际表达艺术治疗协会主席,美国莱斯利大学艺术治疗专业博士生导师米切尔·科萨克教授,在访问武汉科技大学艺术治疗与心理健康研究中心时曾对笔者表述："表达性艺术治疗的起源、形式就是源于古代的萨满巫师的医疗文化启示。"这也是国际表达艺术治疗协会至今在全球范围内,将萨满巫师音乐医疗作为重点课题来研究的主要原因。而中国是世界上记载和研究萨满教最早的国家,"萨满"一词出自我国的女真语,从地域上看,中国正好处于这一文化圈的中心。因此,可以说中国是世界萨满教文化的中心。①

中国是世界上音乐文化文明发源最早的国家之一,通过对河南舞阳贾湖新石器遗址出土的骨笛进行长达 12 年的研究和测音发现,中国古人在九千年前,就已经制作出了能够完整、准确演奏出五音音阶的骨笛。② 相关研究显示,骨笛拥有者的墓主身份非同一般,其在生前有着巫师、祭司或酋长等相关的特殊职业、身份,他们既是骨笛的制造者也是骨笛的使用者,这与上古巫师多从事乐舞活动有关。这一考古发现为学者们研究中国传统的"巫、乐、医"一体文化现象和民族"五音疗法"中的五音渊源提供了新契机。

中华民族在《黄帝内经》"天人合一"观念影响和生存本能的驱动下,引发了古人用音乐来表达天、地、人之间相互联系的关系,人们在音乐实践过程中逐步学会了用音乐所产生的和谐、平衡能量,来调整身体的生理机能,改善人的精神状态,促进人的身心健康。原始初期,由于恐惧大自然的各种声音,先民们便通过创造音乐效仿大自然的声音,来迎合大自然,以求适应其所处的生存环境。在黄帝时期,人们就已经意识到"顺天应物"的生存法则,黄帝命令当时掌管音乐的官员伶伦创作与自然环境相适应的音乐,于是伶伦用不同长度、不同粗细的竹子制作出了乐器,通过用竹管模仿演奏出山林、溪谷以及鸟兽之类的声音创造出了十二乐律,并制定出乐器演奏音调的准则,以此来顺应"天人合一"的音乐养生法则。

在中国传统养生取向的音乐治疗活动中,能够根据人们不同的养生保健需求,借助聆听不同情志的音乐来实现让人达到身心平衡的养生效果。这一音乐治疗实践方法,如同当今西方音乐治疗研究中,借由 α 脑

---

① 赵志忠:《中国是世界萨满教文化圈的中心》,《满族研究》2002 年第 4 期。
② 萧兴华:《中国音乐文化文明九千年——试论河南舞阳贾湖骨笛的发掘及其意义》,《音乐研究》2000 年第 1 期。

波(阿尔法脑波)音乐频率来诱发大脑产生 α 脑波一样(α 脑波音乐节拍在 60—70 之间,震动频率在 8—14 赫兹之间,α 脑波音乐通过与人的脑波共振将脑波调整成 α 脑波),通过音乐对人大脑的物理作用来减少人的紧张感、抑郁感和焦虑感。

中国传统心理取向音乐治疗"乐由心生,心由乐悟"的核心思想理论,阐述了传统音乐治疗实践运用音乐移情、同化和顿悟等功能,来实现治疗心理疾病的治疗过程。这和当今西方心理动力学派的音乐治疗理论相一致。中国传统音乐治疗思想与西方现代音乐治疗学理念相吻合的音乐治疗文化现象,为当代民族传统音乐治疗的科学研究,提供了新的探索路径和借鉴方法。

中国传统音乐医疗取向音乐治疗思想中,对五音与五行、五脏、五季、五方、五气、五化、五色、五味、五数、五体、五常、五志、五声等相互对应、相互作用、相互影响的关系,作出了详尽的介绍。其中,五音与五脏通过声波所产生的共振医疗观点,类似于当代西方音乐治疗学界运用音乐声波共振效应来治疗生理疾病的理论。这为当代中国传统音乐治疗的量化研究提供了理论支持。

20 世纪 70 年代末至 90 年代初期,以传统五音疗法、气功音乐引导法、笛疗法、音乐电疗等为代表的民族特色的传统音乐治疗应用研究,曾一度出现蓬勃发展的景象。据中国音乐治疗学会统计的数据,仅在 1999 年前,中国结合中医针灸技术开展音乐电疗应用活动的医疗机构就已经超过 200 多家。但是,进入 20 世纪 90 年代以后,随着西方音乐治疗理论与方法的涌入,民族传统音乐治疗由于缺乏完整的理论与方法体系做支撑,在理论与应用研究中遇到了前所未有的挑战与冲击。

2016 年 7 月,"中国首届表达性艺术治疗应用与发展高峰论坛"在华中科技大学召开。中国音乐治疗学科奠基人张鸿懿先生在会议期间指出:"中国民族音乐治疗思想是在中华五千年的发展进程中,历经祖辈们长期的实践应用积淀而形成,其思想理论蕴含着中国人特有的哲学智慧与中医思想,值得我们沉下心来,认真地去挖掘和梳理,这将有助于在当代尽早建立起中国民族音乐治疗思想体系。"世界音乐治疗联合会

（WFMT）前主席，美国音乐治疗专家谢丽尔·迪洛·马兰托（Cheryl Dileo Maranto）博士，早在1995年在我国讲学交流时就已经提出："从东方哲学、医学所强调的整体观来讲，音乐治疗更像东方人的思维模式。"①音乐心理剧创始人，美国著名音乐治疗学家约瑟夫·莫雷诺（Joseph Moreno）也从萨满音乐治疗思想角度，提出在世界上建立民族音乐治疗学学科的构想。他还鼓励世人立足本民族传统文化，从传统音乐医疗出发大力推动本民族音乐治疗学的发展。② 美国声音治疗先驱者詹姆斯·丹吉洛（James D.Angelo）把西藏颂钵音疗思想和道教发声养生思想融入了自己创立的声音治疗体系当中，已面向多个国家推广。这些当代中西方音乐治疗学界的领军人物，在以往都以不同形式表达了对中国建立本民族音乐治疗理论与方法体系的期待与祝愿。

中国是世界四大文明古国之一，也是世界音乐文化文明出现最早的国家之一。中国传统音乐治疗在身心疾病治疗的实践，至少比西方国家早了五千年。因此，在当今世界民族音乐治疗学术之林，中国没有缺席的理由。中国古代已有的丰富的不同价值取向音乐治疗思想理论，为本研究提供了理论支撑。而西方相对较为完整的音乐治疗研究理论与方法体系，也为中国传统音乐治疗理论与方法体系的建设提供了宝贵的借鉴经验。尽早梳理出中华民族传统音乐治疗理论与方法体系，对于促进传统音乐治疗的规范化发展，推动中华民族音乐治疗融入世界音乐治疗体系之中，具有重要的现实意义和深远的历史意义。

二、议题价值

（一）理论价值

1. 对传统音乐治疗理论框架的构建

中国传统音乐治疗的实践历史悠久，在现有的相关古籍文献中，我们不难发现中国在不同历史时期，都有对不同价值取向传统音乐治疗思想

---

① 张鸿懿：《音乐治疗学基础》，中国电子音像出版社2000年版，第6页。
② ［美］约瑟夫·莫雷诺、李世武：《民族音乐治疗：一条跨学科研究音乐与治疗的路径》，《民族艺术》2014年第2期。

的表述，《晋书·乐志》中记载有："农瑟羲琴，倕钟和磬，达灵成性，象物昭功，由此言之，其来自远。"①这段话描述的是中国早在上古时期，神农氏就制作了瑟、伏羲氏就制作了琴，人们当时已经用瑟、琴、钟、磬之乐，来表达人的心理，体现人的情绪。尽管中国传统音乐治疗思想历史久远，但长期以来，国内对传统音乐治疗的探索长期处于碎片化的研究状态，一直没有形成中国传统音乐治疗体系化的理论研究成果。

本书从对中国历代传统音乐治疗思想理论梳理入手，归纳、总结出了中国传统的"三位一体"音乐治疗理论脉络。其中，养生取向的音乐治疗思想理论是传统音乐治疗研究的基础内容，心理取向的音乐治疗思想理论是传统音乐治疗研究的重点内容，医疗取向的音乐治疗是传统音乐治疗研究的核心内容。养生取向音乐治疗思想理论支撑着心理取向音乐治疗和医疗取向音乐治疗的理论发展。反过来，心理取向和医疗取向音乐治疗方法在临床实践的过程中，通过追溯身心疾病的诱发原因，从预防身心疾病的角度，丰富了养生取向音乐治疗的理论与应用方法。

2. 对传统音乐治疗内涵方法的充实

中国古代传说中开天辟地的是盘古氏，创造人类的是伏羲和女娲。盘古的《长鼓舞》、伏羲的《扶来》、女娲的《充乐》、神农氏的《扶犁》、黄帝的《承云》和《咸池》、尧舜时期著名的乐舞有尧乐《大章》《咸池》和舜帝亲自创制的《箫韶》。这些远古时期的乐舞形式，就是人们当时用音乐来愉悦心灵，促进人们健康的具体使用方法。中国远古黎族先民们的《跳娘舞》《跳鬼舞》《老古舞》《平安舞》等乐舞，也是反映当时人们祭祀祖先、教化民众和祈求平安的乐舞，以此来达到治病、驱魔、保平安的目的。从现已出土文物中的音乐舞蹈图案中，我们可以体会到距今七八千年前的仰韶文化、马家窑文化和龙山文化中音乐医疗的意义。

春秋战国时期是中国文化史上的一个辉煌时代，在《吕氏春秋》《白虎通·礼乐》等古籍中记载了五音（宫、商、角、徵、羽）与五脏（脾、肺、肝、心、肾）的相互影响关系，并详细介绍了五音疗法的应用方法。从汉代到

---

① 刘蓝辑著：《二十五史音乐志》（第一卷），云南大学出版社 2009 年版，第 177 页。

清代两千多年的封建历史中,关于音乐治疗方法和功效的记载,主要有汉代的《乐记》《史记》《说苑》和三国时期的《声无哀乐论》;唐代的《旧唐书》;宋金元时期的《儒门事亲》《太平圣惠方》《太平惠民和剂局方》《圣济总录》《梦溪笔谈》;明代的《类经图翼》《琴谱》《幼科发挥》《寿世保元》《遵生八笺》;清代的《理瀹骈文》《石室秘录》等文献,这些古籍中都提到音乐治疗方法的相关信息。

当代对传统音乐治疗的研究中,相关学者把音乐与传统气功法相结合产生了气功音乐引导疗法。运用中医理论结合现代电子科技基础,当代传统音乐治疗专家们开创了音乐电疗法、笛疗法、五音疗法等传统特色的中国音乐治疗方法在当今依然得以运用。本书会将萨满音乐疗法、西藏颂钵音疗法、合唱疗法、诗乐疗法等中华民族特色音乐治疗方法,纳入中国传统音乐治疗方法体系中予以详细地阐述。

(二) 应用价值

1. 为传统音乐治疗的实践应用提供参考

当代音乐治疗是现代音乐学、心理学与医学紧密结合而成的一门临床实践性很强的学科。目前接受音乐治疗思想的人群多为城市中的"理性"群体,国内有些人对音乐治疗的认识还停留在音乐治疗只是一种娱乐疗法的观点上。有些人认为音乐治疗只是心理治疗领域、生理疾病治疗领域里的一个有效补充而已。事实上,音乐治疗师作为一种现代职业,在理论上依托的是音乐生理学、音乐心理学、音乐社会学、社会音乐学、音乐医疗、人本主义心理学、行为主义心理学、认知主义心理学、精神分析心理学、神经医学、生物医学、中医学等多种学科的研究结论。现代音乐治疗以音乐艺术作为治疗手段,通过音乐治疗实践活动帮助处于心理困境或患有器质性疾病的病人获得治愈疾病的能力。

中国传统音乐治疗从中医哲学思想、儒家哲学思想、道家哲学思想、古代音乐艺术等传统文化中汲取了营养,并把它运用到音乐治疗实践之中。特别是中国传统养生取向音乐治疗方法,依据《黄帝内经》中"治未病"的理念,从养生保健层面为人们提供一种全新的音乐治疗方法。关于中国传统心理取向音乐治疗方法,早在两千年前的《乐记》一书就已经揭示了当代西方心理取向音乐治疗的核心思想理论。中国传统医疗取向的音乐治疗方法中,五千年前苗父的声音治疗思想至今依然影响着西方声音治疗学派的发展。这些传统音乐治疗方法的应用研究,必将为中国当代传统音乐治疗的临床实践研究,提供有价值的借鉴与参考。

2. 为传统音乐治疗的继承性研究提供参考

目前传统音乐治疗应用在国内逐步被边缘化的原因,除了西方音乐治疗方法的冲击以外,最为主要的就是国内缺乏具有科学依据的传统音乐治疗理论与方法体系,以及一脉相承的传统音乐治疗学术队伍建设。从 20 世纪 90 年代开始,西方音乐治疗理论被个别学者移植到中国以后,对中国当代音乐治疗的发展,起到了巨大的推动作用。目前,西方音乐治疗理论与方法体系的应用在中国已经成为主流,其影响越来越大。然而,中国民族传统音乐治疗内涵深邃,从古籍文献展现出来的很多音乐治疗思想,往往既有理论依据又包含着具体的应用方法。也就是说,传统音乐治疗很多理论性的解释和方法上的诠释是合二为一来阐述的,比如《黄帝内经》中对传统"五音疗法"的表述。因此,对于传统音乐治疗的研究需要从众多的古籍文献中花费大量的时间去认真甄别、筛选其不同表述内容的实质,并把不同时期类似的表述整合到一个体系中来,用当今人们易于接受的书面表达方式传承下去。这样才能够吸引更多的中青年学者加入中国传统音乐治疗理论研究队伍中,共同促进中国传统音乐治疗的健康发展。

三、国内外音乐治疗研究述评

(一) 国内传统音乐治疗研究现状

1. 基于五行、五音理论的传统音乐治疗研究

国内较早从事民族传统音乐治疗的学者郭子光、张子游,在其共同著作的《中医康复学》(四川科学技术出版社 1986 年版)中,简要介绍了中国传统音乐治疗的发展、传统音乐治疗的应用方法等。1987 年,张子游在其出版的《娱乐康复学》(光明日报出版社 1987 年版)中,将中国传统音乐康复治疗的原理、传统音乐在医学领域的运用等进行了更进一步的

论述。

何化均、卢廷柱在其所著的《音乐疗法》(人民音乐出版社 1995 年版)中,重点探讨了音乐治疗的生理、心理机制,从生物—心理—社会医学模式与音乐治疗的关系,以及音乐治疗的适应症、特殊教育与音乐治疗、智障儿童的音乐治疗等方面进行了相关的阐述。

在研究五行、五音与五脏之间相互关系的学者中,范欣生自 20 世纪 90 年代至 21 世纪初,先后通过《传统音乐疗法》《音乐疗法》两部学术著作,从传统音乐疗法的起源、传统音乐治疗思想、传统音乐与养生、传统音乐治疗应用方法等方面,对传统音乐治疗进行了相关的研究。其重点从乐与药同源、音乐与阴阳五行、音乐与五脏气机、情志等角度出发,对中医音乐疗法理论进行了相关论述。

张鸿懿在其出版的《音乐治疗学基础》(中国电子音像出版社 2000 年版)中,从七情致病说和以情胜情法、阴阳五行说和相生相克法、心病心药法、情绪调衡法等方面,结合中医理论,进行了中医取向的音乐心理治疗研究。之后,张鸿懿和马廷慧在其出版的《儿童智力障碍的音乐治疗》(华夏出版社 2004 年版)中,从传统音乐治疗角度,对适应智障儿童音乐治疗的歌谣应用,做了大量的实践研究。

胡结续在其出版的《音乐与保健医疗》(中国文联出版社 2004 年版)中,从传统音乐治疗视野,对七情致病与音乐调理、五行相生相克与三分损益法、五行音乐的运用、音乐阴阳学说等方面,进行相关的研究。书中还重点介绍了音乐养生中的抗老保健法、通耳明目法、壮阳益肾法、安神醒脑法、疏肝健脾法等。

王旭东自 2000 年至 2016 年间,先后出版了《娱乐疗法》《中医养生康复学》《让音乐带给您健康——奇妙的音乐疗法》等著作。其对中国传统音乐治疗的贡献,主要体现在他多年的交叉学科研究。在他的著作中概述了中国传统音乐治疗理论,其中涉及阴阳五行学说、五音与五脏体系研究、人格体质与音乐治疗的关系等学术观点。王旭东(2005)指出,传统中医音疗注重音乐的物理治疗功能,有效补充了现代音乐治疗学以心理学为主体的理论体系。

笔者在 2010 年出版的《音乐治疗学》中,从中医五行五音的理论角度,结合中国传统音乐治疗的历代运用进行了相关研究。华云辉(2012)、杨方(2014)、余瑾(2018),在传统中医阴阳学说、五行理论影响下,开展了音乐电针灸疗法的应用研究并取得一定的学术成果。另外,从音乐属性开展相关研究的学者中,罗小平(2011)认为音乐与医学在文化属性上的同源性,使得中医理论和音乐产生密不可分的关系。李世武(2015)认为,如果现代音乐疗法发展到无须传统疗法补充即能高效治愈生存焦虑阶段带来的疾病,传统疗法将会从人类社会中淡出。张海涛(2015)对传统"诗乐疗法"进行了深入研究。吴珀元(2010)从跨学科研究角度阐释了医疗民族音乐学的研究意义。之后,吴珀元(2017)又从声音与医疗关系角度出发,具体研究了傣族、汉族和蒙古族的音乐治疗案例。

对于中国传统音乐治疗中存在的争议性问题。胡结续(2004)提到了五行五音对应关系存在相生相克不完全对应的关系。高天(2007)认为,尽管古代文献中有不少音乐治疗理论的表述,但缺乏操作性的记录,所以五音究竟是如何在治病中使用的目前尚不清楚。周海宏(2012)从现代民歌多为转调音乐角度,说明五行五音疗法中没有单一调式的音乐,认为不存在所谓的"五行养生音乐"。宋博媛(2016)从音乐考古学角度提出古代五音只是五声,没有五音体系之说。她还从传统五行五音相生相克的对应关系中,找出了五行五音之间相生相克关系中不能完全对应的相关问题。

2. 基于民族宗教音乐疗法的研究

道教音乐养生领域的研究中,浦享强(2003)研究发现道教诵经发声方法与身体气脉有关,涉及人的心理、生理综合运动。程雅君等(2005)认为,道教音乐从传统医学的"形神共养"方面有医理可循,正逐渐被现代医学认识、证实和接受。佟中明(2004)认为萨满神歌的治疗过程是在"歌、舞、乐"三者浑然一体的场景下完成的。萧梅(2013)则强调,萨满音乐仪式与迷幻的关系已经超出了巫乐的研究,有着如何理解人类情感及心理特性的意义。傅聪(2015)对萨满治疗仪式与现代音乐治疗之间的联系脉络,以及在当今音乐治疗中借鉴意义进行了研究。在对于西藏颂钵音疗的研究中,张光富(2018)经过多年临床实践研究,借助中医理论,提出了西藏颂钵疗法中的"音灸"理论,并总结出了西藏颂钵音疗的理论与方法体系。

3. 基于传统气功音乐引导疗法的研究

普凯元(1994)、范欣生(2002)、张鸿懿(2000)、王旭东(2016)分别对民族音乐引导下的音乐养生气功理论与方法进行了研究。马礼堂(1984)、马栩周(1997)、孙磊(2015)对民族传统六字诀的气功养生发声法进行了研究。

4. 基于传统笛疗法的研究

孔建华(1990)在儿童哮喘患者中进行了笛疗实验研究。胡结续(2004)从笛疗的理论依据、笛疗的功法等方面进行了系统的研究。黎湘安(2008)将传统五行、五音理论与现代生物反馈理论有效结合,研制出了"笛疗仪"。周舒兴、赵振军等从2015年至今,持续开展了对陶笛疗法的理论与实践研究,并分别对陶笛养生疗法进行了推广。

（二） 国外音乐治疗研究述评

1. 古代文明时期的音乐治疗

国外对传统音乐治疗的研究追溯至人类音乐治疗的起源。日本的篠田知璋、加藤美知子等音乐治疗学者,在研究人类音乐治疗文化起源时指出,公元前五千年左右,在古埃及的文明发展进程中,艺术、宗教、医学三个不同领域是各自独立存在的,并分别有不同的疾病治疗方式。古埃及的僧侣和医师们,很早就把音乐当作治疗灵魂的药物,并把吟唱活动纳入医疗活动的一部分。[①] 这一学术观点直接把国内音乐治疗的起源追溯到了五千年前的古埃及原始文化时期。西方学者威廉·戴维斯研究认为,人类第一个文明始于当今的伊拉克,文明发源于公元前五千年至六千年之间,并在公元前三千五百年间形成稳定的文明文化,也正是在这一段时间内,伊拉克出现了在理性医疗观指导下的音乐治疗实践活动,音乐在巫

---

① [日]篠田知璋、加藤美知子主编:《标准音乐治疗入门》,陈美如译,五南图书出版股份有限公司2004年版,第23—24页。

术、宗教疗愈仪式中担当了重要的角色。①

　　根据巫术是人类史前的社会焦点的观点，音乐通常被解释为是和巫术密切相关的艺术形式。在人类早期是没有医师这个职业的，巫师在这期间扮演着医师的角色，巫、医是一体的。英国学者塞尔西·赫尔曼研究认为，非西方文化有将包括疾病在内的不幸归因于超自然力量、神灵和巫师作用的传统。② 在医学人类学的学术话语中，巫术是一种与病因和治疗有关的信仰和实践。按照西方音乐治疗学者关于史前人类音乐治疗萌芽的研究结论，史前医疗行为与巫师音乐活动有着必然的联系，也就是说人类早期的音乐治疗文化源于巫师的音乐活动。

　　早期人类对围绕在他们四周所听到的声音，通常会用人的声音或乐器模仿来自大自然的神秘声音，正如马里欧斯·席内德（Marius Schneider）所指出的："原始土著人的合唱中，他们会依次模仿一些自然的声音，如风声、雨声、波浪声、树声或是动物的声音等，并加上华丽的和声与鼓声。这种模仿的音色来自一种原始的动力，由此来联结古老的幻想原则，也就是说演什么就像什么，并把它运用到音乐治疗上。"③人类早期需要一种能治疗身心疾病的方法，而在没有医疗技术的前提下，巫师的音乐行为就是被赋予了这一神秘医疗力量，成为人们解除疾病痛苦的唯一途径。在从事音乐医疗活动中，巫师会利用他们所掌握的规则、仪式、歌舞、乐器等开展音乐治疗活动。在北美洲、南美洲、非洲和包括亚洲在内的一些原始部落里，巫师们经常会用特定的歌曲来治疗特定的患者。他们使用节奏强烈的鼓、摇铃以及穿着特定的服饰来舞蹈，帮助族人驱赶身上的恶灵或抑制疼痛。

　　在希腊，人们相信神话，认为疾病是源于人自身的不和谐，所以人们

---

① ［美］Willam B. Davis Kate E. Gfeller Michael H. Thaut：《音乐治疗理论与实务》，吴幸如、黄创华校阅，李招美、李玉珊、何采论等译，美商麦格罗·希尔国际股份有限公司台湾分公司 2008 年版，第 21 页。

② ［英］塞尔西·赫尔曼著：《医学人类学导言》，崔纯、吴京海译，《世界科学》1989 年第 4 期。

③ 莊婕筠：《音乐治疗》，心理出版社 2004 年版，第 10 页。

深信借助音乐所具有的理论与道德力量,可以帮助找回自身的和谐,促进人的健康。希腊神话中的医神爱斯古里斯(Aesculapius)提供的音乐处方可以治疗情绪异常的人。希腊人还将太阳神阿波罗同时视为掌管音乐、医药和畜牧的神,他能用音乐为人类带来光明,促进人类的健康。在现代出现的一些古代神话书籍、雕像中,会经常看到作为医疗之神的阿波罗右手持琴的形象。公元前600年左右,古希腊人开始脱离超自然的医疗观念,由于数学、医学、哲学的进步,带动了希腊人以理性的态度来了解音乐和医学的关系。人们认为音乐对思考、情绪和生理健康具有特别的力量,那时,理性的音乐医疗取代了巫术与宗教仪式。[①] 古埃及、希伯来和巴比伦人都是在神殿运用音乐进行治疗的仪式。祭司们就是通过敲击乐器、咏唱祭文向神祈福,来解除病人的痛苦。

在古印度,公元2世纪时期,有一种音乐调式(Music Expressive Mode)—"Ragas"开始发展,而每一个音乐调式从悲伤、狂暴、勇气、害怕、奇异、平和、安静到放松,都可以触发人们引起不同的情绪。因为当时人们相信特别的音乐调式,可以帮助人们与宇宙接触,促使身体、心智、精神在内觉醒上更纯净、清新。在古罗马时代,人们更是相信音乐的治愈力量,例如,如果有人被蛇咬伤,他们就会通过音乐治疗伤口。他们还坚信音乐能帮助人抵抗传染病鼠疫和治疗失眠的人。阿瑟莱佩德(Aeslepiades)就曾经用和谐的音乐抑制精神错乱病人的发作。赛尔斯(Celsus)则通过铙钹或其他乐器的声音来缓和精神病人的情绪。[②]

2. 中世纪至文艺复兴时期的音乐治疗

中世纪的西方,当时的基督教有着巨大的影响力,宗教音乐当时在医疗方面担当了重要角色。其中出现了专门为治疗感冒的圣歌,宫廷乐师们也利用专门谱写的音乐来为达官贵族们缓解病痛。在中世纪希腊文化中,医学实践仍是以四种特质的理论为基础,这个架构为音乐在治疗疾病上提供应有的角色。这时的许多政治家和哲学家都相信音乐治疗的力

---

① 吴幸如、黄创华:《音乐治疗十四讲》,心理出版社2006年版,第43页。
② 汪彦青等:《音乐治疗——治疗心灵的乐音》,先知出版社2002年版,第5、8页。

量。比如布尔修斯(Boerhius)就认为音乐可以增加或降低人的道德,亚里士多德(Aristotle)也持有同样的观点。卡西奥多罗斯(Cassiodorus)把音乐视为净化心灵的工具。

进入到文艺复兴时期,绘画艺术、物理学、医学等学科有了新的进展,国外音乐治疗也朝着更科学的方向发展。这一时期著名的音乐家扎利诺(Zarlino)和医师维萨里(Vesalius)探讨了音乐和医疗之间的关系。这一时期,四液体学说盛行,普瑞特(Pratt)认为人的液体(黄胆汁、血液、黏液、黑胆汁)与人的声音高低(女高音、女低音、男高音、男低音)有着密切的关系,若能适当运用音乐,可以通过声音协和身体,促进人的身心健康。当时的作家莎士比亚(Shakespeare)和阿姆斯特朗(Arm-strong)都在所创作的戏剧和诗歌中,记录了运用音乐治疗的例子。①

3.18 世纪至 19 世纪的音乐治疗

到了 18 世纪,欧洲和美国的医师们,开始深入了解音乐对人体在生理方面的作用,他们观察到音乐对呼吸、心率、血压、消化系统的影响。这时西方出现了介绍音乐治疗的著作,比如英国布朗的《音乐医学》、奥地利医师利希藤塔尔的《音乐医生》。到了 1804 年,埃德温・阿特利(Edwin Atlee)在论文《论音乐对疾病治疗的影响》(*An Inaugural Essay on the Influence of Music in the Cure of Disease*)中写道:音乐对心灵影响重大,对生理也是。18 世纪,在美国出现的最早的音乐治疗文献是 1789 年由一匿名作者发表在《哥伦比亚杂志》(*Columbian Magazine*)上的一篇文章《思考音乐医疗》(*Music Physically Considered*),这一匿名作者提到一个有价值的结论:人的心理状态可能会影响身心健康。它声称音乐是种被证明有治疗效果的媒介,因为它会影响人的情绪。此作者建议在使用音乐技巧治疗疾病时,需要一位经过严格训练的从业者。这一建议至今仍被采用。同期发表的还有另一篇《音乐退烧:一个明确的例证》(*Remarkable Cure of a Fever by Music:An Attested Fact*)的文章。这篇文章 1796 年发表于《纽约周刊杂志》(New York Weekly Magazine)。这位匿名作者在文中陈述了一名来自法国

---

① 莊婕筠:《音乐治疗》,心理出版社 2004 年版,第 15 页。

的音乐教师经历的一次严重的发烧,在忍受了两周持续发烧的痛苦后,病人要求为他举办一场器乐演奏会,据作者描述,病人的发烧症状在表演期间消失了,但在表演结束后症状又恢复了。就这样,这位音乐老师在清醒的时候不停地播放音乐,暂时遏制了病情。经过两周的时间,这位音乐老师完全康复。法国著名思想家、教育家卢梭在谈到音乐与人类的关系时认为,在人类历史之初,音乐与语言的关系是密不可分的一个整体,言语和歌曲没有任何区别。持有同样观点的精神分析家安东·艾仁茨威克(Anton Ehrenzweig)本身就是一个音乐造诣很高的音乐家,他在表述语言和音乐的关系时认为:人类之初,语言和音乐同源于一,既非单纯说的,也非只用唱的,而是说唱兼而有之的原始语言。后来,这种语言被分裂为:音乐由音高、音阶、音长、节奏、音质等为其发音;语言则选择音色、母音和子音为其发音。语言成为理性思维的工具,音乐则变为潜意识的象征语言,其象征意义永远深不可测,人们开始利用音乐的象征性语言来治疗疾病。

在19世纪,美国有两位著名的精神科医师也致力于音乐治疗研究,其中一位叫威廉·波尔的医生在1877年举行的全国年度会议上发表了《音乐和心灵的关系》(*Music in Its Relation to the Mind*)。另一位医师科林(Corning),基于音乐有抑制病人的噩梦、消除病人疑虑的作用,音乐治疗将广泛运用在病人身上。在1889年9月的《纽约医学期刊》(*New York Medical Journal*)上,Sebastian J.Wimmer发表了《音乐的影响与治疗价值》(*The Influence of Music and Its Therapeutic Value*)。维默(Wimmer)使用标示日期的概念,证明了音乐是一种治疗工具的价值。他提倡音乐可以带来身体与心灵和谐的构想。① 在19世纪,从事音乐治疗实践的音乐家、医生、精神病学家们所提出的音乐治疗功效都是在自身所从事领域里独立存在的,音乐治疗的学科整合和全面应用并没有发展起来。

4.20世纪以来的音乐治疗

进入20世纪,在世界音乐治疗的发展中,美国一直占据着引领世界

---

① [美]Willam B. Davis Kate E. Gfeller Michael H. Thaut:《音乐治疗理论与实务》,吴幸如、黄创华校阅,李招美、李玉珊、何采论等译,美商麦格罗·希尔国际股份有限公司台湾分公司2008年版,第24—29页。

音乐治疗学术研究的位置。在 20 世纪最初的 50 年里,在促进美国音乐治疗发展的过程中,最具有影响力的人物之一是伊娃·维塞利乌斯(Eva Vescelius)。她通过很多出版物来促进音乐治疗的影响,并在 1903 年成立纽约市全国治疗协会(National Therapyeutic Society of New York)。她认为音乐治疗这个客体能使生病的人从“不协调振动”恢复到和谐的状态。她还在音乐治疗发烧、失眠等其他疾病上,提供了详细的指导建议。维塞利乌斯在 1913 年出版的《音乐与健康》期刊上,发表了她和其他人在音乐治疗应用上的文章。

　　把音乐治疗学作为一门专业课程来教授始于 1919 年,当时一个在英国出生的钢琴家玛格丽特·安德顿(Margaret Anderton),在纽约市的哥伦比亚大学为学生提供了音乐治疗课程,她和另外一名同在哥伦比亚大学任教的伊莎·莫德·伊尔森(Isa Maud Ilsen)一起担任了音乐治疗的教学工作。她们都在第一次世界大战期间,在医院为伤残战士提供过音乐治疗服务。在那段时间,安德顿还提出对遭受心理创伤的士兵提供音乐治疗,对遭受身体折磨的士兵演奏音乐的两种治疗方法,促进了受伤士兵的康复工作。伊尔森也在医院倡导运用古典音乐、歌曲来对病人进行音乐治疗,并被公认为在医院中促进音乐治疗实践的重要先驱。同安德顿和伊尔森一样,哈里特·艾尔·西摩(Hartiet Ayer Seymour)也在第一次世界大战中为士兵提供音乐治疗服务,其在 1920 年出版了音乐治疗师指导手册《音乐可以为你做什么》(What Music Can Do for You)。她在 1941年建立了国家音乐治疗基金会(Nationl Foundation for Music Therapy),身为主席的她通过演讲与授课形式,来强调将音乐治疗应用到第二次世界大战的返乡士兵身上的意义。1944 年她出版的《音乐治疗实务导论》(An Instruction Course in the Use of Practice of Music Therpay)中所运用的治疗策略基本上都用相同的方式,即在治疗师的指导下,由音乐家小型团体演奏多样化、愉快的古典与民俗歌曲所构成的音乐。①

　　尽管在 20 世纪最初的 40 年里,音乐治疗活动的报告数量迅速增加,

---

① 张勇编著:《音乐治疗学》,湖北科学技术出版社 2010 年版,第 35 页。

但当时的音乐治疗并没有被医学界认可和接受,音乐治疗活动更没有形成被广泛应用的局面,虽然出现了一些像维塞利乌斯、伊尔森和安德顿等致力于发展音乐治疗的先行者,但音乐治疗还是没有被视为有组织的临床职业而发展起来。在1940年,音乐治疗精神疾病障碍变得更加广泛,那时在医院工作的音乐治疗师很多都是义工,他们在医院职工的监督下开展音乐治疗工作,并没有职业地位,这时,很多人开始认识到未来音乐治疗的职业发展取决于训练有素的音乐治疗师的有效领导。

在20世纪40年代,密歇根州立大学、堪萨斯大学、芝加哥音乐学院及阿尔维诺学院,开始在大学为硕士设置培训音乐治疗师的课程。这些最早接受音乐治疗课程的学生,大都进入医院工作。随着在大学开展的音乐治疗课程的普及,美国音乐治疗的全国性组织也逐渐进入萌芽状态,作为音乐教师全国学会(Music Teachers National Association, MTNA)分会的音乐治疗委员会中心为了推广音乐治疗,于1940年开始增加了以音乐家、医师相关的音乐治疗教学和培训计划,进而促进音乐治疗在学校和医院的应用。这一时期,音乐治疗学作为一门新兴的交叉学科正式在美国诞生。

随着音乐治疗的广泛开展,1950年6月,全美音乐治疗协会(NAMT)诞生。在NAMT创建时期,美国最具影响力的音乐治疗指导人物是堪萨斯大学音乐教育系主任埃特·加斯顿,也是美国20世纪40年代到60年代支持和开展音乐治疗的核心人物。他与相关精神病院合作,创办了美国首个音乐治疗临床试验中心;同时,也在堪萨斯大学开设了音乐治疗课程。由于加斯顿具有诚实的人格、永不满足的求知欲,以及严谨的治学态度,他在美国音乐治疗学界享有崇高的地位,被后人尊称为美国的"音乐治疗之父"。①

早期NAMT所成就的重要贡献是确立了被社会公认的音乐治疗师(Registered MusicTherapyst, RMT)资格注册制度。这一制度在1956年建立,当时音乐治疗师资格认证是通过音乐学校全国协会协助进行的,独立

---

① 张勇编著:《音乐治疗学》,湖北科学技术出版社2010年版,第36页。

的音乐治疗师资格认证机构其实尚未完善。美国的第二个音乐治疗团体组织——美国音乐治疗协会（American Associaton for Music Therapy，AAMT）成立于1971年。该协会的组建宗旨与全美音乐治疗协会一样，只是在倡导的音乐治疗教育制度上有所不同。1985年，为了共同推进音乐治疗师资格认证事宜，NAMT和AAMT联合成立了音乐治疗认证委员会（Certification Board of Music Therapist，CBMT），并开始实施资格考试。在美国现代音乐治疗发展中，最大的事件莫过于1997年NAMT和AAMT合并成立了新组织：美国音乐治疗协会（American Music Therapy Association，AMTA）。从此，美国音乐治疗师的资格认定由CBMT统一管理。其资格统称为美国音乐治疗协会认证的MT—BC（Music Therapist Board Certified），而一直以来的RMT和CMT称号也就此废止。在NAMT和AAMT合并之初，美国有3600名NAMT注册成员，有700余名AAMT注册成员。目前经过美国音乐治疗协会认证的音乐治疗师近8000名，音乐治疗师这一职业已在美国被确立为一个稳固和可实行的职业。纵观美国音乐治疗的现代发展，美国高校在音乐治疗课程设置、专业建设及人才培训方面起到了至关重要的作用，目前美国已有近80所学校的音乐治疗系致力于音乐治疗人才培养。①

　　5. 国外对中国传统音乐治疗的关注

　　纵观国外音乐治疗发展，有一个值得我们关注的事实，那就是西方的音乐治疗研究中罕有对中国传统音乐治疗的研究成果。直到现在，西方音乐治疗学界一直认为中国没有自己的音乐治疗理论与方法体系。已知的西方对中国传统音乐治疗的研究成果，主要集中在对民族宗教音乐疗法的吸收与创新研究上，比如美国声音治疗先驱James（詹姆斯）于21世纪初把道教"嘶、噢、嘻、曜、呼"五音发声治疗法引入他创立的声音治疗体系中。荷兰人Hans de Back（汉斯·德·贝克）在20世纪70年代通过对西藏颂钵的研究，在借鉴西藏颂钵制作工艺基础上，改进了自己的颂钵

---

　　① ［美］Willam B. Davis Kate E. Gfeller，Michael H. Thaut：《音乐治疗理论与实务》，吴幸如、黄创华校阅，李招美、李玉珊、何采论等译，美商麦格罗·希尔国际股份有限公司台湾分公司2008年版，第37—38页。

音乐治疗方法体系。美国麻省理工学院 2011 年研究成果证实了 5 世纪时期的 4 个西藏颂钵的音疗共振原理。①

四、研究思路

（一）构建"三位一体"的传统音乐治疗体系

通过对《黄帝内经》《吕氏春秋》《尚书》《乐记》《梦溪笔谈》等古籍文献的整理、分析，按照不同的历史时期，分类研究中国古代在养生保健、心理治疗和生理疾病治疗三个不同价值取向的音乐治疗思想理论与应用方法。通过当代中国对传统音乐治疗的继承与发展研究，归纳、总结出当代中国传统音乐治疗在养生保健、心理治疗和生理疾病治疗的思想理论与应用方法，进而构建中国养生取向、心理取向和医疗取向"三位一体"的传统音乐治疗思想理论与方法体系。

（二）澄清与矫正传统音乐治疗中的争议问题

在以往对中国传统音乐治疗的研究中，有些学者在引用或解释古籍文献中的音乐治疗理论时，单纯为了支撑自己学术观点的需要，错误地解释了古籍中文字记载的内容，例如，在对传统五音、五声的理解上的错误，对五音建运气理论的认识不够等问题。本书将依据历史文献，结合传统音乐理论、中医理论，运用当代音乐治疗研究方法，对以往传统音乐治疗中出现的错误学术观点予以澄清；通过相关理论研究，矫正传统五音疗法理论中出现的五行、五音相生相克不完全对应的理论问题。力促中国传统音乐治疗学术研究形成严谨、科学的学术氛围，推动中国传统音乐治疗文化研究的规范化建设与科学化发展。

（三）研究中需要突破的重点问题

不同传统音乐要素放置到不同治疗体系中所产生的治疗效果和其理论价值，以及所运用的具体音乐治疗方法，是本书研究重点关注的问题。

1. 养生取向音乐治疗的关注点

养生取向音乐治疗关注的重点是音乐本有的物理保健功能。在传统

---

① ［荷兰］汉斯·德·贝克（Hans de Back）：《颂钵疗愈的灵魂人物》，《东方养生》2013 年第 3 期。

音乐治疗中通过对五音元素的不同处理,令人产生不同感受的五行音乐,这种音乐可以对人体气息的运动产生不同的影响,进而从预防生理、心理疾病角度,维护人的身心健康。

2. 心理取向音乐治疗的关注点

心理取向音乐治疗关注的重点是音乐移情、同化和顿悟效应。比如《乐记》中"凡音者,生人心者"思想说明了"乐随心动,心由曲悟"的音乐心理影响功能。传统音乐注重生命本体,强调直觉和领悟,"和"构成了音乐特有的艺术感染力,运用针对性的音乐作用于人的心灵,能够促使人保持和谐、平衡的心理状态。

3. 医疗取向音乐治疗的关注点

医疗取向音乐治疗关注的重点是音乐声波共振所引发的生理变化效应。比如《内经》中阐述的五音与五脏所产生的共振医疗观点,就证明了五音疗法能够起到流通气血、宣导经络的治疗功能。传统二十五音疗法、五音疗法、音乐电疗法、西藏颂钵音疗等音乐治疗方法,也将是本书重点关注的传统音乐治疗方法。

(四) 研究中需要突破的难点问题

在中国传统音乐治疗研究中,需要突破以往盲目继承或武断批判的思维方式。运用科学的研究方法,解决多年来争议不断的学术难点问题。

1. "五音疗法"争议的问题

五音相生中有角、徵、宫三处不能与五行相生,即角不能生徵,徵不能生宫,宫不能生商,这一问题无论在古代还是当代都有质疑的观点,但一直没有予以解决。本书将遵循五度相生律、三分损益法理论,矫正五行五音疗法中五行与五音之间相生相克关系不完全对应的问题。

如果从现代民族声乐角度研究传统"五音疗法"会发现,现当代民族歌曲很少由单纯的五音音阶构成,也就是说基本上都运用了转调的作曲技术,从这个层面上来说明"没有什么'五音疗法'学说"似乎不无道理。但混淆了古代传统音乐和现代民族音乐的概念,就背离了传统音乐治疗研究的方向。如何引导人们摆脱为了批判而批判的音乐治疗学术研究观点,也是本书中需要回应的重要问题。

2."诗乐疗法"的创新研究

诗歌的艺术表达自古以来都是以吟唱、配乐朗诵的形式进行。传统诗歌一直是中国人用来歌颂爱情、赞美祖国、表达情绪的重要媒介。诗歌不仅具有审美价值,诗、乐融为一体的艺术表达形式,更具有抒发情感、净化心灵的心理治疗功效。如何重新定义"诗乐疗法"的概念,阐述中国几千年来"诗乐疗法"在服务人们心理健康上的应用方法,将成为当代中国音乐治疗学界开创性的研究内容。

3.五音、五声的界定问题

中国古代所讲到的"五音"究竟是指五音音阶中的角、徵、宫、商、羽五个单音,还是指音乐调式中的角调式、徵调式、宫调式、商调式、羽调式,在古籍文献中针对不同的应用环境已经有具体的说明。特别是在传统中医取向的音乐治疗实践中,五音、五声在特定配属因素下,有着不同的定义和使用方法。传统音乐治疗过程运用的音乐是遵循一个体系范围内因人、因地、因时而异的原则。在传统音乐治疗中脱离中医整体观理论,刻意强调或批判某个音对应治疗某个疾病的思想是片面和错误的。因为简单地把五音、五声理解成对应五脏的声音,将大大削弱五音疗法的临床应用功能。

五、研究内容

(一) 对中国传统音乐治疗起源的研究

探寻音乐治疗的起源,一直是世界音乐治疗学界关注的一个重要研究方向。西方学者对人类音乐治疗起源的研究,已经追溯到古埃及公元前五千年左右的时间,而中国是世界上运用音乐治疗最早的国家之一。如何从众多历史文献的不同表述内容中,准确找到合时、合理、合情的表述文字,来实证中国音乐治疗的起源,将是本书的基础性研究问题。

(二) 对与五行、五音相联系的音乐治疗研究

中国传统音乐治疗思想理论与方法中,大量的文献内容特别是中医取向的音乐治疗理论与方法指向了与五行、五音相互联系的内容。最早出现在黄老学说、道家学派中的五行理论,其五行元素中木、火、土、金、水

与五音元素中角、徵、宫、商、羽之间的相互关系，为人们探索音乐与人的健康之间的关系，提供了诸多理论依据。基于《黄帝内经》思想的传统"五音疗法"，就是建立在五音、五行相互作用关系之上的音乐治疗方法。此部分内容将成为本书的核心内容。

（三）　对与民族宗教相联系的音乐治疗研究

中国当代音乐治疗学研究中，一些从西方学习音乐治疗专业的归国发展的学者认为，传统音乐治疗是一种无意义的历史遗产，特别是针对与宗教有关的音乐治疗实践。这主要是因为他们没有系统地、深入地了解、研究中国的传统音乐治疗文化。已有的对萨满音乐治疗研究中，国内学者多从神经医学、心理学、社会学的视野，来看待萨满音乐治疗对促进人身心健康所存在的价值。本书将在此研究基础上，运用音乐治疗学的研究方法，从音乐元素中探究其存在的医疗价值。另外，还将从传统道教声音治疗文化、佛教声音治疗文化中，梳理出比较实用的传统声音治疗应用方法。

（四）　对传统气功音乐引导疗法的研究

中国传统的气功音乐引导法，是传统音乐治疗体系的组成部分之一。本书将介绍六字诀养生功法、音乐静功引导法、五音静功引导法和五音动功引导法等气功音乐引导法。重点研究功法练习时，在音乐的节奏、音律的引导下，人的意念、动作、呼吸所形成的平衡、和谐的互动机制，以及气功音乐引导法对人产生的音乐养生和音乐医疗的功效。这部分内容本书也会从音乐治疗学视野出发来具体研究。

（五）　对与民族器乐有关的音乐治疗研究

古琴疗法和笛疗法都是中国比较古老的音乐治疗方法，大量古籍文献中已经对古琴的养生功效、医疗功效做了具体的描述。笛疗法也是当代音乐治疗学者在继承传统音乐治疗研究成果和中医理论基础上形成的具有民族特色的音乐治疗方法。进一步整理其相关理论与方法，也是本书要完成的基础性研究内容之一。

（六）　对与民族诗歌、歌唱有关的音乐治疗研究

诗乐疗法、合唱疗法以及基于《黄帝内经》五行、五音思想的歌唱疗

法研究,也是本书在民族声乐理论指导下的核心研究内容。在相关研究内容中,将把传统诗歌、传统音乐理论、中医理论和现代声音治疗理论、现代呼吸治疗理论、现代心理治疗理论相结合,对民族诗乐疗法、合唱疗法进行理论与临床应用上的研究。

(七) 对与器械、法器有关的音乐治疗研究

在这一部分研究内容中,传统的音乐电疗法是一个重点要关注的研究内容。与其他音乐电疗研究所不同的是,本书将着重关注与中医针灸相联系的音乐电疗法。另外,还将西藏颂钵音乐疗法,作为重要的研究内容,从西藏颂钵的医疗功能原理、临床运用上进行系统的理论与方法研究。

第一章 中国传统音乐治疗发展概述

中华民族有着五千多年的文明史,先民们有着较高的生存智慧和极强的生存能力。早在上古时期,先民们就已经觉察到音乐、生命与大自然的本体联系,知道了运用音乐沟通天地、颐养身心。早期的音乐行为是跟图腾崇拜、巫术等行为相联系的,尤其是音乐祭礼、祈福、治病等活动中的应用,为人们在养生、养心、医疗领域提供了基本的健康保障。在长期的音乐治疗实践中,先民们逐步总结出用音乐养生保健、调节心理和治疗疾病的理论与方法,这些载入现有古籍中的历代音乐治疗实践思想,为我们研究民族传统音乐治疗提供了丰富的文献资料。

第一节 远古至夏、商、周音乐治疗

一、远古时期的音乐治疗起源

社会学家们研究发现,原始时期的人类,最初是借助声音和手势传达思想的,在语言形成之前,人类的声音和肢体活动对人的心理和行为有着巨大的影响。进入新石器时代,先民们已能磨制石器、骨器。由于长期采集、狩猎于森林之间,为了适应大自然复杂多变的环境,通过创造的乐器来模仿自然界的各种声音,这便是音乐、歌舞等康复方法的发端。乐器发明以后,中国古代音乐治疗方法的应用中,开始出现以乐器演奏开展的音乐医疗形式,音乐治疗方法的应用形式和内容也逐渐变得丰富起来。

远古时期的融歌、舞、乐为一体的音乐医疗方法,通常掌握在部落氏族的巫医手中,治病常以巫医为代表的原始治疗形式为主体。这种治疗最重要的手段是将声音、语言贯穿于歌唱、乐器演奏与舞蹈之中。在西汉刘向所著的《说苑·辨物》中记载:"吾闻上古之为医者曰苗父。苗父之为医也,以菅为席,以刍为狗,北面而祝,发十言耳,诸扶而来者、举而来者,皆平复如故。"①这一段文字讲述的就是距今五千年前的原始氏族社会里,有一位名叫苗父的巫医,运用声音治疗的方法,为那些被搀扶来的病人、抬着来的病人治病,在经过声音治疗以后,那些病人都恢复得和没有生病之前一样。这也是迄今已知的中国历史上最早的音乐治疗实践记载。

中国用乐舞作为愉悦身心的实践由来已久。1973 年,在青海省大通县长宁镇上孙家寨村马家窑出土的舞蹈纹底陶盆和嘉峪关黑山石刻画像等,都证实了新石器时期先民们的乐舞活动。② 特别是马家窑出土了一件内壁绘有舞蹈图案的彩陶盆,这是出土文物中迄今为止发现年代最早的一幅乐舞图。这个彩陶盆,据碳十四测定,已有五千至五千八百年的历史,是新石器中后期的作品,这一时间与传说中的炎帝到黄帝之间的时间相同。其内壁上部,共绘有相同的三组舞蹈图案,每组五人牵手而舞,每组之间以曲线花纹相隔,下有四道平行带纹,表示地面。如果在盆中注入水,就会出现跳舞者与水中倒影相映成趣。由此可知,中国的先民在当时条件极为简陋的情况下,竟有如此的审美和思维,是多么令人自豪的事情。画中的舞蹈者服饰首尾划一,动作整齐,头饰和尾饰的摆向也很一致。这就说明舞者是经过了严格的训练,是在统一节奏、音调的情况下进行表演。从彩陶盆图案中舞者摇摆舞动的"尾巴",生动地反映了当时以狩猎为主的氏族生活。这也与《吕氏春秋·古乐》篇中的"三人操牛尾,投足以歌八阕"和《尚书·尧典》中的"予击石拊石,百兽率舞"相吻合。③原始时期,人们面临的生存环境是恶劣的、未知的,他们依靠集体的力量狩猎生活,在如此艰苦的生存环境中,舞乐活动为他们的生活带来了快乐,成了当时人们维系身心健康的精神食粮。

---

① (汉)刘向著,王锳、王天海译注:《说苑全译》,贵州人民出版社 1992 年版,第 803 页。
② 金文达:《中国古代音乐史》,人民音乐出版社 1994 年版,第 3 页。
③ 陈四海编著:《中国古代音乐史》(上册),陕西旅游出版社 2000 年版,第 21—22 页。

母系氏族社会的先民们常常以歌舞来除病祛邪,恢复身心健康。在《吕氏春秋·古乐》中记载:"昔陶唐氏之始,阴多滞伏而湛积,水道壅塞,不行其原,民气郁阏而滞著,筋骨瑟缩不达,故作舞以宣导之"。反映了距今四千多年前尧所在的氏族公社末期,洪水为患,曾引起人们产生"筋骨瑟缩"之类的疾病,而人们则通过舞蹈来活动肢体以治疗这类疾病。这是目前已知的中国最早的舞动治疗的记载。古人借助于舞蹈通利筋骨,配合音乐实为"导引"之雏形。歌舞对纾解郁气、畅达筋脉、调理心身确有好处,而且容易普及施行。目前,一些少数民族保留下来的传统歌舞形式,也可以说明这点。① 此后,发展至战国时期,医学家和神仙家分别从治病和养生的目的出发,相继将歌舞发展为导引术,使之流传于世。中国一些少数民族地区至今还保留着原始的舞乐医疗风俗,从中可以看到原始人的音乐舞蹈艺术及养生治病行为的留存。

二、尧、舜、禹时期音乐疗法

《吕氏春秋》中记载:"帝尧立,乃命质为乐。质乃效山林溪谷之音以歌,乃以麋骼置缶而鼓之,乃拊石击石,以象上帝玉磬之音,以致舞百兽。瞽叟乃拌五弦之瑟,作以为十五弦之瑟。命之曰大章,以祭上帝。舜立,命延,乃拌瞽叟之所为瑟,益之八弦,以为二十三弦之瑟。帝舜乃令质修九招、六列、六英,以明帝德。禹立,勤劳天下,日夜不懈。通大川,决壅塞,凿龙门,降通漻水以导河,疏三江五湖,注之东海,以利黔首。于是命皋陶作为夏籥九成,以昭其功。"②这段文字再次说明了远古时期,人们利用音乐仿效山林溪谷的声音来作歌,用麋鹿的皮革造鼓,敲击石片模仿出天帝玉石的声音,以此来营造和自然界动物和谐共存的生存环境,并制造十五弦瑟、二十三弦瑟来歌颂帝王的功德。

尧舜时期著名的乐舞有尧乐《大章》《咸池》和舜帝亲自创制的《箫

---

① 罗小平、余瑾主编:《老年·音乐·精神——老年精神音乐学简明读本》,中国中医药出版社2011年版,第25页。

② (汉)高诱注,(清)毕沅校、徐小蛮标点:《吕氏春秋》,上海古籍出版社2014年版,第105—106页。

韶》。在尧的时代,乐舞除具有音乐医疗作用以外,也为统治者歌功颂德之用。到了舜时,音乐活动在服务于人们的身心健康、影响人们的思想认知基础上,也开始发展成为一种思想教化工具,当时舜曾任命夔为掌管音乐的官员,用音乐来教化贵族子弟,以达到修身养性的目的。《史记》记载舜时,曾提到舜借助《大韶》之乐影响人们的心智,来达到巩固统治的目的。其中还详述到,当韶乐演奏完时,祖先的神灵降临,百官谐和,一派升平景象。① 因此,后世的孔子对韶乐赞叹不已,言其听了使人"三月不知肉味",体现出当时音乐对人的情绪、心理的影响。

三、夏、商时期巫师音乐疗法

夏时代的音乐治疗实践活动,主要存在于巫师举行的祭神活动之中,巫师借由祭神歌舞,对生病的人开展驱邪治病活动,以此对患者产生积极的心理影响。禹既是当时的政治领袖,同时也是最为有名的巫师,他就是利用音乐活动,代表神灵和人们进行沟通,利用音乐、舞蹈活动宣传他的施政理念,从心理上、思想上影响人们服从于当时的专制统治。

夏王朝时期的乐舞形态延续了原始社会歌、舞、乐三者合而为一的艺术表达形式,乐舞的表现内容渐渐由原来对神的敬畏、膜拜转而变为对英雄的颂扬。一方面以巫师的身份继续控制着人们的意识形态,另一方面利用所掌握的权力,把乐舞活动当成奴隶主、贵族歌功颂德的政治工具。禹命皋陶所作的乐舞《大夏》,就是通过歌颂自己治水的丰功伟绩,以此来鼓舞民心,促进社会各阶层的关系融合。桀在夏末统治时期暴虐无道,商汤奋起讨伐之,所以在商代初年就有了歌颂商汤伐桀的乐舞作品《大濩》。商代是一个巫风盛行的时代,出现了专职从事祭祀事务的巫(女巫)和觋(男巫),②巫师们利用歌舞、占卜形式从事祭礼、求雨、治病等工作。在商代流行的音乐主要有"巫乐"和"淫乐",巫乐是祭祀神灵和祖先的音乐,由巫师在祭祀时演唱,作为沟通神与人的一种手段。所谓的"淫

① 石峰:《中国古代的音乐养生与音乐治疗——谈音乐治疗的民族传统之一》,《中国自然医学杂志》2000年第2期。

② 司冰琳:《一本书读懂中国音乐史》,中华书局2013年版,第3页。

乐"属于王室宫廷音乐,是专门提供给商王和其他贵族享乐的音乐。相传汤建商后,命伊尹作乐《大濩》,作歌《晨露》来庆祝胜利,后来《大濩》被历代商王用于祭祀先王。商代出现的"雩舞"就是用来求雨用的,商代的"舞"便是巫师用来帮助人们驱鬼、逐疫、治病的工具。商代的乐舞《桑林》《雩》就是因商汤求雨而有名,①表明当时人们已经学会用跟随舞蹈节奏呼号求雨的方式,来祈求上天降雨人间,慰藉人们的心灵。

四、周代音乐治疗思想

周代的音乐治疗思想,主要体现在通过礼乐来影响人们的心理成长,进而改变人们对外在社会的认知观点和行为规范。周王朝为维护政权制定了一套国家制度,其中的"礼乐制度",即以"乐"从属于"礼"的制度就是通过实施严格的音乐教育,对人们的思想、行为进行规范教育。乐有"风""雅""颂"之分,舞有"大武""勺""象"之别,②乐是在统治阶级内部所设立的一种等级制度。尽管周代的礼乐实践属于强制性的推广行为,但当时的礼乐教育潜移默化地影响了当时人们的心理与行为,有效促进了个体的心理成长,增进了人与人之间、人与社会之间的和谐。

周代的礼乐具有伦理教育、心理教育的属性,这是当时特定的历史背景下,为凝聚人心、巩固政权而对音乐教育提出的新的要求,音乐教育需要从个体的心理成长、行为规范的培养入手,达到内在心理与外在行为、情感体验与观念意识的契合一致。因此,礼乐教育有着重要的审美教育和思想教育功能。具体实施上是礼、乐教育互为表里,各有侧重,即所谓"乐所以修内也,礼所以修外也"。

周代将音乐教育同国家培养人才的教育紧密联系在一起,所提倡的音乐教育是针对大众的全民教育。此教育模式基于两方面的原因,一是历史的延续:源于古代氏族社会祭祀典礼乐舞仪式的规范与体系,形成了全民参与的常态。二是现实的需要:为达到巩固其政治统治的目的,借助

---

① 张倩:《商代乐舞〈大濩〉与〈桑林〉研究综述》,《美与时代》2009 年第 6 期。
② 胡郁青:《中国古代音乐美学简论》,西南师范大学出版社 2006 年版,第 9 页。

建立的礼乐制度,通过让民众接受音乐教育,促使人们从内在的心理活动到外在的行为举止,符合其要求的道德伦理规范。

周代的乐教具有很强的思想政治教育特征。乐教的思想教育特征是由乐教的具体实施活动体现出来的。《周礼·地官》中所述:"以五礼防万民之伪,而教之中。以六乐防万民之情,而教之和"①,本质上是针对人心的改造、教化而言,是以礼为行为规范,以乐为辅助手段,乐教的道德教育内容与情感教育内容相辅相成,从而达到"以乐教和"的目的。

周代开展的"六代乐舞"教育活动,是为了达到天人之间、神祇与人世之间的相"和谐",其中的诗乐活动,明显地具有娱乐、心理影响的功能,形式上的等级象征并不掩饰行乐中听音乐而带来乐趣的审美效应,含有后世"寓教于乐"的思想教化意识。而审美体验所给人们带来的影响,深深植根于人们的心灵。在这种特定的音乐教育环境、氛围和过程中被陶冶而生发的情感,不仅会使人和外在的音乐体验形式(歌唱表演、舞蹈表演、其他表演)及表演规则相谐和,而且在心理上也会让人在与天地神间同乐的和谐关系中获得情感上的愉悦,最终达到促进心理健康的目的。

周代作为中国奴隶社会的强盛时期,制定了雅乐并继承发展了前代的乐舞,在礼乐制度中对各种礼仪音乐制定了严格的等级,庄严的音乐与商代的巫乐在服务对象上有着不同的特色和用途。周代的雅乐用于规范人们行为举止的实践,对于人的心灵、认知成长起到了积极的推动作用。

第二节　春秋战国时期的音乐治疗

一、"五音疗法"思想雏形

春秋时期是中国文化史上的一个辉煌时代,孕育出了中国传统音乐治疗的思想雏形。关于音乐治疗相关理论与方法的研究,在《黄帝内经》《左传》《管子·内业》《吕氏春秋》《白虎通·礼乐》等古籍中都有着详细

---

① 修海林:《中国古代音乐教育》,上海教育出版社 2011 年版,第 23—24 页。

的记载,当时人们已经把五音(宫、商、角、徵、羽)与五脏(脾、肺、肝、心、肾)的相互影响关系进行了对照,并详细介绍了"五音疗法"的理论与应用方法,"五音疗法"理论学说自形成以来,一直影响着中国传统音乐治疗的发展。

到了战国时期,"五音疗法"的理论研究开始用于指导音乐治疗的实践活动,并在长期的运用过程中不断完善了"五音疗法"理论。在《孟子·离娄上》中记载有:"不以六律,不能正五音。"在《六韬·五音》又提出,"夫律管十二,其要有五音:宫、商、角、徵、羽,此其正声也。万代不易"。① 在《灵枢·邪客》中把宫、商、角、徵、羽五音,与五脏相配:"脾应宫,其声慢而缓;肺应商,其声促以清;肝应角,其声呼以长;心应徵,其声雄以明;肾应羽,其声沉以细"。阐述了五音与五脏的对应关系。

在中国传统医学古籍《黄帝内经》"五音五味"篇中进一步阐述了"五音疗法"的治疗理论,明确了五音与五脏的相互影响关系。其中,以宫音1(do音)为主音的宫调音乐通达于脾,能促进全身气机平和、稳定;以商音2(re音)为主音的商调音乐通达于肺,能促进全身气机的内敛;以角音3(mi音)为主音的角调音乐通达于肝,能促进全身气机的舒展;以徵音5(sol音)为主音的徵调音乐通达于心,能促进全身气机上升,防治气机的下沉;以羽音6(la音)为主音的羽调音乐通达于肾,能促进全身气机下沉,有利于防治气的上扬。这些出现于春秋战国时期的"五音疗法"的应用理论,特别是春秋时期总结出的"五音疗法",已经成为中国传统音乐治疗文化的瑰宝,对春秋战国以后的音乐治疗发展起到了重要的推动作用。

二、儒家音乐治疗思想

春秋末期的孔子作为儒家学派创始人,不仅是一位思想家、政治家、教育家,同时也是杰出的音乐家。孔子掌握了多方面的音乐技能,善于击磬、鼓瑟、弹琴、唱歌和作曲。他对音乐功能有着敏锐的洞察能力,并把音

---

① （宋）朱熹:《四书章句集注》,新编诸子集成本,中华书局1983年版,第297页。

乐具有的养生保健、心理治疗功能运用到自己的生活当中,服务于自己的身心健康。孔子对于音乐养生的理论研究,对于音乐心理治疗的具体实践,在《周礼》《吕氏春秋》《论语》《史记》等古籍中都有相关的记载。

孔子把音乐活动作为感染人的情绪、陶冶人的心灵以及培养"仁爱"精神的重要工具。他强调诗、乐、文在人性和人格完善中的作用,他认为君子人格的整合是通过"兴于诗,立于礼,成于乐"而完成;而君子人性的丰富则是"志于道,据于德,依于仁,游于艺"。他把音乐看作生活中重要的组成部分,注重发挥音乐的社会功能,主张通过音乐实践来达到移风易俗的目标,希望用音乐实践促进人与人之间的和谐、社会的安定。正如孔子所说:"人而不仁,如礼何? 人而不仁,如乐何?"孔子认为一个人全面的修养不能缺少音乐,只有拥有了音乐的修养,人才可能达到人性完美的高度。因此,孔子崇尚礼乐,并把音乐作为他教育人、培养人、感染人的一项重要内容。

孔子在日常生活中会用弹琴、歌唱、舞蹈等形式来表达、宣泄自己的情绪。例如孔子创作的《去鲁歌》,就是他在鲁国时,看到齐国选女乐八十赠鲁国国君,鲁君受齐女乐,三日不听政,遂愤然离开鲁国,在离去的路上即兴用这首歌,表达无可奈何的心情:"彼妇之口,可以出走;彼妇之谒,可以死败。优哉游哉,维以卒岁!"孔子在预知自己大限将至之时,对人生恋恋不舍而泪流满面,他拄着拐杖在门口即兴唱出了:"泰山坏乎! 梁柱摧乎! 哲人萎乎!"的哀怨之声。在音乐理论方面,孔子归纳春秋以前的音乐美学思想,形成了一套儒家音乐美学理论。他要求音乐"文质彬彬""尽善尽美",形式与内容统一,而又更重视内容的和善。

孔子认识到了音乐对人的心理发展、人格形成的积极影响,他在自己多年的音乐实践活动之后,总结出了"思无邪""乐而不淫""哀而不伤"的审美准则。孔子重视对音乐心理、社会功能的研究,他在音乐养生、心理疏导等方面的应用思想,为当今学者从音乐治疗学科角度研究他的音乐审美思想提供了宝贵的借鉴与参考。

荀子作为儒家学派的著名代表人物之一,也是战国时期学术思想的集大成者。他的音乐思想集中于《荀子·乐论》篇,对于儒家音乐思想进行了系统性的总结。荀子认为人一生下来是邪恶的,需要通过教育的改造方能使人变得向善,因此,荀子的哲学观点主张"性恶论"。荀子所说的:"夫乐者、乐也,人情之所必不免也。故人不能无乐,乐则必发于声音,形于动静;而人之道,声音、动静、性术之变,尽是矣。故人不能不乐,乐则不能无形,形而不为道,则不能无乱。"①说明了音乐本身就是欢乐的外在表现形式,它是人的情感、心理需求不能缺少的东西,否则就会出现心理失衡的状态。人不可能没有欢乐,欢乐的情绪会在歌唱吟咏的声音和手舞足蹈的举止中体现出来。可见人的所作所为包括声音、举止、性情及其表现方式的变化,就全都体现在这音乐之中了。所以,人不可能不快乐,快乐了就不可能不表现出来,但这种表现如果不进行引导,就可能出现祸乱。这段文字表述集中说明了音乐与人的情感变化之间的关系,并强调了人们没有了音乐就会出现心理问题。

荀子提出"先王立乐之术也"就是要制定"故制雅颂之声以道之,使其声足以乐而不流,使其文足以辨而不諰,使其曲直繁省廉肉节奏,足以感动人之善心,使夫邪污之气无由得接焉。"主张用雅颂之声来影响人们的心理,引发人们的善心。荀子还讲道:"钟鼓管磬,琴瑟竿笙,所以养耳也。"②荀子在肯定了音乐心理功能的基础上,也对音乐所具有的养生保健功效作出了表述。荀子从人的心理和精神需要上揭开了乐的根源,阐明了音乐歌舞艺术形成的必然性与存在的合理性。荀子纠正了墨子"非乐"论强调物质需要而忽略精神需要的片面性。荀子承认音乐具有社会功能,认为否定音乐的社会功能的观点是错误而肤浅的。他认为音乐具有教化人心的作用,同社会、政治存在着密切的关系,可以有效促进人与人之间的关系,有助于构建和谐的社会环境。

三、道家音乐治疗思想

春秋时期的思想家、哲学家老子,作为道家学说的创始人,在音乐上

---

① 方勇、李波译注:《荀子》,中华书局 2015 年版,第 32 页。
② 陈四海编著:《中国古代音乐史》(上册),陕西旅游出版社 2004 年版,第 102 页。

的学术观点并不多见,这与他创立的道家思想不无关系。老子的"大方无隅,大器晚成,大音希声,大象无形。"从字面的意思解释是说:"最大最方正的反而没有棱角,最贵重的器物总是最后制成,最美的音乐是无声的,最大的形象反而无形"。"大音希声"作为老子少有的音乐思想,把音乐艺术指向了道家所推崇"道音"的最高境界。"道"自身所呈现出来的声音,至大至美、无形无象而又不可名状,其特点是"视之不足见,听之不足闻",它合乎"道"的朴拙、本真、自然、无为的特点。"大音"作为"道"本身的声音,是世界上最美、最纯粹的声音,是音乐具体表现形式的本源,而它自身却是一种无声之音,处于"寂兮寥兮"的超然境界。"大音"派生出了世间的"有声之音",蕴含有生命创造的意味,有着深刻而丰富的内涵,其中极具美学审美意味。①

晋朝王弼在为《道德经》作注中曰:"听之不闻名曰希,不可得闻之音也。有声则有分,有分则不宫而商矣。分则不能统众,故有声者,非大音也。"②老子认为,美妙的音乐是难得听到的,是音乐的最高境界,是音乐的整体部分。而最美好的音乐是无法只靠听来得到。人们听到的,只能是音乐的具体部分,不可能包含整体的是"大音"。也就是说,凡是我们能听到的都是音乐的一个部分,不管有多么好、多么美,总赶不上音乐的本体、音乐的全部。要想听到音乐的本体和全部,要靠你自己去体会、去把握,仅用耳朵是不行的。人的耳朵所能听到的只是人为的世俗音乐,真正的音乐和大自然融为一体,需要用心去感受。只有当人的内心达到平静如水的境界时,方能享受到至尊无上的"大音"。

老子的音乐观强调的是用宁静、空无的心来感受音乐,他的"大音希声"思想从更高的境界揭示了音乐与心理的本质。老子把音乐分为自然的无为音乐和非自然的世俗音乐,他强调符合道法的音乐才是以人为本的音乐,这样的音乐不仅能包容万物,而且是唯美的、无形无声的。老子

---

① 邹元江、李昊:《论老子音乐美思想的本质——对"大音希声"辨析》,《武汉大学学报》(哲学社会科学版)2006年第1期。

② 陈四海编著:《中国古代音乐史》(上册),陕西旅游出版社2004年版,第116页。

认为,天籁之音不是用声音所能表达的,人的自由想象是空前无限的,至美的音乐到了和天地自然融为一体的时候,反而会给人以无音、无形的情感体验。老子所主张的以音乐触发人所达到的形神合一、身心和谐统一的心灵境界,也正是当代人本心理治疗取向的音乐治疗研究方向的出发点和落脚点。

庄子在《齐物论》中把音乐分为三个不同的层次,即"天籁""地籁""人籁"。"天籁"指自然界万物因各自窍穴不同而发出不同的声音,是最高层面的音乐。"地籁"指风吹自然界万物之窍穴而发出的声音,它是依赖于外力风吹动而发出的音响。"人籁"指人为制作的乐器,诸如丝竹弦管发出的乐声,为最低层次的音乐。"人籁"和"地籁"不仅靠外力的作用才能发声,而且也受外力的限制;而"天籁"则不受任何限制地发声。因此,所谓"天"指的就是"自然之命",它所获得的审美享受是"天乐",一种最高的审美愉悦感,一种最高的快乐。[1] "天籁"是庄子追求音乐的最高层次,体现道家自然无为的指导思想,无为使得心中没有任何负担,没有了负担内心就会变得平静、祥和。庄子主张极致的音乐是和人的心理相联系的,音乐是人内在心理活动的一种外在具体表现形式,他也常常借助音乐来抒发自己压抑在内心的负面情绪。

第三节　秦汉至明清时期的音乐治疗

一、秦汉时期的音乐治疗思想

秦朝从建国到覆灭的 15 年间,现存文献很难勾画出秦国音乐思想的全貌。特别是从秦始皇"焚书坑儒"之后至汉武帝即位之前,儒家"雅乐"几乎遭到灭顶之灾,这一期间礼乐思想受到严重的冲击,至今未见有当时

---

[1]　胡红梅、郭文新:《人乐・和乐・天乐——〈庄子・天运〉音乐美学思想解读》,《临沂大学学报》2012 年第 5 期。

人们用音乐服务于身心健康的遗留文献。

汉初雅乐音阶还未脱离先秦"五声音阶"的传统模式,如《淮南子·原道训》记载:"音之数不过五,而五音之变不可胜听也……故音者,宫立而五音形矣。"由此得知,汉初时期五音音阶仍然是雅乐音阶的主体,此时的音乐治疗思想中提到的音乐也多涉及五音音阶体系。

在汉代的《乐记》中,记载了大量的音乐治疗理论,《乐记》的版本有刘向的《别录》、郑注的《礼记·乐记》、孔疏的《礼记·乐记》和司马迁的《史记·乐书》四种,尽管几种版本的《乐记》中有少量内容相互不能对应,文章结构也有些问题,但这并不影响我们当今对《乐记》所展现的音乐治疗理论的整理与归纳。《乐记》中记载的音乐治疗理论为后人开展音乐治疗实践活动提供了宝贵的理论支撑,尤其是在音乐心理治疗研究领域,至今很多学者仍然在借用其中的理论开展心理取向的音乐治疗研究。

《淮南子》是继《吕氏春秋》之后秦汉时期道家的重要著作。其学术内容以道家思想为基础,吸收了先秦时期的儒家、道家等多家思想。《淮南子》在礼乐教育中,将传统的儒家乐教思想纳入其思想体系。注重音乐对人的心理所产生的影响,提出通过礼乐教育促进人的心理发展,使其行为符合道德规范的学术观点。在推行音乐教育的过程中,《淮南子》继承了道家"天人合一"的哲学思想,强调人的生理、心理特点,将其归结于天地、阴阳之气自然生化的结果。主张音乐要合乎其道,回归自然的本性,用音乐来促进人的身心平衡。

董仲舒作为西汉时期的思想家,提出了"罢黜百家,独尊儒术"的学术观点,将先秦儒家思想的伦理思想作为其思想基础。他创立了"天人感应"学说,与阴阳五行学说合为一体,形成新的儒家思想体系。董仲舒具有与民"同乐"的情感,要求统治者在创作音乐时考虑到人民的情感,以便推行用礼乐教化人民的思想。董仲舒继承了孔子用音乐实现"移风易俗"的思想,认为乐教本身就能成为一种风俗美,可以改变人的观念,影响到一方风俗习惯的养成,具有重要的社会整合功能,希望由乐教促进人的心理健康与社会和谐。

二、魏晋南北朝时期的音乐治疗思想

魏晋南北朝时期的音乐养生、音乐心理治疗思想主要蕴含于三国时期魏国一些音乐家的音乐审美思想之中。其中代表性的人物有阮籍和嵇康。嵇康是三国时期魏国著名的音乐家、书画家和思想家。嵇康的《嵇康集》在当时不仅是一部很有代表性的文学和哲学著作，而且也是一部很有影响的教育思想论著。《嵇康集》反映了嵇康的音乐美学思想、哲学思想、政治思想、伦理思想和人生观。特别是在《嵇康集》的"声无哀乐论"中阐述了声音不具有哀乐情感，因为音乐作为一种最初自在的存在，实际上只是幻化概念的产物，不具有实质性的物质基础的观点。嵇康认为天地自然形成万物，音乐是万物之一。音乐由天地的元气所产生，因而音乐独立于天地之间，有着自己的自然本性，音乐是自然物的客观属性，不受人的情感所制约，与人的哀乐无关。

嵇康认为，音乐是随曲调渲染情绪的需要而终止于"和谐"的状态。而人的情感却变化无常，且各自有别，每一个人都依据自己的认知模式来理解乐曲，所抒发出来的情感，其实早已存在于个体的内心。如果一个人的内心平和，既没有哀，也没有乐，也就不会存在原先怀有的感情需要抒发。因此，在这种心理状态之下，音乐的功能最后只留下"躁"和"静"可言了。如果感情一定要有所抒发，那么感情必事先来源于人的内心，这与音乐本身的平和无关。由此看来，音乐只能提供"躁""静"的场景，哀乐便成为欣赏者的感情。音乐具有和谐的功能，能感染人，用平和的音乐引导人产生和谐的心境。由此，嵇康诠释了音乐心理治疗的基本思想理论。

在嵇康的《声无哀乐论》中有记载："躁静者，声之功也；哀乐者，情之主也。不可见声有躁静之应，因谓哀乐皆由声音也。且声音虽有猛静，猛静各有一和，和之所感，莫不自发"；在他的《琴赋》中也提到："若和平者听之，则怡养悦愉，淑穆玄真。恬虚乐古，弃事遗身"[1]，强调了不同声音对人所产生的

---

[1]　王筱云等主编：《中国古典文学名著分类集成（散文卷三）》，百花文艺出版社1994年版，第99—111页。

不同心理影响,主张人们听音乐要有平和的心情,这样才能使人的心情愉悦。

阮籍是三国时期魏国的另外一位杰出的音乐家、思想家和文学家。在思想上,阮籍崇奉老庄思想。这与当时比较险恶的政治生态环境有关,道家无为思想作为他的一种精神寄托,使得他养成了谦退的处世态度,这也深深地影响了他的文学作品和音乐治疗思想。阮籍在《乐论》中阐述了具有道家思想的音乐养生理论,他把道家哲学思想中"天人合一""恬淡虚无"的学术观点,融入了自己的音乐养生思想体系中。在礼乐思想上,阮籍同荀子一样,同样继承了孔子的学术思想,认为音乐具有促进人的心理和谐、人际关系和谐、社会和谐的"移风易俗"功能。

阮籍在《乐论》中记载道:"夫乐者,天地之体,万物之性也。合其体,得其性,则和;离其体,失其性,则乖。昔者圣人之作乐也,将以顺天地之性,体万物之生也。故定天地八方之音,以迎阴阳八风之声;均黄钟中和之律,开群生万物之情气。故律吕协则阴阳和,音声适而万物类,男女不易其所,君臣不犯其位,四海同其观,九州一其节。奏之圜丘而天神下将,奏之方丘而地祇上应。天地合其德,则万物合其性,刑赏不用而民自安矣。乾坤易简,故雅乐不烦;道德平淡,故无声无味。不烦则阴阳自通,无味则百物自乐,日迁善成化而不自知,风俗移易而同于乐。此自然之道,乐之所始也。"①本段论述中,阮籍从音乐的源头,音乐的原始属性,说明了乐是"天地之体,万物之性"的具体表现,音乐的本体依存于自然界的本体之中。自然界的本质是处于一种"大和"的状态,天地阴阳、万物群生的原始状态是和谐、统一的。音乐作为自然界整体存在的一部分,它不仅应该而且必然也是和谐的。音乐与自然界秩序性的统一,则意味着和谐,反之,如果音乐脱离了大自然这一整体,失去了本来的属性,那么音乐就会处于失调或失和的状态。

阮籍认为圣人是依据自然界的规律来创作音乐的,音乐体现着自然界的本质和其具有的和谐特征。基于阮籍对音乐本质的理解与认识,他指出了音乐所具有的两个方面的功能。其一,音乐的自然养生功能。音

---

① 胡郁青:《中国古代音乐美学简论》,西南师范大学出版社 2006 年版,第 42—43 页。

乐包含了同自然界相对应的关系和原则,如果违背了和谐,自然社会与音乐就会不协调,所以,阮籍强调"故定天地八方之音,以迎阴阳八风之声",调整黄钟律度以中和引导百姓、万物之情气,这一思想既源于春秋时乐官伶州鸠的影响,也受到道家阴阳学术思想的影响。他认为,音乐可以导致宇宙整体或自然界的和谐,从而有效协调天、地、人、神之间的和谐。即所谓"律吕协则阴阳和,音声适而万物类";"奏之圜丘而天神下将,奏之方丘而地祇上应"。其二,音乐的心理调节功能。这一功能是阮籍比较看重的功能。阮籍认为,音乐既然与大自然是和谐统一的,人也能够通过聆听音乐实现个体自身的心理平衡。个人心理健康能够促使人与人之间的关系变得和谐,人们之间相互建立的和谐的人际关系,亦能有效实现社会的稳定与和谐。阮籍认为音乐所能实现的"男女不易其所,君臣不犯其位,四海同其观,九州一其节",就是强调音乐谐和社会的功能。

《酒狂》是中国最著名的古琴曲之一,相传它是由阮籍所创作的。明代的朱权在《神奇秘谱》中对这一乐曲解释说:"是曲者,阮籍所作也。籍叹道之不行,与时不合,故忘世虑于形骸之外,托兴于酗酒以乐,终身之志。其趣也若是,岂真嗜于酒耶,有道存焉。妙在于其中,故不为俗子道,达者得之。"①阮籍作这首曲子的缘由,是因为"道之不行,与时不合"。终生作为那个时代边缘人的阮籍,内心充满了抑郁与挣扎。但迫于当时凶险的政治环境,他不敢直接表达自己内心真实的情感,只有通过酗酒的方式才能让自己得到片刻的解脱。借由古琴曲《酒狂》,阮籍淋漓尽致地宣泄了压抑在内心已久的忧思、痛苦、愤怒等负面情绪。

三、唐宋时期的音乐治疗思想

唐代是中国历史上经济文化较为繁荣的时代。唐代的文学创作也取得了比较辉煌的成就,具体表现在诗歌、散文、小说等文体的发展上。其中声诗分别以撰诗合乐、选诗合乐的两种形式,被大量用于音乐治疗实践中。《旧唐书》《新唐书·艺文志》等古籍记录了一些关于传统音乐治疗的思想。

---

① 司冰琳:《一本书读懂中国音乐史》,中华书局 2013 年版,第 93 页。

唐宋时期的一些诗人也将对音乐治疗思想的实践记入他们的作品当中。

唐代各个时期的当政皇帝都很重视音乐的社会功能。相关文献中记载了唐代当权者对于"乐兴则人和国盛"的理解和认识,并积极推动礼乐的发展。唐代的社会音乐教育活动具有广泛的参与性,不仅为宫廷提供了乐工、歌妓的等音乐人才,也通过推行的音乐教育加强了宫廷与社会之间的文化、思想交流,有效促进了社会各界关系的融合、和谐。武德九年,唐高祖命孝孙修订雅乐,至贞观二年六月奏之。当时,御史大夫杜淹认为:"前代兴亡,实由于乐。陈将亡也,为《玉树后庭花》;齐将亡也,而为《伴侣曲》。行路闻之,莫不悲泣,所谓亡国之音也。以是观之,盖乐之由也。"唐太宗则曰:"不然,夫音声能感人,自然之道也。故欢者闻之则悦,忧者听之则悲,悲欢之情,在于人心,非由乐也。将亡之政,其民必苦,然苦心所感,故闻之则悲耳,何有乐声哀怨,能使悦者悲乎?今《玉树》《伴侣》之曲,其声具存,朕当为公奏之,知公必不悲矣"。尚书右丞魏徵亦言:"古人称:'礼云礼云,玉帛云乎哉! 乐云乐云,钟鼓云乎哉!'乐在人和,不由音调"。① 唐代诗人白居易的《好听琴》中:"本性好丝桐,尘机闻即空。一声来耳里,万事离心中。清畅堪销疾,恬和好养蒙。尤宜听三乐,安慰白头翁"等诗句也表述了音乐的医疗功效。② 这些古籍中有关音乐治疗的表述,诠释了音乐活动在当时对营造政通人和的社会环境所起到的作用,同时也强调了音乐对人生理和心理疾病的调治功效。

《欧阳文忠公集》中,记载了宋代文学家欧阳修因忧伤政事而形体消瘦,屡进药物无效。后来,他抚琴排忧,每天听古乐《宫声》数次,心情逐渐从忧郁、沉闷转为快乐、开朗。为此,欧阳修还深有感触地说:"用药不如用乐也"。在他的《书梅圣俞稿后》中也写道:"凡乐,达天地之和,而与人之气相接,故其疾徐奋动以感于心,欢欣恻伦可以察于声"。在《国学试策三道》中欧阳修也记载有:"盖七情不能自节,待乐而节之;至性不能自和,待乐而和之"。③

---

① 黄宇:《浅谈唐代宫廷音乐与民间音乐的交流》,《群文天地》2012 年第 4 期。
② 邱鸿钟编著:《音乐的精神分析》,暨南大学出版社 2006 年版,第 25 页。
③ 罗小平、余瑾主编:《老年·音乐·精神——老年精神音乐学简明读本》,中国中医药出版社 2011 年版,第 54 页。

北宋的政治家、文学家司马光对音乐的养生功效也有着自己的理解。他提出"不爽于和，不失其中"的养生之道，认为"乐极和，礼极顺，夫乐之用不过于和，礼之用不过于顺，中和者，本也；容声者，末也"。北宋时期的另一位文学家、思想家周敦颐，在音乐治疗思想上也有着自己的见解，他对音乐养生提出了"淡和"的学术思想，指出："故乐声淡而不伤，和而不淫，入其耳，感其心，莫不淡且和焉。淡则欲心平，和则躁心释"。① 在这些记载宋代音乐治疗功能的古籍中，都提到了音乐对平和心理、静心养生的医疗作用。

四、元明清时期的音乐治疗思想

元代时期，在宋金杂剧和院本（戏剧的一种样式）的基础上融合北方流行的音乐、舞蹈、说唱艺术等形式，逐渐形成了元代的杂剧。杂剧艺术的剧本有完整的故事情节，在戏剧冲突中刻画人物形象。剧本中的唱词多用于表达人物在特定场景下的思想情绪，甚至直接透露作者的心声，有着极强的抒情性、感染性。这种说唱表演形式所表达的特定剧本的内容，不仅能够表达作者的心声，同样对特定观众的心理、思想也会产生冲击，进而对观众的心理认知、思想观念产生深远的影响。

在历史剧《单刀会》中表演了三国时关羽应鲁肃邀请到江东赴宴的故事。在戏里，我们看到生在乱世的作者关汉卿，通过歌颂关羽的英雄气概，表达了期盼世局平定，呼唤扭转乾坤、拯救百姓的英豪之情，使观众看到了这位"穷醉客"充满战斗精神的内心世界。同样，这样的历史剧也会唤起观众内心深处的英雄情结与民族血性。在关汉卿的另一部作品《西蜀梦》中，讲述关羽和张飞相继被害后，阴魂不散，双双赶赴西蜀，向诸葛亮和刘备托梦，诉说屈死的经过，缅怀手足之情，表达了报仇雪恨的强烈愿望。② 在这部戏中，关汉卿以深沉的笔触探讨了英雄的命运问题，通过对历史人物的戏剧演绎，借助历史人物的性格特点，以及其在剧情中的情

---

① 石峰：《中国古代的音乐养生与音乐治疗——谈音乐治疗的民族传统之一》，《中国自然医学杂志》2000 年第 2 期。

② 闫笑雨、尚红编著：《中国音乐中的文学》，广东教育出版社 2016 年版，第 164 页。

绪表达,展现了作者内心对社会的深刻反省。关汉卿的作品集中体现出了杂剧所具有的通过音乐活动对人的心理、认知产生影响的音乐治疗意义。

宋金元时期的《儒门事亲》《太平圣惠方》《太平惠民和剂局方》《圣济总录》《东垣试效方》《世医得效方》等古籍中记载了一些传统的音乐治疗思想。张子和是元代的四大名医之一。相关文献记载了他在用针灸治疗悲伤过度的病人时,让一些乐手吹笛抚琴,并配以歌声,来转移病人的注意力,每次都能取得良好的治疗效果。在他撰写的《儒门事亲》中也明确指出"好药者,与之笙芋"。① 他提倡让病人学习器乐,通过音乐来缓解疾病带来的痛苦。元代应用音乐疗法的还有医学家朱震亨,他先学习研究儒学,后来改学医术,同时他也对音乐治疗方法有着极大兴趣,在行医的过程中,他也一贯主张把音乐治疗方法作为一种很好的精神疗法,并使用音乐来愉悦病人的身心。

明代的《类经图翼》《琴谱》《幼科发挥》《寿世保元》《遵生八笺》;清代的《理瀹骈文》《石室秘录》等文献中都有对传统音乐治疗思想的记载。明代音乐治疗方法的应用注重对人们身心健康的调节。其中,思想家李贽就有许多关于音乐保健功效的描述。他在《焚书·杂说》中写道:"一弹而叹,再弹而怨,三弹而向之怨叹无复存者",说明了音乐心理治疗的功能之所在。他还在《焚书·琴赋》中讲道:"文王既得后妃,则琴瑟以友之,钟鼓以乐之,向之展转反侧,寤寐思(复)者,遂不复有"。这些文字表述了用琴治疗失眠的事例。明代著名医学家张景岳在《类经附翼》中也提到"十二律为神物,可以通天地而和神明",②说明了音乐对人所具有的养生功能。

清初安代舞发祥于科尔沁草原南端的库伦旗,最初是一种用来医病的萨满教舞蹈,含有祈求神灵庇护、驱魔消灾的功能,后来才慢慢演变成为表达欢乐情绪的民族民间舞蹈。清代张潮作《虞初新志》中有:"某患目疾,予受以吹箫而愈。某患齿疾,予受以吹箫而愈,所治愈者非一人矣"。张子和也曾提出:"好药者,予笙笛不轰"。清代的名医吴师机,不

---

① 《金元四大家医学全书》,天津科学技术出版社1999年版,第409页。
② (明)张介宾:《类经附翼(附:类经附翼)》,人民卫生出版社1958年版,第259页。

仅擅长膏药疗法,而且非常重视音乐治疗方法,在他的《理瀹骈文》中写道:"七情之病,看化解闷,听曲消愁,有胜于服药也"①。所说的也是音乐对身心健康所起到的作用。

综上所述,中国传统的音乐治疗起源于原始的图腾崇拜,早期的巫术治疗过程包含着音乐治疗的元素。原始时期的巫医们通过歌舞形式、演奏乐器形式,依靠行为艺术活动为人们治疗身心疾病。之后随着社会不断发展,社会分工逐步细化,周代乐官的出现为音乐治疗推广提供了方便。在雅乐、礼乐等音乐教育体制下,音乐治疗思想在音乐实践活动中的受众面也越来越大。先秦时期的诸子百家思想中所展现出来儒家、道家等养生价值取向、心理治疗价值取向的音乐治疗思想理论,对之后历代的音乐治疗思想发展产生了积极的影响。古籍《黄帝内经》中记录大量中国传统医疗价值取向的音乐治疗理论。汉代《乐记》中记载了丰富的心理取向的音乐治疗思想理论。春秋时期出现的《诗经》、唐代的诗歌、宋代的词赋和元代的杂剧也都体现出了音乐治疗的实践思想。孔子、董仲舒、嵇康、欧阳修、关汉卿、张子和等历代思想家、文学家、音乐家、医学家们,也都通过不同形式清晰地表达出了自己不同价值取向的音乐治疗思想。

中国古代在音乐和医疗发展上都曾有过较高的水平,音乐治疗方法的应用在人类史上也有过超前的发展时期。尽管历代封建统治者因恐惧音乐所具有的震撼心灵、影响认知的巨大力量,对音乐活动实施垄断控制,加之秦始皇"焚书坑儒"的暴行,毁掉了大量含有音乐治疗思想的古籍文献,导致中国传统的音乐治疗没有得到进一步的发展,但在历代巫医、名医、音乐家、思想家们的不断努力下,依然为后世保留了一些弥足珍贵的音乐治疗资料,这些资料不仅为中国当代开展的音乐针灸、音乐电疗、五音疗法等民族特色的音乐治疗奠定了坚实的思想理论基础,也推动了中国音乐治疗的民族化发展进程。

---

① 　胡结续:《音乐与保健医疗》,中国文联出版社 2004 年版,第 89 页。

第二章 中国传统养生取向
音乐治疗理论

中国传统养生价值取向的音乐治疗理论,继承了中国传统"天人合一""乐人合一"和"音声平衡"等养生思想,从养生保健角度探究了人们在日常生活中运用音乐治疗实践活动,促进人的心理平衡、身体健康,以期预防身心疾病的发生。

第一节 天人合一论

一、乐由天作养生思想

从远古至今的巫乐音乐治疗实践中,音乐一直被认为是天地之间的自然产物,是神灵与人沟通的语言。他们通过音乐活动来回应对天地、神灵的敬畏,祈求神灵赐予人们平安、健康。阮籍的《乐论》也曾提道:"夫乐者,天地之体,万物之性也。"他认为音乐是大自然整体的一部分,音乐体现了万物的本性。这一观点,被一些现代音乐学学者认为带有唯心主义的成分。但今天从唯物主义观点和音乐治疗学的交叉学科背景来看,阮籍所谓的"昔圣人之作乐也,将以顺天地之体,成万物之性也",比较客观地阐述了古代圣贤通过采集大自然赋予的灵感创作音乐,并使音乐发挥维护人们身心健康的功效这样一种事实。

在《吕氏春秋·季夏纪第六·音律》篇中,对音乐的自然形成作了以下表述:"大圣至理之世,天地之气,合而生风。日至则月钟其风,以生十二律。仲冬日短至,则生黄钟。季冬生大吕。孟春生太簇。仲春生夹钟。

季春生姑洗。孟夏生仲吕。仲夏日长至。则生蕤宾。季夏生林钟。孟秋生夷则。仲秋生南吕。季秋生无射。孟冬生应钟。天地之风气正，则十二律定矣。"①这一段文字讲述的是世间最圣明最完美的时代，天气与地气会合而产生了风。太阳每运行到一定高度，月亮就聚集该月之风，由此产生了十二乐律。仲冬，白天最短的冬至那天，产生黄钟。季冬产生大吕。孟春产生太簇。仲春产生夹钟。季春产生姑洗。孟夏产生仲吕。仲夏，白天最长的夏至那天，产生蕤宾。季夏产生林钟，孟秋产生夷则。仲秋产生南吕。季秋产生无射。孟冬产生应钟。天气、地气会合产生的风纯正，十二律就确定了。

乐由天作养生观继承了道家的音乐哲学思想，将音乐分为了"天乐""地乐"。天乐是指大自然已有的乐音，它是借由人的触发而生成。古人崇尚大自然中的天乐，这和中国传统中医"天人合一"思想一样，崇尚自然成为传统音乐和传统医学发展与研究的出发点。因此，乐由天作养生思想，源于先人们根据大自然所赋予的创作灵感，将音乐整理、编排，并通过歌、舞、乐为一体的表达形式，来帮助人们适应复杂多变的自然环境，通过音乐来促进人与自然的和谐、共存、共生，以期实现养生的目的。

二、以乐应天养生思想

中国传统的哲学思想在看待天、人之间的关系时，一般认为天有意志，人事是天意的具体体现，天意能支配人事，人事能感动天意，两者是融为一体的。而以乐应天的养生思想，也是中国古代帝王们在巩固其统治地位时，用音乐来沟通天地、谐和众生的一个重要工具。

在《礼记·乐记》中记载："穷本知变，乐之情也，著诚去伪，礼之经也。礼乐偩天地之情，达神明之德，降兴上下之神，而凝是精粗之体，领父子君臣之节。是故大人举礼乐，则天地将为昭焉。天地欣合，阴阳相得，煦妪覆育万物，然后草木茂，区萌达，羽翼奋，角觡生，蛰虫昭苏，羽者妪

---

① 陆玖译注:《吕氏春秋》,中华书局 2011 年版,第 165 页。

伏,毛者孕鬻,胎生者不殰,而卵生者不殈,则乐之道归焉耳。"①此处是说音乐具有表达人们内心的本源、变化规律的功能。发扬人们真诚的品德,去除那些虚伪的东西,这是制定礼时的基本原则。礼和乐能够顺应天地的情意,通达神明所赋予人的恩德,感动天神降临,化育万物大小之体,调整君臣父子的关系。所以圣人推行礼乐,天地就会因此而变得光明起来。天地欣然交合,阴阳互相感应,万物莫不得到覆育。于是草木茂盛,作物萌芽,鸟儿展翅飞翔,兽类生机勃勃,蛰虫从冬眠状态中苏醒过来,鸟类孵卵育雏,兽类受孕育子,胎生的不至于流产,卵生的不至于蛋壳破裂。这一切都应归于音乐养生实践的功劳。这样的表述体现出乐是顺应天意而生,其为自然万物服务的音乐养生思想。

在《乐记》中提到:"天高地下,万物散殊,而礼制行矣。流而不息,合同而化,而乐兴焉。春作夏长,仁也;秋敛冬藏,义也。仁近于乐,义近于礼。乐者敦和,率神而从天,礼者别宜,居鬼而从地。故圣人作乐以应天,制礼以配地。礼乐明备,天地官矣。"②说明了从自然现象上来看,天在上,地在下,万物散处而各不相同,因此,讲究差别的礼制就应运而生了。但是我们从事物的本质看来,这天地万物又都处于流动不止的状态,互相联系而又互相影响,于是讲究和同的乐就应运而生了。乐在协同自然的过程中扮演了重要的角色。比如春生夏长,体现了天的仁;秋收冬藏,体现了天的义。仁的精神接近于乐的本质,义的精神接近于礼的初衷。乐强调的是和同,所以圣人根据自然的启发作出了音乐以顺应天,制定了礼制以适应大地,礼乐和礼制的功能明确而完备后,天和地就可以各得其位,在音乐能量滋养下,天、地、人各得其所,大自然也会呈现出和谐、稳定的状态。

在《周礼》中记载道:"籥章掌土鼓、豳籥。中春昼,击土鼓,吹豳诗,以逆暑。中秋夜迎寒,亦如之。凡国祈年于田祖,吹豳雅,击土鼓,以乐田畯。国祭蜡,则吹豳颂,击土鼓,以息老物。"③表述了周代的乐官掌管着

---

① 吉联抗译注:《乐记》,人民音乐出版社1958年版,第16页。
② 王祎:《〈礼记·乐记〉研究论稿》,上海人民出版社2011年版,第42页。
③ 江文也著,杨儒宾译:《孔子的乐论》,华东师范大学出版社2008年版,第36页。

击土鼓和吹奏豳籥等具体事宜。他们在春季二月间,通过白天敲击土鼓,吹奏豳诗改编的乐曲,以迎接暑气的到来。到了秋天的八月,在夜间通过演奏音乐迎接寒气到来。凡是祈求上天赐予丰收之年的时候,就吹奏豳雅,敲击土鼓,以使田农们从中获得快乐。在举行年终的蜡祭之时,就吹奏豳颂,敲击土鼓,以祈求老而疲劳的万物得到养息。这一描述说明以乐应天实质上是在以乐为工具,在不同的季节,不同的地点,为人们营造出其乐融融的现实生活。

在《吕氏春秋·慎行论第二十二·察传》篇中记录了孔子以乐应天的养生思想,孔子曰:"昔者舜欲以乐传教于天下,乃令重黎举夔于草莽之中而进之,舜以为乐正。夔于是正六律,和五声,以通八风,而天下大服。重黎又欲益求人,舜曰:'夫乐,天地之精也,得失之节也,故唯圣人为能和乐之本也,夔能和之,以平天下。若夔者,一而足矣。'"①这段话表达了以前舜帝想把音乐传教给天下,就命令重黎把夔从草莽乡间举荐出来,舜帝让夔来担任作为正乐的官职。夔于是就扶正了六律,和谐了五声,使六律五声和八面的民谣相互协调相通,因而天下都服属。因此,在看到音乐"顺天""和民"的养生效果后,重黎又想到了再多物色些像夔这样的音乐人才。当舜帝知道了他的想法以后,很赞同他的观点,并认为音乐的产生,来源于天地间的精华,是事物可得可失的调节者,所以也只有圣人才有可能做到使音乐和谐。和谐,是音乐的根本,夔便能将音乐和谐起来,使天下和平。

第二节　乐人合一论

一、以乐保健养生思想

中国传统音乐治疗理论中,将音乐应用于身体保健养生的思想主要

---

① （汉）高诱注,（清）毕沅校、徐小蛮标点:《吕氏春秋》,上海古籍出版社2014年版,第545页。

体现在两个方面：一是借助传统音乐不同的调式、音高、节奏节拍、强弱等要素，通过聆听音乐引发的呼吸、血压、心跳等变化，来放松人的身心。比如传统音乐治疗中五音对五脏理论，即宫、商、角、徵、羽五种调式的音乐，分别对应脾、肺、肝、心、肾五脏。通过针对性地聆听对应不同脏器的音乐，可以促进所对应器官的健康，预防生理疾病的发生。二是传统音乐治疗在身体保健养生运用中，强调在使用音乐时应该遵循人与自然、人与事物的自然规律，人们如果能够按照音乐与之对应的规律来从事音乐活动，就能起到有效的音乐保健养生功效。比如传统音乐治疗思想中提到不同季节使用不同音乐，不同人的人格体质使用不同音乐，不同场地应用不同音乐的保健养生等问题。

中国传统音乐保健养生思想中，当把音乐作为一种娱乐方式时，人们常常会把它运用到自己的生活中，用于消除劳作带来的身体不适，并用音乐来愉悦自己的身心。《墨子白话今译》中记载："夫子曰：'息于钟鼓之乐'昔诸侯倦于听治，息于钟鼓之乐；士大夫倦于听治，息于竽瑟之乐；农夫春耕、夏耘、秋敛、冬藏，息于聆缶之乐。"①这段话是说以前的诸侯治国太劳累了，就以听钟鼓之乐的方式进行休息；士大夫工作太累了，就以听竽瑟之乐的方式进行休息；农夫春天耕种、夏天除草、秋天收获、冬天贮藏，也要借听瓦盆土缶之乐的方式休息。这说明了古人早前就已经知道针对不同人群，用不同音乐活动形式，来帮助人们消除因脑力、体力劳动带来的紧张、疲劳。

在中国古代音乐保健养生思想中，人们会将音乐当作身体器官的滋养物来看待，音乐在满足了人的听觉感受后，也会引发新的音乐审美体验。因此，《荀子》中提到："钟鼓管磬，琴瑟竽笙，所以养耳也……和鸾之声，步中武象，趋中韶护，所以养耳也。"②这里讲到了各种乐器奏出动听的音乐，就是满足人们听觉的需要的……那铃声，车子慢行时，合乎《武》《象》的节奏，车子快行时，合乎《韶》《护》的音律，这也是满足听觉需要

---

① 吴龙辉等译注：《墨子白话今译》，中国书店出版社 1992 年版，第 25 页。
② 方勇、李波译注：《荀子》，中华书局 2015 年版，第 300—301 页。

的。在古代，人们知道了运用音乐的特性，根据不同的需要来创作出不同的音乐，以确保人们在特定的环境下能有适合的音乐来聆听。

在中国传统音乐治疗实践中，先民们也同样认识到了音乐保健养生中对音乐使用度的把握问题。其中，在《吕氏春秋》中提到："今有声于此，耳听之必慊，已听之则使人聋，必弗听。有色于此，目视之必慊，已视之则使人盲，必弗视。有味于此，口食之必慊，已食之则使人瘖，必弗食。是故圣人之于声、色、滋味也，利于性则取之，害于性则舍之，此全性之道也。世之贵富者，其于声、色、滋味也多惑者，日夜求，幸而得之则遁焉。遁焉，性恶得不伤？"[1]这段话是说假如有一种声音，耳朵听了后必会感到惬意，就是好的音乐。但如果有些声音听了后就会使人聋，就一定不要听。有一种颜色眼睛看了必会满足就是好的，但看了之后就会使人盲，就一定不去看。有一种滋味，嘴上尝过后满足就行，但吃进去后使人哑了，那就一定不要吃。所以，圣人对于声、色、滋味这些东西，有利于生命的就择取，有害于生命的就舍弃，这就是保全生命的方法。世上富贵的人，其中沉迷于声、色、滋味的人很多，日夜追求这些东西，有机会得到就放纵流逸不能自禁。放纵了，生命就会受到伤害。这里把音乐放在第一位来强调过度使用给人们带来的不良后果，足以看出古人对音乐保健养生的重视。

二、以乐修德养生思想

中国古代"道德"一词原本并不具有伦理的意义。人们所尊崇的"道"是一种所谓的自然天道；人们所尊崇的"德"是道施舍的。万物得到了道才能得以生成、发展，人借助着德才能够去了解道的奥妙，所以德就是得的意思。得到了道就叫作有德。道的个体化，即将天地自然规律纳于人的认知体系中，成为人生命的组成部分，并以人的外在行为表现成为修养的德性。

---

① （汉）高诱注，（清）毕沅校、徐小蛮标点：《吕氏春秋》，上海古籍出版社 2014 年版，第8 页。

中国古人以乐修德，提升自身的修养，是一种常见的音乐养生活动。古代的思想家们也常常通过音乐活动来观察社会变革、人心所向。音乐的好坏、兴衰往往与所在时代的社会风气、人性善恶、礼仪道德等有着密不可分的联系。因此，古代圣贤的帝王们重视以乐修德的做法，并通过礼乐教化，以期在自己统治期间国泰民安。

在《礼记》中记述道："是故先王本之情性，稽之度数，制之礼义。合生气之和，道五常之行，使之阳而不散，阴而不密，刚气不怒，柔气不慑，四畅交于中而发作于外，皆安其位而不相夺也；然后立之学等，广其节奏，省其文采，以绳德厚。律小大之称，比终始之序，以象事行。使亲疏贵贱、长幼男女之理，皆形见于乐，故曰：乐观其深矣。"①意指古代帝王们在制作音乐时，首先考虑到人的性情之分，再参照不同音律的度数，使其清浊高下各得其宜。既合乎造化的平和，又依循五常的德行，使其阳气发扬而不至流散，阴气收敛而不至闭塞，含刚毅之气而不至发怒，有柔顺之气而不至胆怯，四者交融于中而表现在外，皆安于其位而不互相妨害。然后订立学习的进度，增益其节奏，审查其文采，以量度德的厚薄。同时比照音律度数的匀称，排列章节起讫的次序，以使五声各像其代表之物，使亲疏、贵贱、长幼、男女之间的伦理道德关系都在音乐中体现出来。所以，古人在很久以前就已经从音乐当中觉察到以乐养德的哲学思想。

《乐记》中记载："土敝则草木不长，水烦则鱼鳖不大，气衰则生物不遂，世乱则礼慝而乐淫。是故其声哀而不庄，乐而不安，慢易以犯节，流湎以忘本。广则容奸，狭则思欲，感条畅之气而灭平和之德。是以君子贱之也。"②所说的就是如果所处土地贫瘠，那么草木就不能够生长。如果在总被搅混的水里，鱼鳖之类的水生动物就长不大，大地的阳气不足，生物就长不成熟。世道如果处于混乱状态，礼就会废弛而乐就放纵无拘。所以说若是乐放纵无拘，听起来其声就会显得悲哀而且不庄重，即使是快乐的音乐也会显现出不安详的韵律，散漫简易而节奏紊乱，流连缠绵而无所归宿。乐过

---

① 周何编著：《儒家的理想国——礼记》，中国友谊出版社 2013 年版，第 238 页。
② 《乐记批注》，人民音乐出版社 1976 年版，第 40—41 页。

于宽缓无形中就包含了邪恶,乐过于急促就会挑动情欲,触发人们的跌宕情绪,以至于毁灭了人们平和的德性,因此,君子历来是鄙视这种音乐的。这一段表述说明了音乐的两面性实际上是人心的两面性,人们如果用邪恶的心态去使用音乐,音乐也会通过它的情绪投射出人的道德沦丧。

在《乐记》中记载了乐对于人们德性教化的作用。并结合礼的教育阐述了乐在礼制推行过程中所发挥的重要功能。其中提到:"天地之道,寒暑不时则疾,风雨不节则饥。教者,民之寒暑也。教不时则伤世,事者,民之风雨也,事不节则无功。然则先王之为乐也。以法治也,善则行象德矣……乐者所以象德也。礼者所以缀淫也。是故先王有大事,必有礼以哀之;有大福,必有礼以乐之。哀乐之分,皆以礼终。乐也者,圣人之所乐也,而可以善民心,其感人深,其移风易俗,故先王著其教焉。"①这里说明了人在这个世界上应该遵循天地运行的自然规律,如果季节该热的时候不热,该冷的时候不冷,人就会生病,气候风雨不调世间就会发生饥荒。所以说乐教对于人民来说就好比寒暑交替,乐教不及时就会损害世道人心。礼制对于人民来说就好比风雨,礼制没有节制办事就不会奏效。由此看来,先王的制乐,就是用它来作为治理人民的一种方法,用得好就能使人们的行为合乎道德。乐是用来表现德行的,礼是用来制止越轨行为的。所以先王有了死丧之类的大事,一定要用适当的礼表示悲哀;先王有了喜庆之类的大事,一定要用适当的礼表示欢乐。悲哀和欢乐的程度,都以礼的规定作为标准。乐是圣人所喜欢的,因其可以改善民心,感人至深,容易移风易俗,所以先王才注重以乐修德的教化功能。

关于对以乐修德的表述,《乐记》中还记载有以下内容:"凡音者,生于人心者也。乐者,通伦理者也。是故知声而不知音者,禽兽是也;知音而不知乐者,众庶是也。唯君子为能知乐,是故审声以知音,审音以知乐,审乐以知政,而治道备矣。是故不知声者不可与言音,不知音者不可与言乐。知乐则几于礼矣。礼乐皆得,谓之有德。德者得也。"②在这段文字

---

① 孙星群:《言志·咏声·治情——〈乐记〉研究与解读》,人民出版社 2012 年版,第110—111 页。

② 吉联抗译注:《乐记》,人民音乐出版社 1958 年版,第5—6 页。

中特别强调了所有的音乐都是出自人心。比音更高级别的乐,则是能够与社会伦理道德相通的。所以只听到声音而不懂得音乐为何物的,那是指的世间禽兽;懂得音而不懂得乐为何表现的,那是普通百姓:唯有君子才算得上真正懂得音乐,所以君子才能从辨别声中懂得音,从辨别音中懂得乐,从辨别乐中懂得政事。于是在圣贤君子能够洞察音乐后,就产生了一整套的治国理政方案。所以,对于不懂得声的人,就没法和他再进一步谈论音;对于不懂得音的人,就没法和他再进一步讨论乐:懂得乐的人也就近乎懂得礼了,礼、乐都能够懂得,那才算是真的有了德。

三、以乐理政兴邦思想

在中国传统的养生取向音乐治疗实践中,人们不仅意识到音乐的正面效应,同时,也深知颓废、萎靡的音乐对人、对社会、对国家所产生的负面影响。从古至今,一些有道德感、责任感的政治家、思想家、文学家、音乐家们,都从不同角度对音乐的两面性意义,作出了自己的评判,并告诫世人,无论是作乐或是以乐娱乐,都不能沉迷于低俗、污秽的音乐意识形态中,否则,小则会使人玩乐丧志,大则会致使社会风气污化、社会动荡、国家衰败。

在《史记·音乐志》中写道:"故舜弹五弦之琴,歌《南风》之诗而天下治;纣为朝歌北鄙之音,身死国亡。舜之道何弘也? 纣之道何隘也? 夫《南风》之诗者生长之音也,舜乐好之,乐与天地同意,得万国之欢心,故天下治也。夫《朝歌》者不时也,北者败也,鄙者陋也,纣乐好之,与万国殊心,诸侯不附,百姓不亲,天下畔之,故身死国亡。"①这段文字表述了远古时期,舜弹奏五弦琴,唱起了《南风》,是为了歌颂在他治理下出现的国泰民安景象。商纣正是因为喜好北鄙的靡靡之音,才导致其身死国亡。舜的治国之道为什么那样宏大? 纣的治国之道为什么那样狭隘呢? 因为《南风》歌是颂扬万物的音乐,舜喜欢它,这种音乐与天地的意志相同,能使其获得各国人们的欢心,所以天下大治。而北鄙的靡靡之音是使人意志消沉

---

① 刘蓝辑著:《二十五史音乐志》(第一卷),云南大学出版社 2009 年版,第 47 页。

之音,败坏社会风气之乐,商纣喜欢这种北鄙之音,和各国不同心,诸侯不归附他,百姓不亲近他,天下人都反叛他,所以才落得身死国亡的下场。

中国古代历代帝王都重视音乐的娱乐功能,有的把音乐作为滋养万物、众生的治国方略,强调乐教对国家治理的作用,重视与民同乐的施乐原则,所以营造出了盛世和谐的国运。有的君王把音乐作为单纯满足自己奢靡生活需求的工具,不顾及百姓生活的苦难艰辛,如果是这样的话,音乐也会以具体的歌舞形式表现出国运的败落。不同的音乐表达出了不同的国运,而不同的音乐同样也会影响国家出现不同的民生景象。

在唐代的《乐书要录》中,详细记载了五音用于治国养生的相关内容,这也是目前已知的古籍文献中,对五音治国养生思想描述最为全面的书籍,其中有:"宫为君。宫音调则君道得,君道得则夫和妻柔,宫室制度,各得其宜,稼穑熟成,天下和平,四海冥服,镇星修度,麒麟在郊(麒麟者,土之精也),圣人自来。宫乱则荒。商为臣。商音调则臣道得,臣道得即节义廉直,谨身奉上。赏不违所仇,罚不阿所爱,不畏强御,各济其任,兵革不用,刑伐不作,太白修度,白虎在郊。商乱则陂。角为人。角音调则人道得,人道得则君有恻隐之心,好生恶杀,不夺人时,同其忧乐,人有仁施之行而无争夺之心,不隐山薮,竟游道艺,岁星修度,和风顺节,苍龙在沼,草木并生。角乱则忧。徵为事。徵音调则尊卑有别,贵贱有差,慈让在心,长幼有序,事无稽迟,必得其宜,荧惑修度,凤凰来游。徵乱则哀。羽为物。羽音调则仓廪实货贿通,四人安业,各获其利,宗庙致敬,鬼神降社,辰星修度,玄武来游。羽乱则危。"①这一段文字是从音乐的本质及其属性上,来说明五音对应的人物、事物,进而阐明了音乐对国家治理、国家休养生息的重要影响。其中明确了宫代表着君主。宫的音调协调了,君主之道理就会明于心,君主懂得了为君之道后,丈夫就会变得温和,妻子就会变得柔顺,宫廷的制度都会显得适当。这时就会出现庄稼成熟,天下太平祥和的局面,四海之内都会臣服。每当出现这种景象之时,土星就会显象划过长空,中国传统中的瑞兽麒麟便会出现在郊外,呈现出

---

① 赵玉卿:《〈乐书要录〉研究》,中央音乐学院出版社 2004 年版,第 83—84 页。

吉祥之兆,这一时间内圣贤之人自然也会出现,如果宫音出现混乱,整个国运也会随之出现荒乱。商代表着臣子。商的音调协调了,臣子之道明了于心,臣子懂得了为臣之道后,他们就会知晓如何坚守节义,会变得廉洁正直,谨慎侍奉君主。不会因为自己所仇恨的人就不给奖赏,处罚时也不会去迎合所心爱的人,不怕迎战强大的外敌,出色地完成各自的任务。在臣子们的精忠报国之下,国家对外不用征伐,对内不用刑罚来处罚臣民。每当出现这种景象之时,金星便会显象划过长空,象征着威武和军队的白虎就会出现在郊外。如果商音出现混乱,国家就会出现不正之风。角代表着人。角的音调协调了,为人之道就会明了于心,当君主获得了人道,那么君主就会拥有同情心,爱惜百姓生命,厌恶杀伐无辜,不会出现因与民有纷争而耽误农事的现象,并且能和他们分担忧愁和快乐。于是人们就有施行仁德的行为而没有争夺的思想,不会再隐藏于山湖之间,而无不以道、艺为乐。每当出现这种景象之时,木星便会显象划过长空,这时四季就会变得风调雨顺,吉祥的苍龙就会出现在水池中,草木并排旺盛地生长。如果角音乱了,那么国家就会出现忧患。徵代表着事。徵的音调协调了,那么尊卑贵贱自然就会有所区分,慈爱和谦让就会在人们的心中萌发,长幼有了等级差别,事情就会出现停留拖延的局面,事情也必定会得到它适当的处置。每当出现这种景象之时,火星便会显象划过长空,吉祥的凤凰便会出现在人间。如若徵音变得混乱了,那么国家就会出现悲哀的局势。羽代表着物。羽的音调协调了,那么粮食会充满粮仓,货物财物就会畅通,四方的人民就会得以安居乐业,君臣子民都能获得各自所需要的利益,人们在庙中贡献致敬,祖先也会将幸福洒向人间,每当出现这种景象之时,水星便会显象划过长空,吉祥的玄武也会降临人间。如果羽音乱了,则国家就会出现危险的局面。

中国古代懂得以乐治国养生法则的君王们,会在治理国家时就会充分运用音乐的治国养生功能,来协助其教化国民,实现他们兴国安邦的愿望。相反,那些不懂得以乐治国养生法则的君王们,也会因为错误地把音乐变成自己骄奢淫逸的工具,从而导致国家的衰败直至灭亡。正如《吕氏春秋》中所言:"凡古圣王之所为贵乐者,为其乐也。夏桀、殷纣作为侈乐,大鼓、钟、磬、管、箫之音,以巨为美,以众为观,俶诡殊瑰,耳所未尝闻,目所未尝见,务以相过,不用度量。宋之衰也,作为千钟。齐之衰也,作为大吕。楚之衰也,作为巫音。侈则侈矣,自有道者观之,则失乐之情。失乐之情,其乐不乐。乐不乐者,其民必怨,其生必伤。其生之与乐也,若冰之于炎日,反以自兵。此生乎不知乐之情,而以侈为务故也。乐之有情,譬之若肌肤形体之有情性也,有情性则必有性养矣。"①这段文字说明了古代圣人之所以都重视音乐,是因为它能使人快乐。但在实际的音乐实践过程中,终究因为对音乐功能理解、认识上出现的差异,而导致不同的结果出现。因此,才有了夏桀、殷纣王制作奢侈淫靡的音乐,增大鼓、钟、磬、管、箫等乐器的声响,把声音巨大当作美好,把乐器众多视为壮观,他们过分追求音乐的奇异与瑰丽,逐渐脱离了现实与音乐的本质。在他们肆意挥霍音乐的奢靡生活下,开始不遵法度,逐渐走向衰败的边缘。宋国衰弱的时候,制作了千钟乐舞;齐国衰弱的时候,制作了齐钟大吕;楚国衰弱的时候,制作出了奇异的巫音。这些音乐,论奢侈则足够奢侈了,但从原有的"乐道"观点来分析,他们的歌舞娱乐已经丧失了音乐存在的实际意义了。失掉音乐的实际意义,这种音乐就不能使人快乐。音乐如果不能使人快乐,人民必定会出现怨恨、反抗之举,这时,他们的生命也必定会受到伤害。他们的生命与这种音乐的关系,就像冰雪与烈日的关系一样,反倒要自为灾害。这种现象的产生是不懂得音乐的实际意义,却专力以奢侈淫靡为务的缘故。音乐具有性情,就像人的肌肤形体具有性情一样,有性情就必然要有养护的方法,而反之,就会因音乐娱乐不当而受到惩罚。

第三节　传统音、律界定

一、音、律定义的意义

中国传统音乐理论中对传统音律和传统音乐美学的研究由来已久,

---

① （汉）高诱注,（清）毕沅校、徐小蛮标点:《吕氏春秋》,上海古籍出版社2014年版,第95—97页。

自公元前 3 世纪以后,在音律的形式、音阶的完善以及调式的应用等方面都有着广泛的研究。在公元前 2 世纪以后,中国完成了五音、六律与五行、八方、五季等宇宙相关的音乐哲学思想体系的建设。

在长期的传统音乐治疗实践过程中,中国古人在世界音乐治疗文化历史上开创性地论述了有关音乐与季节、时辰、五行、生命等宇宙天象之间存在的对应关系理论,并以此作为指导人们开展音乐养生、音乐治疗的行为准则。

中国传统音乐治疗的应用理论中,把音乐属性分为不同的类别,所有的五音、八音、七声、十二律等音乐概念运用到音乐治疗理论,有时指的是音律,有时指的是其象征性属性,也有的时候是指乐器、人声。因此,明确传统音乐治疗理论中音乐的定义,有助于人们区分传统音乐中乐、音、声的区别,对于了解特定环境下音乐与所对应对象的养生、治疗属性,以及区分古今对民族音乐的不同理解都有着重要的意义。

二、五音的定义

(一) 五音的渊源

中国传统五音音乐的律名和阶名都出现在周朝。在《周礼·大司乐》中已有关于"五音"名称的记载。在《国语·周语下》一文中,提到五声中的宫、羽、角、商的音阶名,相关的记载说明了有关音律的律名界定至少在西周时已经形成并确立下来,而且考古文物的出土也进一步证明这些律名在当时音乐实践中的应用。从音乐考古中,人们发现音乐的起源往往是和人们的养生需求密切相联系,远古时期形成的音律概念,为中国传统音乐治疗实践提供了有力的理论支持。

《尔雅》成书已两千年,为名物训诂之书,是古代典籍中最古老的总释群书语义的专著。它以解释了先秦典籍的词义为主,内容包罗万象,是中国第一部百科全书性的分类词典。在徐朝华《尔雅今注·释乐》中共有 16 个词条。这一篇主要解释五声音阶的名称和金、石、土、革、丝、木、匏、竹等八音中一些乐器的名称。八音是所指的是八种乐器而不是音阶或单个的声音,这一点一定要与五音中的五种调式区别开来。八音之中的"金"一般是指钟(属金类乐器)、"石"一般是指磬(属石类乐器)、"土"一般指埙(属土类乐器)、"革"一般指鼓(属革类乐器)、"丝"一般指琴(属丝类乐器)、"木"一般指柷(属木类乐器)、"匏"一般指笙(属匏类乐器)、"竹"一般指管(属竹类乐器)。五音中宫谓之重,商谓之敏,角谓之经,徵谓之迭,羽谓之柳。①《尔雅今注》中说"宫""商""角""徵""羽"是中国古代五声音阶中的五个音级,它们分别相当于现代音乐简谱上的"1(do)""2(re)""3(mi)""5(sol)""6(la)"。

在《尔雅今注·释乐》词条中显示出,"宫、商、角、徵、羽"还另外被称为"重、敏、经、迭、柳"。对这五个别名,唐朝徐景安在《乐书》中、清代的郝懿行在《尔雅义疏》中同样解释为:"宫者,中也,君也,为四音之纲,其声重厚,如君之德而重。商者,章也,臣也,其声敏疾如臣之节而为敏。角者,触也,民也,其声圆长,经贯清浊,如民之象而为经。徵者,社也,事也,其声抑扬递续,其音如事之绪而为迭。羽者,宇也,物也,其声低平掩映,自高而下,五音備成,如物之聚而为柳。"②由此可见,五声之为"宫、商、角、徵、羽"和五声"重、敏、经、迭、柳"的不同在于其命名的角度不同,前者将五声比喻为五声音阶,后者主要从五声的象征意义出发将其与君、臣、民、事、物相联系而得名。

（二）五音的生成

中国传统五音的生成源于中国传统的三分损益法,此法的记载最早见于春秋时期《管子·地员》篇。是同关于宫、徵、商、羽、角五音的记载联系在一起的。三分损益法也称为五度相生律,是中国古代发明制定音律时所用的生律法。也就是说古代根据某一标准音的管长或弦长,推算其余一系列音律的管长或弦长时,须依照一定的长度比例,三分损益法提供了一种长度比例的准则。三分损益包含"三分损一""三分益一"两种得率计算方法。三分损一是指将原有长度作 3 等分而减去其 1 份,也就是说原有长度×(3-1)/3＝生得长度。而三分益一则是指将原有长度作 3

① 徐朝华注:《尔雅今注》,南开大学出版社 1994 年版,第 193 页。
② 郜迪、耿江华:《〈尔雅·释乐〉的词义系统浅析》,《绵阳师范学院学报》2009 年第 4 期。

等分而增添其 1 份,也就是说原有长度×(3+1)/3＝生得长度。在实际的运用过程中,两种方法可以交替运用、连续运用,各音律就得以辗转相生。

在《管子·地员》篇中提到:"凡听徵,如负猪豕觉而骇。凡听羽,如鸣马在野。凡听宫,如牛鸣窌中。凡听商,如离群羊。凡听角,如雉登木以鸣,音疾以清。凡将起五音凡首,先主一而三之,四开以合九九,以是生黄钟小素之首,以成宫。三分而益之以一,为百有八,为徵。不无有三分而去其乘,适足以是生商。有三分而复于其所,以是成羽。有三分去其乘,适足以是成角。"①这段文字分两部分内容介绍了五音,先是介绍五音的象征声,说明了凡是听"徵"声,就好像听到小猪被抢走时大猪惊恐的叫声。凡是听"羽"声,就好像行走在荒野之中马的叫声。凡是听"宫"声,就好像听到了地窖里的牛鸣。凡是听"商"声,就好像失群了羊的叫声。凡是听"角"声,就好像鸡在树上鸣唱,声音快捷又清爽。

在确定五音时,三分损益法首先强调的是宫音,具体做法是,应先以三乘一,而且共乘四次,以便合于九九之数。以此来得出黄钟之律,也就是宫音。三除八十一而将其一份加在八十一上,使得一百零八,就是徵声。不可不再用三除而在一百零八上减去三分之一,正足其数七十二,由此而产生商声。再用三除七十二,并加在它的原数上,由此产生羽声九十六。再用三除并在九十六上减去三分之一,正足其数六十四,由此而产生角声。如此五音宫、徵、商、羽、角得以生成。

(三) 五音与对应事物

中国传统音乐治疗中五音与之对应的五脏、五行、五方、五季、五谷、五畜、五帝、五神、五虫、五味、五臭、五祀、五事、五色、五常、五官、五化、五声、五志等都具有一定象征意义。在传统的音乐治疗实践中,具有象征意义的事物会与五音之间产生相关对应、相互作用的关系,从而为音乐治疗运用提供了理论支持。为了便于读者了解相关内容,笔者依据古籍中的相关描述,结合自己的理解和认识,对其做了以下梳理,详见表2-1。

---

① 王光祈:《中国音乐史》,中国文史出版社 2016 年版,第 12 页。

表 2-1　五音与五行、五脏等对应表

五音	角	徵	宫	商	羽
五脏	脾	肺	心	肝	肾
五行	木	火	土	金	水
五方	东	南	中	西	北
五季	春	夏	长夏	秋	冬
五谷	麦	黍	稷	麻	菽
五畜	鸡	羊	牛	犬	豕
五帝	太皞	炎帝	黄帝	少皞	颛顼
五神	句芒	祝融	后土	蓐收	玄冥
五虫	鳞	羽	倮	毛	介
五味	酸	苦	甘	辛	咸
五臭	膻	焦	香	腥	朽
五祀	户	灶	中霤	门	行
五色	青	赤	黄	白	黑
五事	民	事	君	臣	物
五常	仁	礼	信	义	智
五官	目	舌	口	鼻	耳
五化	生	长	化	收	藏
五声	呼	笑	歌	哭	呻
五志	怒	喜	思	悲	恐

三、七声的定义

七声泛指宫、徵、商、羽、角、变宫、变徵。七声中宫产生出徵,徵产生出商,商产生出羽,羽产生出角,角产生出变宫,变宫产生出变徵。此七声相生法,首先是将十二根律管按照地支的方位分布,只从一个律管为首的,即是宫;然后按左旋方向数到第八律,即是徵;从徵开始向下数到第八律,即是商;从商数到第八律,即是羽,从羽开始向下数到第八律,即是变宫;从变宫向下数到第八律,即是变徵。这个和律吕相生法也相适合。

在《管子·地员》篇、《吕氏春秋·音律》篇都记载了七声是运用"隔八相生法"而产生。其具体相生办法中,假定以十一月黄钟作为宫,向下数八律产生六月林钟,林钟即为徵音;又历八产生正月太簇,即以太簇为商;从太簇向下再数八律产生八月南吕,即以南吕为羽;南吕又历八产生三月姑洗,即以姑洗为角;姑洗又历八产生十月应钟,即以应钟为变宫;应钟又历八产生出五月蕤宾,即蕤宾为变徵。

隔八相生规律如下:

①	②	③	④	⑤	⑥	⑦	⑧	⑨	⑩	⑪	⑫
黄钟	大吕	太簇	夹钟	姑洗	仲吕	蕤宾	林钟	夷则	南吕	无射	应钟
宫		商		角		变徵	徵		羽		变宫

七声相生顺序如下:

①→⑧→③→⑩→⑤→⑫→⑦

宫 徵 商 羽 角 变宫 变徵

四、十二律定义

关于音律的记载,早在周代时期就开始提到音律的名称,但早期所指的音律一般源于打击乐器名称、色彩、方位和大小等特征。后来,古人为了厘清音与音之间的音程关系,便通过对弓弦或管乐器管子长度的度量,经过数学上的计算来思考音与音之间的音程关系。古代的律,一般是指律管,后来则作为测量音高的方法。在长期的音乐实践活动中,律管的数目和长度有了一定的比例,逐渐形成了十二律。

《吕氏春秋》中就记载了十二律的来历,是说黄帝命令乐官伶伦来制作音乐,伶伦就到大夏的西面,昆仑山的北面,在解谷中采集其内孔厚薄均匀的竹子管,砍断竹子两节间的部分而吹之,以此来作为黄钟之宫音。又分别制作十二支竹管,模仿倾听凤凰之鸣叫声,把能发出雄的鸣叫的六个声音称为"六律",此为十二律的六个单数音,再把雌的鸣叫的六个声音称为"六吕",此为十二律的六个双数音。由此,十二律诞生,单数的是"六律"被指为阳律,双数的称为"六吕"被指为阴律。

关于十二律的求律得法,在《史记·乐书》中也做了记载:"九九八十一以为宫。三分去一,五十四以为徵。三分益一,七十二以为商。三分去一,四十八以为羽。三分益一,六十四以为角。黄钟长八寸七分一,宫。大吕长七寸五分三分。太簇长七寸分二,角。夹钟长六寸分三分一。姑洗长六寸分四,羽。仲吕长五寸九分三分二,徵。蕤宾长五寸六分三分。林钟长五寸分四,角。夷则长五寸三分二,商。南吕长四寸分八,徵。无射长四寸四分三分二。应钟长四寸二分三分二,羽。"①这里的律数得法是根据五声之间的比例关系,以九九八十一作为宫的大小,将八十一分为三分,除去一分,余二分得五十四就是徵。将五十四分为三分,加上一分,得四分,为七十二,就是商。把七十二分为三分,除去一分,余二分为四十八就是羽。将四十八分为三分,加上一分,得四分为六十四就是角。黄钟的长度为八寸十(七)分寸之一,其声为宫。大吕的长是七寸五又三分。太簇长为七寸二分,为角声。夹钟长六寸三分之一分。姑洗长六寸四分,为羽声。仲吕长五寸九又三分分,为徵声。蕤宾长五寸六又三分。林钟长五寸四分,为角声。夷则长五寸零三分之二分。为商声。南吕长为四寸八分,为徵声。无射长四寸四又三分之二分。应钟长四寸二又三分之二分,为羽声。

中国传统音乐中所指的"六律",就是讲的阴阳六律,阳律为律,阴律为吕。在传统音乐理论中,五音只是表示乐音的相对音高,十二律则是乐音的绝对音高。五种音阶的五个调式,用十二律式来定音,可以生成六十个调式来。十二律的建立,说明我国早在数千年前,就已经能科学地将音阶的一个八度划分为十二个部分。表2-2列举了中国传统的十二律对应西方音乐理论中的音名。

表2-2　传统十二律属性与西方音乐音名对应表

十二律顺序	对应名称	阴阳属性	西方音名
第一律	黄钟	阳律	C
第二律	大吕	阴律	$^{\#}$C($^{\flat}$D)
第三律	太簇	阳律	D

---

① (汉)司马迁著,韩兆琦评注:《史记·乐书》,岳麓书社2004年版,第330页。

续表

十二律顺序	对应名称	阴阳属性	西方音名
第四律	夹钟	阴律	$^{\#}D(^{b}E)$
第五律	姑洗	阳律	E
第六律	仲吕	阴律	F
第七律	蕤宾	阳律	$^{\#}F(^{b}G)$
第八律	林钟	阴律	G
第九律	夷则	阳律	$^{\#}G(^{b}A)$
第十律	南吕	阴律	A
第十一律	无射	阳律	$^{\#}A(^{b}B)$
第十二律	应钟	阴律	B

第四节　音声平衡论

一、以乐平衡人体阴阳思想

在中国古代的哲学思想中,世界是属于物质性的整体。整体观的哲学思想认为世界是由物质阴阳相反相成、对立而成为一体。人是世界万物整体的一部分,根据阴阳对立统一的哲学观,人体也是由一个阴阳对立统一形成的个体。人体的内部生理组织结构是可以根据阴阳来分的,人的生理器官的功能也可以用阴阳之说来概括。人体的内外、表里、上下、左右各部分之间,包括机体内部的物质与物质、机体功能与机体功能,以及机体物质与机体功能之间,只有处于相互协调、相互作用、相互和谐的状态,人体的各项功能才能维持正常的生理运转活动。

中国传统的中医哲学观点,把人体内部阴阳的相对协调、相对和谐视作人体健康的具体表现。人体表面所显示出来的疾病的发生及其病理产生过程,就是因某种原因所导致的人体内部阴阳失去平衡的过程。阴阳失调是中国传统医学对疾病发因和疾病发展的整体上的概论。在物质世界中,人与自然、人体内的各个器官之间都是处于一个相互协调、阴阳平衡的运动之中。

人们所处的自然环境、体内各种物质、社会因素、心理情绪,其维系阴阳平衡的关系一旦受到破坏,人体就会以各种心理、生理不适的形式表现出来,这时人就有可能生病,给人的身心健康带来危害。比如,自然界的风、寒、暑、湿、燥、热等六种气候,如果失去正常制衡的能量而发生异常变化,就会成为使人致病的原因。人体内的气血、津液为人体的基本组成物质,如果气血、津液的运行失去平衡,人的津液停滞就会呈现痰湿症状,人的血溢出脉就会出现瘀血症状。同样的道理,喜、怒、忧、思、悲、恐、惊七情是人的正常情绪活动状态,如果失去原有的平衡,若正常的情绪过多或过少,超出了人心理承受能力活动范围,也会导致精神疾病的发生。

人体是一个由物质运动、精神运用组合而成的整体,从外观上来看,人体所患的各种不同的疾病,是由各自不相关联的局部症状表现出来的。但如果从传统中医的阴阳、脏腑、经络来诊断,我们就会发现凡病都是全身和局部的综合病理机制的呈现,并不存在单纯的局部病变,也不存在没有局部病变的全身性疾病。人体各脏器不仅存在着生理上的相互联系,而且在病理上也相互影响,这种相关联系、相关影响的关系维持,就是被人体内部机能的阴阳平衡运行能量所控制的。

中国传统医学名著《黄帝内经》中记载了天有五音,人有五脏;天有六音,人有六腑;天有五行(木、火、土、金、水),而生五音(角、徵、宫、商、羽),地有五季(春、夏、长夏、秋、冬),对应五化(生、长、化、收、藏),人又有五脏(肝、心、脾、肺、肾),产生五志(怒、喜、思、悲、恐)。由此,古人诠释了五音、五行、五季、五脏、五化和五志间内在的运动联系,将五音和五行(木、火、土、金、水)相配,提出了"天地相应""天地人合一""乐人合一"的养生思想理论。

传统五音所组合的不同调式的音乐对生物内气的运动有着不同的影响,顺应着木气的舒展、火气的上升、土气的平和、金气的内敛、水气的下浮。通过五大气机对肝、心、脾、肺、肾五大系统的阴阳平衡影响,可以达到促进和优化人体器官功能的作用,这就是中国传统中医音乐治疗的理论依据。正如晋代阮籍在《乐论》中讲道:"天下无乐,而欲阴阳调和、灾害不生,亦已难矣。乐者,使人精神平和,衰气不入。"

在传统音乐治疗的思想理论中,与天地万物及人体相对应的五音有正调、太调和少调之别。正调系列的音乐属中庸平和,对人体有平补、平泻和平调的作用。少调系列则对应于自然万物及人体气机运行之不足,对人体气虚、血虚、阴虚和阳虚有滋补和充养作用。

《吕氏春秋》中记载:"昔古朱襄氏之治天下也,多风而阳气蓄积,万物散解,果实不成,故士达作为五弦瑟,以来阴气,以定群生。"①就说明了远古朱襄氏治理天下,多刮风而且阳气蓄积太盛,万物四散,果实难以成熟,所以士达创造了五弦瑟来招阴气,以音乐来增加人的阳气,滋养、稳定众生。

二、以乐协和人事养生思想

在中国传统音乐治疗的音乐养生实践中,古人们把音乐视为一种平衡天地间、人事间阴阳关系的工具。用音乐活动来促进人与大自然的和谐共存。同时,也把音乐活动用于协调人们与事物之间的和谐关系,以使人和事物之间符合其阴阳平衡的运行发展规则。《史记》中记载:"夫乐调而四时和,阴阳之变,万物之统也。"②所强调的就是音乐在协和四季和顺,调节万物阴阳的变化中的统领作用。

在古代人们对于音乐功能的推崇往往与天地同论,认为自然依存在天地之间的音乐在协和天地万物阴阳平衡时,有着无可替代的作用。《吕氏春秋》中有:"凡乐,天地之和,阴阳之调也。始生人者天也,人无事焉。天使人有欲,人弗得不求。天使人有恶,人弗得不辟。欲与恶所受于天也,人不得兴焉,不可变,不可易。世之学者,有非乐者矣,安由出哉?大乐,君臣、父子、长少之所欢欣而说也。欢欣生于平,平生于道。道也

---

① 陆玖译注:《吕氏春秋》,中华书局 2011 年版,第 147 页。
② (汉)司马迁:《史记》,北京出版社 2008 年版,第 142 页。

者,视之不见,听之不闻,不可为状。有知不见之见、不闻之闻、无状之状者,则几于知之矣。道也者,至精也,不可为形,不可为名,强为之名,谓之太一。"①这里讲的就是音乐本来就是和谐天地、阴阳调和的产物。并指出人类之初是天地养育人民,人是依靠大自然条件生存下来。天使人有了欲望,人不得不追求。人们在适应大自然生活的过程中,由于不如意而产生了憎恶,人们的欲望与憎恶,是人在与大自然的斗争中自然出现的情绪。有时人们是无法根本改变这种状况的,只有音乐才能平衡这些负面的能量,协和人与自然间的关系。大道至上的音乐是君臣、父子、长幼所乐于接受的,它能够给人带来快乐。欢欣出自平和,平和产生于道。所谓道,则是看不见听不到,且又不能说出形状的东西。有人能明白在不见中有所见,在不闻中有所闻,在无形中见到形,就可以说差不多懂得道了。道这个东西是最精妙的,说不出它的形状,叫不出它的名字,勉强称之为"太一"。能够平衡天地、调和人事阴阳的音乐,就是源于"太一"的大道之乐。

在中国古代圣贤的帝王通常会把音乐教育当成教化民众的有效手段,通过音乐教育使得人们的处世之道合乎道德和行为规范,使音乐的协调功能有益社会的和谐和国家的健康发展。《尚书》描述了舜帝因为要推行音乐教育而对夔讲的一段话:"夔!命汝典乐,教胄子,直而温,宽而栗,刚而无虐,简而无傲。诗言志,歌永言,声依永,律和声。八音克谐,无相夺伦,神人以和。"②此处所讲的就是舜帝任命夔来作为主管乐事活动的乐官,让他负责用音乐教化年轻人的工作,以期通过推行音乐教育活动,把国家年青的一代培养成具有正直而温和、宽厚而庄重、刚毅而不粗暴、简约而不傲慢等优良品质的优秀国民。舜帝还认为诗是表达思想感情的,歌是唱出来的语言,五声是根据唱而制定的,六律是和谐五声的。八类乐器的声音能够调和,不使它们乱了次序,那么神和人都会因此而和谐。这一表述足以看出早在原始时期的舜帝就已经意识到音乐教化在培

---

① (汉)高诱注,(清)毕沅校、徐小蛮标点:《吕氏春秋》,上海古籍出版社2014年版,第93—94页。

② 李民、王健撰:《尚书译注》,上海古籍出版社2004年版,第19页。

养人的习性,协和人与社会之间的关系中发挥的重要作用。

中国传统音乐养生思想中把音乐与五行相联系后,用五行的属性来说明音乐所对应事物的阴阳气息,以及对应的季节变化,并通过五音所对应的事物,利用音乐补阳克阴的功效来平衡季节变化对人所带来的影响。《灵素节注类编》中就曾经这样表述过五音、五行的对应问题,以及五行音乐中所体现出来的阴阳属性等问题:"宫:土(申也,土为中,为建极);商:金(强也,像金性之坚强);角:木(触也,阳气触动而生);徵:火(止也,物盛则止也);羽:水(舒也,阳气复,万物舒)……阳为太,阴为少。春:角木;夏:徵火;长夏:宫土;秋:商金;冬:羽水。"①古人们早就意识到了音乐顺天应事的调和功能,并把它作为一种养生思想总结出来。在《吕氏春秋》中记载有:"音乐之所由来者远矣,生于度量,本于太一。太一出两仪,两仪出阴阳。阴阳变化,一上一下,合而成章。浑浑沌沌,离则复合,合则复离,是谓天常。天地车轮,终则复始,极则复反,莫不咸当。日月星辰,或疾或徐,日月不同,以尽其行。四时代兴,或暑或寒,或短或长,或柔或刚。万物所出,造于太一,化于阴阳。萌芽始震,凝以形。形体有处,莫不有声。声出于和,和出于适。和适先王定乐,由此而生。"②这段表述进一步说明了音乐的由来相当久远,它产生于音律度数的增减,以自然之道为本源。道产生天地,天地产生阴阳二气。阴阳的变化,一上一下,会合而构成文采。天地最初形成时是浑沌的,它们分离了又会合,会合了又分离,这便是自然的永恒规律。天地就像转动的车轮一样,转完了一周又重复开始,到了一定的限度又返回,无不处处正常。日、月、星、辰的运动,有快有慢,太阳与月亮虽然不一样,但它们都在各自的轨道上尽力运动。春、夏、秋、冬四季交替运动,寒来暑往,有短有长,有的季节阴柔,有的季节阳刚。万物的产生,是作为自然之道的"太一"所创造的,是阴阳二气所化育的。阳气变化则萌芽发动,阴气变化则凝冻成形。凡有形体的地

---

① (清)章楠虚谷编注,方春阳、孙芝斋点校:《灵素节注类编》,浙江科学技术出版社1986年版,第456页。

② (汉)高诱注,(清)毕沅校、徐小蛮标点:《吕氏春秋》,上海古籍出版社2014年版,第91—92页。

方,莫不有音乐的产生。音乐的阴阳平衡,才有了音乐的和谐统一。圣贤的君王们制定音乐,是从和谐和合度的原则出发的。

在中国现存的有关音乐协和人事的古籍文献记载中,有许多文献都表达出乐源于"太一"的哲学思想,其中所要强调的无非是以天道之作的音乐,来和谐人道之事的道理。《隋书·音乐志》中提到:"夫音本乎太始,而生于人心,随物感动,播于形气。形气既著,协于律吕,宫商克谐,名之为乐。乐(yuè)者,乐(lè)也。圣人因百姓乐(lè)己之德,正之以六律,文之以五声,咏之以九歌,舞之以八佾。实升平之冠带,王化之源本。《记》曰:'感于物而动,故形于声。'夫人者,两仪之播气,而性情之所起也,恣其流湎,往而不归,是以五帝作乐,三王制礼,标举人伦,削平淫放。其用之也,动天地,感鬼神,格祖考,谐邦国。树风成化,象德昭功,启万物之情,通天下之志若夫升降有则,宫商垂范。礼逾其制则尊卑乖,乐失其序则亲疏乱。礼定其象,乐平其心,外敬内和,合情饰貌,犹阴阳以成化,若日月以为明也。"①在这段文字中,再次讲到了音乐起源于"太一",产生于人心,随物变化,传布于形气。形气显现,协于音律,宫商和谐,名为乐。这里也说明了音乐就是为百姓娱乐之用,所以,圣人顺应百姓乐自己之德,把音乐定为十二音律(六律为阳,六吕为阴),把五音定为宫、商、角、徵、羽五声调式,因此才出现了用于唱颂的九歌,舞蹈的八佾,出现这一歌舞升平的局面。《礼记》中也有说:"感于物而动,故形于声。"讲到音乐的产生受客观事物所感动,便用声音来表达。所以五帝作乐,三王制礼,倡导人伦,意在控制人的感情不使其放任自流。礼乐之用,可以感动天地鬼神,祀奉先祖,国家得到安定;树风气、立教化,显道德而彰显功业;开启万物之情性,通达天下之志向。音的高低有规范,宫商有准则,就像礼仪超越法度就会尊卑不分,音乐离开律序就会喁唶不协。礼规范外表行为,乐平和内在心志;外敬内和,情合貌显,如同阴阳变化而成万物,日月轮转而现光明。在《乐记》中也提到:"礼乐之极乎天而蟠乎地,行乎阴阳,而通乎鬼神,穷高极远而测深厚。乐著大始,而礼居成物。著不息者,天也;著

---

① 刘蓝辑著:《二十五史音乐志》(第二卷),云南大学出版社 2015 年版,第 67 页。

不动者,地也;一动一静者,天地之间也。"①也是讲述了礼乐的功能,指出音乐可以上达于天,下至于地,协调天地之间的阴阳之气。不管有多么遥远,音乐都能做到予以沟通,而且是无微不至。音乐所显示的是创始万物的天,礼制所体现出来的是形成万物的地。所显示出来的不停运动的天和相对静止不动的地,一动一静之间,就生成了天地间的一切。

孔子也多次提出过音乐在协和人事之间所体现出来的独特功效。《礼记》讲道:"中宾入大门而奏《肆夏》,示易以敬也。卒爵而乐阕,孔子屡叹之。奠酬而工升歌,发德也。歌者在上,匏竹在下,贵人声也。乐由阳来者也,礼由阴作者也,阴阳和而万物得。"②这段文字说明了夫子大宴来朝诸侯的时候,在欢迎过程中使用的音乐很有讲究,当客人进入宗庙大门时,乐队奏起迎宾曲《肆夏》。宾主入席,又开始奏乐,酒过一巡,乐曲也恰好终了。礼乐配合得如此得体,孔子曾对此多次加以赞叹。第一遍献之礼完成以后,乐工就登堂高歌,意在颂扬宾主之德。歌手在堂上,伴奏的乐工在堂下,这是表示人的歌声为贵。乐曲是有声音可以听见的,属阳;而礼仪是人的德行的外部表现,属阴,乐曲的阳和礼仪的阴协调一致,万物就能各得其所。

从本章内容来看,中国古人对音乐养生在不同层次上的思想理论运用,都有着比较深刻的理解和精辟的论述。在中国历代思想家、音乐家和政治家们的音乐养生哲学思想的发展过程中,人们对音乐养生概念的认识,从个体的音乐养生保健意识,逐步拓展到了个体以乐修德的行为层面,再从以乐和谐社会层面,进而升华到以乐治国的国家休养生息的层面。

---

① 吉联抗译注:《乐记》,人民音乐出版社1958年版,第18—19页。
② (西汉)戴圣编著,刘长江译注:《礼记》,中国工人出版社2016年版,第114页。

第三章　中国传统心理取向
音乐治疗理论

中国传统心理价值取向的音乐治疗理论,继承了中国传统的音乐审美思想和音乐教育思想,由"乐由心生""心由乐悟""以乐和心"等思想理论构成了传统心理取向音乐治疗理论体系的核心内容。中国传统"三位一体"的心理取向音乐治疗理论,在中华民族长期的音乐心理治疗实践过程中,为维护国民的心理健康发挥了积极的促进作用。

第一节　乐由心生

一、乐由内心情感触发

中国传统音乐心理治疗理论研究注重的是音乐心境的研究,这和当代西方音乐心理学研究音乐心境的出发点相一致。所谓音乐的心境是指在音乐的影响下,个体所产生的一种具有渲染性的、较微弱而持久的音乐情绪状态。① 而这种由音乐所引发的人的情绪状态,就是中国古人所讲的乐由心生的表现形式。比如,当某种音乐体验引起个体心情舒畅状态后,在这一段时间内,人的这种愉快、喜悦会影响人对音乐行为表现的认识、理解,而这一段时间里体验者就会认为这段音乐是充满着喜庆和欢快的音乐。反之,当音乐引起人忧伤的心境后,悲伤的情绪反应就会成为人音乐体验的状态。但有时人们又无法分辨导致自己产生负面情绪的是音

---

① 张凯:《音乐心理》,西南师范大学出版社 2005 年版,第 217 页。

乐的心境还是人的心境。有一点是可以肯定的,那就是音乐的不同心境状态,能够使人产生不同的情绪和情感体验。因此,音乐是人内心情感体验的具体体现。认识到这一点对于我们理解和认识中国传统音乐心理治疗的理论具有重要意义。

关于对"乐由心生"音乐心理治疗概念的理解,中国古代的荀子就曾说过:"夫乐者,乐也,人情之所必不免也。故人不能无乐,乐则必发于声音,形于动静。而人之道,声音、动静、性术之变尽是矣。故人不能不乐,乐则不能无形,形而不为道,则不能无乱。"①这段文字表明音乐本身就是用来给人带来欢乐的,它是满足人的情感需求不可缺少的。人们不能没有欢乐,因为人高兴了快乐了,就一定会通过歌唱吟咏的声音表现出来,在手舞足蹈的举止中体现出来。可见人的所作所为——包括声音、举止、性情及其表现方式的变化,就全都体现在这音乐之中了。所以说,有了音乐人就不可能不快乐,快乐了就不可能不表现出来,但这种表现如果不进行引导,就会产生祸乱。从荀子对乐由心生的理解中,我们也看到了他所提到的人们在使用音乐愉悦心灵时需要加以引导,不然,过度地使用音乐也会引起人负面的情绪反应或其他不好的事情发生。在《汉书·艺文志》中写道:"诗言志,歌咏言。故哀乐之心感,而歌咏之声发。诵其言谓之诗,咏其声谓之歌。"②这段文字讲述了诗是用来言志的,歌曲是用来表达人们要说的内容。所以说人心中有哀乐之感,就会用带着伤感情绪的歌、咏来传达。把它用语言表达出来就称为诗,把它用歌声表达出来就称为歌。荀子对乐由心生的理解深刻,在他的音乐实践活动中,他多次提到音乐是人内在情绪的外在反映之物,后人把他的这一思想记载在相关的文集当中。在《荀子·礼论》篇中他提到:"故钟鼓管磬,琴瑟竽笙,韶夏护武,汋桓箾简象,是君子之所以为惝诡其所喜乐之文也。"③荀子认为,钟鼓管磬,琴瑟竽笙等乐器和《韶》《夏》《护》《武》《汋》《桓》《箾》《象》等古乐、古歌,是君子用来表达感情变化的礼仪形式而已。

---

① 方勇、李波译注:《荀子》,中华书局 2015 年版,第 325 页。
② 马玉山、胡恤琳选注:《汉书》,山西古籍出版社 2004 年版,第 55 页。
③ 方勇、李波译注:《荀子》,中华书局 2015 年版,第 322 页。

　　中国古代的人们在运用音乐服务于人的心理健康时,意识到人是依靠自己内在对外物的感知来认识世界的,具备了区分外物好坏的判断能力,古人称之为"懂得了道"。所以,中国古人倡导听音乐要选择性地来听,否则就会由乐引发出内在不良的情绪反应。在《吕氏春秋·仲夏纪第五·侈乐》篇中提到:"人莫不以其生生,而不知其所以生。人莫不以其知知,而不知其所以知。知其所以知之谓知道,不知其所以知之谓弃宝。弃宝者必离其咎。世之人主,多以珠玉戈剑为宝,愈多而民愈怨。国人愈危,身愈危累,则失宝之情矣。乱世之乐与此同。为木革之声则若雷,为金石之声则若霆,为丝竹歌舞之声则若噪。以此骇心气、动耳目、摇荡生则可矣,以此为乐则不乐。故乐愈侈,而民愈郁,国愈乱,主愈卑,则亦失乐之情矣。"文中描述了人是依靠自己的生命运动而生生不息,但有时候人却不知道所赖以生存的是什么。人是依赖自己的知觉感知外部事物的,但有时却不知道自己赖以感知的是什么。真正知道自己能感知外物的原因的时候,这就叫"懂得了道";不知道自己所能感知的原因,那就叫"遗弃宝物"。丢弃宝物的人必然遭到灾祸。世上的君主,大多把珍珠、美玉、长戈、利剑当作宝贝,这些东西越多,老百姓就越怨恨,国家就越危险,君主自身也就越感到烦恼,那就失去了宝贝的实际意义了,乱世的音乐与这种情况相同。演奏木革、金石制的乐器,其声音就像雷霆震怒,演奏丝竹乐器之类的歌舞乐,其音乐就像大嚷大叫。如果用这种声音使惊心动魄、震耳欲聋、激荡人的心灵是可以的,但将这些来作为音乐,就不能使人快乐了。所以音乐越是奢侈,老百姓就越抑郁不乐,国家就越乱,国君的地位就越卑微,这样,也就失去了音乐实际存在的意义。这里强调了乐由心生,但如果外在的音乐混乱,扰乱了人心,那就不会让人的内心得到快乐。

　　先秦时期鲁国的乐师师乙早就知道了音乐能够影响人的情绪、心理变化,并认识到人也会通过听到的不同音乐表现出与音乐同质的心理、情感。在《礼记·乐记·师乙》篇记载道:"子赣见师乙而问焉,曰:'赐闻声歌各有宜也,如赐者,宜何歌也?'师乙曰:'乙贱工也,何足以问所宜?请诵其所闻,而吾子自执焉:宽而静、柔而正者宜歌颂。广大而静、疏达而信者宜歌大雅。恭俭而好礼者宜歌小雅。正直而静、廉而谦者宜歌风。肆直而慈爱者宜歌商;温良而能断者宜歌齐。夫歌者,直己而陈德也。动己而天地应焉,四时和焉,星辰理焉,万物育焉。故商者,五帝之遗声也。商人识之,故谓之商。齐者三代之遗声也,齐人识之,故谓之齐。明乎商之音者,临事而屡断,明乎齐之音者,见利而让。临事而屡断,勇也;见利而让,义也。有勇有义,非歌孰能保此? 故歌者,上如抗,下如队,曲如折,止如槁木,倨中矩,句中钩,累累乎端如贯珠。故歌之为言也,长言之也。说之,故言之;言之不足,故长言之;长言之不足,故嗟叹之;嗟叹之不足,故不知手之舞之,足之蹈之也。'"①这段文字讲述了子贡去拜访师乙而向他请教,子贡问师乙说:"我听说唱歌要适合不同人的心理特质。像我这样性格的人适合唱什么歌?"师乙答道:"我是一个卑贱的乐工,哪里配得上回答您的问题。我只能告诉您一点我知道的情况,听了以后,由您自己作出判断。宽厚沉静、柔和正直的人,适合唱《颂》。开朗安静、疏朗通达而诚信的人,适合唱《大雅》。恭慎而好礼的人,适合唱《小雅》。正直而安静、廉约而谦让的人,适合唱《国风》。坦率而慈爱的人,适合唱《商》。温良而果断的人,适合唱《齐》。唱歌这件事,就是直接表达自己的心情,展示自己的品德。自己唱起来以后,会觉得天地也在响应,阴阳和顺,星辰按序运行,万物各得其所。《商》是五帝遗留下来的歌曲,因为商代人把它记了下来,所以称为《商》。《齐》是三王遗留下来的歌曲,因为齐国人把它记了下来,所以称为《齐》。明白《商》曲真谛的人,遇事总能果断。明白《齐》曲真谛的人,能够见利而让。遇事总能果断,这是勇;能够见利而让,这是义。这种有勇有义的人,如果不是通过歌声表达出来谁能知道? 所以就歌者的旋律变化来说,或上仰而高亢,或下降而低沉,或拐弯如物之折断那般干脆,或停顿如枯树那般沉寂,平直之音合乎曲尺,回环之音合乎圆规,连绵不断之音恰似一串珍珠。所以唱歌也是说话,只不过是拉长声调的说话罢了。心里高兴,就想说话,说话还不足以表达这种高兴,就拖长声调来说,拖长声调还不足以表达,那就加上咏叹吁嗟,咏叹吁

---

① 吉联抗译注:《乐记》,人民音乐出版社1958年版,第53—54页。

嗟还不足以表达,那就情不自禁地手舞足蹈。"此文形象地阐明了音乐是内心不同真实感受的不同表达而已。

在中国传统音乐心理治疗思想中,古人们认识到了音乐对于一个人的心理影响巨大,既通过音乐可以改变一个人的精神面貌,也可以带来社会的和谐稳定。因此,在《吕氏春秋·仲夏纪第五·适音》篇中写道:"故治世之音安以乐,其政平也;乱世之音怨以怒,其政乖也;亡国之音悲以哀,其政险也。凡音乐通乎政,而移风平俗者也,俗定而音乐化之矣。故有道之世,观其音而知其俗矣,观其政而知其主矣。故先王必托于音乐以论其教。《清庙》之瑟,朱弦而疏越,一唱而三叹,有进乎音者矣。大飨之礼,上玄尊而俎生鱼,大羹不和,有进乎味者也。故先王之制礼乐也,非特以欢耳目、极口腹之欲也,将以教民、平好恶、行理义也。"[①]这里所说的是太平盛世的音乐是安详愉悦的,反映政治安定;乱世的音乐是哀怨、愤怒的,反映政治不协调;国家灭亡的音乐悲哀凄凉,反映政治险恶出现危机。凡音乐与政治相通便可以改变风俗,风俗形成就是音乐教化的作用。所以治理有方的世道,看它的音乐就可知道它的风俗如何,看它的政治就可知道当时的君主如何。因此,先王定会依据音乐来议论它的教化作用。《清庙》的琴瑟,用朱红的琴弦奏出缓慢清越的曲调,一人唱三人和,产生了超过音乐本身的效果。天子祭祀上天时,捧上酒樽及在礼器上放上新鲜的鱼,不用调和肉汁,其本来的味道之美超过调出的五味。所以,先王制作礼乐,并非只是用来满足耳、目、口、腹的需求,而是用来教化百姓分辨好坏、推行礼仪的。这段文字通过论述人内心的音乐代表了个人的情绪状态、代表了社会的和谐状态、代表了国家的协和状态,以此说明音乐的协和功能。关于这一论点的描述在《吕氏春秋·先识览第四·乐成》篇中则更加直接地表达了出来:"子产始治郑,使田有封洫,都鄙有服。民相与诵曰:'我有田畴,而子产赋之。我有衣冠,而子产贮之。孰杀子产,吾其与之。'后三年,民又诵之曰:'我有田畴,而子产殖之。我有子

---

① (汉)高诱注,(清)毕沅校、徐小蛮标点:《吕氏春秋》,上海古籍出版社2014年版,第100页。

弟,而子产诲之。子产若死,其使谁嗣之?'"①这里的文字形象地表达了子产开始治理郑国时,让田地有沟渠分界,让城邑、碧野各有规定的服色。人民刚开始不理解子产的良苦用心,一起怨恨地唱道:"我们有田亩,子产征军赋。我们有衣冠,子产收税赋。谁要杀子产,我们去帮忙。"可是到了三年以后,人民又转而歌颂他说:"我们有田亩,子产让它增五谷。我们有子弟,子产对他进行教育。子产若死去。有谁能来接续?"因此,以上文字说明了不同音乐的情感表达实质上是人内心有了分别而已,音乐只不过是一个投射物,故乐由心生也。

二、乐由外物触发而生

音乐心境产生的原因是多种多样的。由外物触发所引起的音乐的心境,常常伴随着个体对外物象征意义的理解。人在社会中的快乐或不快乐,成功或失败,不同的外物体验也会借由音乐的移情体验转化成个体的心理体验,从而形成新的音乐心境。外物使个体通过音乐产生幻想,凡是情绪通过幻想的映像得到缓解的地方,那这种幻想活动自然就会削弱情绪的现实表现。② 如果我们在幻想中消除了愤怒、不愉快的情绪,那么这种愤怒、不愉快情绪的外在表现就会大大减弱。音乐活动对个体所处环境,对过去音乐经历的回忆等,都会导致人的音乐心境发生改变。理清音乐由外物引发而生的概念,将有助于人们对中国传统心理取向音乐治疗实践的理解与认识。

中国传统心理取向音乐治疗思想中,意识到了音乐心理治疗实践中音乐心境转换的理论意义,并知道如何通过外物的刺激来获得有益于人们心理健康的积极音乐心境。所以《乐记》中提到:"乐者,音之所由生也;其本在人心之感于物也。是故其哀心感者,其声噍以杀。其乐心感者,其声啴以缓。其喜心感者,其声发以散。其怒心感者,其声粗以厉。其敬心感者,其声直以廉。其爱心感者,其声和以柔。六者非性也,感于

---

① 陆玖译注:《吕氏春秋》,中华书局 2011 年版,第 546 页。

② 列夫·谢苗诺维奇·维戈茨基著,周新译:《艺术心理学》,百花文艺出版社 2010 年版,第 291 页。

物而后动。是故先王慎所以感之者。故礼以道其志,乐以和其声,政以一其行,刑以防其奸。礼、乐、刑、政,其极一也,所以同民心而出治道也。凡音者,生人心者也。情动于中,故形于声。声成文,谓之音。"①说明了所谓音乐虽然是由人的内心感受而生成但其本源乃在于人心对于外界事物的感受。所以,人心有了悲哀的感受,发出的声音就焦急而短促;人心有了快乐的感受,发出的声音就宽裕而舒缓;人心有了喜悦的感受,发出的声音就开朗而轻快;人心有了愤怒的感受,发出的声音就粗犷而严厉;人心有了崇敬的感受,发出的声音就正直而端方;人心有了爱慕的感受,发出的声音就温和而柔顺。这六种声音并非人们的内心原来就有,而是人们的内心受到外界事物影响才形成的。

对于乐感于外物而生于心的思想理论表述,在《乐记》中还进一步提道:"凡音之起,由人心生也。人心之动,物使之然也。感于物而动,故形于声。声相应,故生变;变成方,谓之音。"②即一切音乐的产生,不仅只源于人的内心,也源于人对外在事物的感受。这里强调了人们内心的活动,是受到外物影响的结果。人心受到外物的影响而激动起来,因而通过音乐的歌唱、舞蹈、乐器的演奏等不同的声音形式表现出来。所以,这里认为各种声音受到外物的影响而相互应和,由此产生音乐情绪、节奏、声音的变化,这种变化的产生条理有序,就形成和谐的音。将音乐组合起来进行演奏和歌唱,配上道具舞蹈,就叫作乐。

中国传统心理取向音乐治疗思想中,人们深刻认识到外物客观因素对人内在主观思想的影响功能,并在音乐心理治疗实践中把音乐作为一种平衡人的心理、和谐社会中人际关系的重要手段。《吕氏春秋·仲夏纪第五·古乐》篇记载道:"殷汤即位,夏为无道,暴虐万民,侵削诸侯,不用轨度,天下患之。汤于是率六州以讨桀罪。功名大成,黔首安宁。汤乃命伊尹作为大护,歌晨露,修九招、六列,以见其善。周文王处岐,诸侯去殷三淫而翼文王。散宜生曰:'殷可伐也。'文王弗许。周公旦乃作诗曰:

---

① 王祎:《〈礼记·乐记〉研究论稿》,上海人民出版社 2011 年版,第 37—38 页。
② 孙星群:《言志·咏声·冶情——〈乐记〉研究与解读》,人民出版社 2012 年版,第 48 页。

'文王在上，于昭于天。周虽旧邦，其命维新。'以绳文王之德。武王即位，以六师伐殷。六师未至，以锐兵克之于牧野。归，乃荐俘馘于京太室，乃命周公为作大武。成王立，殷民反，王命周公践伐之。商人服象，为虐于东夷。周公遂以师逐之，至于江南。乃为'三象'，以嘉其德。故乐之所由来者尚矣，非独为一世之所造也。"①说的就是殷汤即位以后，夏桀无道，残暴虐待百姓，侵害掠夺诸侯，不按照法度行事，天下人都把他看成了祸患。汤于是率领六州诸侯来讨伐夏桀。成就功名之后，百姓安宁。汤就命令伊尹创作乐曲《大护》、歌曲《晨露》，修习《九招》《六列》，以此来展现汤帝的美德。周文王身处岐山，诸侯离开罪行累累的殷商而拥戴文王。散宜生说："殷商可以讨伐。"文王不许。周公旦就写诗说："文王在上，美德昭显在天。周虽然是旧地，天命却是新的。"用这首诗歌来赞誉文王的美德。武王即位后，用六军讨伐殷商。六军没到，就用精锐的兵马在牧野打败了殷商的军队。回到京城，就把俘虏献给太庙，命周公创作乐曲《大武》。成王即位，殷商的遗民叛乱，成王命令周公去讨伐他们。殷商的人役使大象在东夷肆虐。周公就率领军队追逐他们，直至江南。于是创作了乐曲《三象》，以此来赞美自己的功德。所以音乐的由来相当久远，不是只属一个时代的创作所得。这里所强调的音乐不只是属于某个时代的产物，表达了音乐自古以来都是不同时代人们意识形态的具体反映。圣贤帝王时代，人们运用音乐的目的都是为了平和人的心态，使其成为社会稳定的重要因素。

《尚书·夏书·五子之歌》中记载夏代太康在位时，不理朝政，民心尽丧。太康的弟弟们便通过吟唱创作的诗歌，表达了他们对国家未来的担忧。这一故事说明音乐由外在的事物引发人内在的情感体验，内在的情感体验借助音乐表达出了人内在的焦虑、恐惧情绪。其中描述道："太康尸位，以逸豫灭厥德，黎民咸贰，乃盘游无度，畋于有洛之表，十旬弗反。有穷后羿因民弗忍，距于河，厥弟五人御其母以徒，徯于洛之汭。五子咸怨，述大禹之戒以作歌。其一曰：'皇祖有训，民可近，不可下，民惟邦本，

---

① 陆玖译注：《吕氏春秋》，中华书局 2011 年版，第 153—154 页。

本固邦宁。予视天下愚夫愚妇一能胜予，一人三失，怨岂在明，不见是图。予临兆民，懔乎若朽索之驭六马，为人上者，奈何不敬？'其二曰：'训有之，内作色荒，外作禽荒。甘酒嗜音，峻宇雕墙。有一于此，未或不亡。'其三曰：'惟彼陶唐，有此冀方。今失厥道，乱其纪纲，乃底灭亡。'其四曰：'明明我祖，万邦之君。有典有则，贻厥子孙。关石和钧，王府则有。荒坠厥绪，覆宗绝祀！'其五曰：'呜呼曷归？予怀之悲。万姓仇予，予将畴依？郁陶乎予心，颜厚有忸怩。弗慎厥德，虽悔可追？'"①讲的是太康处在帝位时不理国事，只喜欢玩乐，因此丧失了为君应有的德性，民众都对他怀有二心。太康耽于游乐没有节制，有一次他到洛水的南面打猎，一去百天还不知道回来。这时有一位名叫羿的穷国君主，因人民不能忍受太康的这种行为，在河北抵御他，不让他回国。当时，太康的其他五个弟弟侍奉他们的母亲跟随太康在洛水湾等待他。因为游乐耽误了太长时间，五个弟弟都埋怨起太康，因此他们叙述大禹的教导并通过诗歌形式表达出来。其中第一首诗歌的咏唱内容为："伟大的祖先曾有明训，人民可以亲近而不可看轻；人民是国家的根本，根本牢固，国家就安宁。我看天下的人，愚夫愚妇都能对我取胜。一人多次失误，考察民怨难道要等它显明？应当考察它还未形成之时。我治理兆民，恐惧得像用坏索子驾着六匹马；做君主的人怎么能不惊恐害怕？"其中第二首诗歌的咏唱内容为："禹王的教诲这样昭彰，可你在内迷恋女色，在外游猎翱翔；喜欢喝酒和爱听音乐，高高建筑大殿又雕饰宫墙。这些事只要有一桩，国家就没有不灭亡的。"其中第三首咏唱内容为："那陶唐氏的尧皇帝，曾经据有冀州这地方。现在废弃他的治道，紊乱他的政纲。就是自己导致灭亡！"其中第四首诗歌的咏唱内容为："我的辉煌的祖父，是万国的大君。有典章有法度，传给他的子孙。征赋和计量平均，王家府库丰殷。现在废弃他的传统，就断绝祭祀又危及宗亲！"最后第五首诗歌的咏唱内容为："唉！哪里可以回归？我的心情伤悲！万姓都仇恨我们，我们将依靠谁？我的心思郁闷，我的颜面惭愧。不愿慎行祖德，即使悔改又岂可

---

① 李民、王健撰：《尚书译注》，上海古籍出版社 2004 年版，第 92—96 页。

挽回?"

由此得知,人出现焦虑、紧张、恐惧的情绪后,需要一种宣泄的方式把积压在内心的负面情绪释放出来,否则人就会产生心理疾病。这是当代音乐心理治疗理论的基本思想。中国古人与当代人有目的地运用音乐心理治疗理论的不同之处在于,中国古人在长期的音乐心理治疗实践中获得了对这种思想理论的感悟,并能够在出现心理困扰时自觉地通过对外在事物抒发情感,来缓解自己内心的不良情绪。

第二节 心由乐悟

一、以乐引发感悟

音乐本身具有形式多样、易于普及等艺术特点,决定了音乐在表达人内心感受、心理状态时,具有其他艺术形式所无法比拟的优势。音乐来自内部情感的积累和发挥,只有当创作者情感集中到一定程度而自然发泄之时,才可能创作出脍炙人口的作品。这一理论不仅符合音乐家的情感体验,同时,音乐所释放出来的情感也会影响参与音乐活动者的情感体验。

叔本华则认为,音乐所表达的并非是情感本身,而是"自在之物"。音乐表达出了情感的抽象,欣赏者于音乐中充分地领会到这些情感。情感的抽象是相对于形而下的具体情感来说的,音乐表现着形而上的"自在之物"。[1] 这一观点可以解释为什么不同文化背景下的音乐具有类似的结构,能够激发类似的情感。而依靠音乐所激发、宣泄出的人的负面情感,来促进人们恢复本有的内心平静,已经成为音乐心理治疗解除人类心理痛苦的一种有效技术。

中国传统的心理取向音乐治疗思想认为,音乐的情绪对人的情绪影

---

[1] 魏育林、杨甫德主编:《亚健康音乐调理基础》,中国中医药出版社 2011 年版,第 20 页。

响是巨大的,这种被影响了的情绪可以促使人的心理认知产生改变。人们会在音乐的感染下改变对周围人或事物原有的消极或积极的看法。《乐记》中记载:"夫民有血气心知之性,而无哀乐喜怒之常,应感起物而动,然后心术形焉。是故志微噍杀之音作,而民思忧。啴谐慢易、繁文简节之音作,而民康乐。粗厉猛起、奋末广贲之音作,而民刚毅。廉直劲正庄诚之音作,而民肃敬。宽裕肉好、顺成和动之音作,而民慈爱。流散、狄成涤滥之音作,而民淫乱。"①说明了人都有血气,心里知道好坏的区别,但其喜怒哀乐的感情却不是固定不变的,外界事物用什么形式来感动人的内心,人的内心也就表现出相应的感情。譬如说,在演奏细微急促的曲调时,人们就会明显感觉到忧郁的情绪;在演奏缓慢和谐、内涵丰富而节奏简明的曲调时,人们就感到舒心自在;在演奏粗厉、发声有力而收声昂奋、充满激情的曲调时,人们就感到精神振奋;在演奏清明、正直、端庄、诚恳的曲调时,人们就感到肃然起敬;在演奏宽舒、圆润、流畅、柔和的曲调时,人们就感到慈爱;在演奏流荡、邪恶、轻佻、放纵的曲调时,人们就感到淫乱。这一论述指出了不同的音乐对人的不同认知的影响。人听到音乐后产生新的情感感悟,这种新的感悟也必然会对人的心理认知产生相应的影响。

　　由音乐而引发的人对事物的感悟,首先是从情绪影响开始的,人的情绪不是自发的,情绪是由刺激引起的。引起情绪的刺激物,多半是外在的,但也有时是内在的;有时是具体可见的,但也有时是隐而不显的。就引起情绪的外在刺激而言,生活环境中的任何人、事、物的变化,都会影响人的情绪。② 音乐本身会使人产生不同的情绪体验,这种情绪体验会让人产生对新事物新的联想。在《吕氏春秋·孝行览第十四·本味》篇中就表达了同样的观点。其中提到:"伯牙鼓琴,钟子期听之,方鼓琴而志在太山,钟子期曰:'善哉乎鼓琴,巍巍乎若太山。'少选之间,而志在流水,钟子期又曰:'善哉乎鼓琴,汤汤乎若流水。'钟子期死,伯牙破琴绝

① 吉联抗译注:《乐记》,人民音乐出版社1958年版,第24页。
② 张春兴:《现代心理学》,上海人民出版社2005年版,第389页。

绝弦,终身不复鼓琴,以为世无足复为鼓琴者。非独琴若此也,贤者亦然。虽有贤者,而无礼以接之,贤奚由尽忠? 犹御之不善,骥不自千里也。"①此段文字描述了伯牙弹琴,钟子期听琴的故事。伯牙刚弹琴时心志在泰山,钟子期从琴声中听出了他的志向并称赞说:"琴弹得好啊,巍巍然像泰山。"一会儿,伯牙的心志又在流水了,钟子期说:"琴弹得好啊,浩浩汤汤就像流水一样。"钟子期死了,伯牙把琴摔破,弄断了琴弦,终生不再弹琴,认为世上再没有值得自己为他弹琴的知音了。不仅弹琴是这样,贤明的人也不会为不知音的人所用。虽然有贤能的人,却没有礼让地去接近他,贤能的人又由哪里去尽他的忠心呢? 就像人如果驾驭得不好,千里马也不会自己驰骋千里一样。这里阐明了音乐具有不仅能影响人的情绪,也能改变人的认知的心理治疗作用。

《史记》中记载了孔子对音乐学习的痴迷程度,以及音乐对他所产生的移情影响。其中提到:"孔子年三十五,而季平子与郈昭伯因斗鸡故得罪鲁昭公,昭公率师击平子,平子与孟氏、叔孙氏三家共攻昭公,昭公师败,奔于齐,齐处昭公乾侯。其后顷之,鲁乱。孔子适齐,为高昭子家臣,欲以通乎景公。与齐太师语乐,闻《韶》音,学之,三月不知肉味。"②所说的是孔子三十五岁的时候,季平子因为与郈昭伯斗鸡的事得罪了鲁昭公,昭公率军队攻打平子,平子和孟孙氏、叔孙氏三家联合攻打昭公,昭公的军队吃了败仗,逃奔到齐国,齐国把昭公安置在乾侯这个地方。其后过了不久,鲁国发生了变乱。孔子来到齐国,做了高昭子的家臣,想借高昭子的关系接近景公。他与齐国的乐官谈论音乐,听到了舜时的《韶》乐,就学习了起来,有三个月的时间竟尝不出肉的味道。此处说明了音乐不仅可以寄托人的情感,而且音乐所具有的移情功能,也能触发人对其周边的事物产生新的认知。

音乐作品所反映的思想内容往往具有很深刻的意境,这种音乐必然也会引发人对音乐内涵的深刻思考,这种思考对人所产生的影响远远不

---

① (汉)高诱注,(清)毕沅校、徐小蛮标点:《吕氏春秋》,上海古籍出版社2014年版,第275页。

② 司马迁著,韩兆琦评注:《史记》,岳麓书社2004年版,第756页。

仅仅停留在音乐审美层面,其更重要的价值体现在对人的认知、行为的正面影响。《史记》中就记载了这样一个故事:"孔子击磬。有荷蒉而过门者,曰:'有心哉,击磬乎!硁硁乎!莫己知也,夫而已矣!'……孔子学鼓琴师襄子,十日不进。师襄子曰:'可以益矣。'孔子曰:'丘已习其曲矣,未得其数也。'有间,曰:'已习其数,可以益矣。'孔子曰:'丘未得其志也。'有间,曰:'已习其志,可以益矣。'孔子曰:'丘未得其为人也。'有间,有所穆然深思焉,有所怡然高望而远志焉。曰:'丘得其为人,黯然而黑,几然而长,眼如望羊,如王四国,非文王其谁能为此也!'师襄子辟席再拜,曰:'师盖云《文王操》也。'"①说的就是有一次孔子正敲着磬,有个背着草筐的人路过门口,说道:"有心思啊,这个击磬人,磬敲得又响又急,既然人家不赏识自己,那就算了吧!"……孔子向师襄子学习弹琴,一连学了十天,也没增学新曲子。师襄子说:"可以学些新曲了。"孔子说:"我已经熟习乐曲了,但还没有熟练地掌握弹琴的技法。"过了些时候,师襄子又说:"你已熟习弹琴的技法了,可以学些新曲子了。"孔子说:"我还没有领会乐曲的情感意蕴。"又过了些时候,师襄子说:"可以学些新曲了。"孔子说:"我还没有体会出作曲者是怎样的一个人。"过了些时候,孔子肃穆沉静,深思着什么,接着又怡然高望,显出志向远大的样子,说:"我体会出作曲者是个什么样的人了,他的肤色黝黑,身材高大,目光明亮而深邃,好像一个统治四方侯的王者,除了周文王又有谁能够如此呢!"师襄子恭敬地离开座位给孔子拜了两拜,说:"我老师原来说过,这是《文王操》呀。"这一故事的概述,说明音乐在触发人的心理感悟中扮演了重要的角色。

中国传统心理取向音乐治疗思想中,人们在认识到音乐能够引发人的情绪变化后,知道了运用特定的音乐来实现对人心理认知的影响。也就是说如果想让人们有什么样的心理认知,就用同质的音乐去触发人产生同样的心理反应。这样的思想在《乐记》中就有记载,其中写道:"乐者,心之动也;声者,乐之象也。文采节奏,声之饰也。君子动其本,乐其

---

① 司马迁著,韩兆琦评注:《史记》,岳麓书社2004年版,第765页。

象,然后治其饰。是故先鼓以警戒,三步以见方,再始以著往,复乱以饬归。奋疾而不拔,极幽而不隐。独乐其志,不厌其道,备举其道,不私其欲。是故情见而义立,乐终而德尊。君子以好善,小人以听过。故曰:'生民之道,乐为大焉。'"①文中指出了乐是人心理活动内容的具体表现,声是音乐的一种体现形式。文采节奏是对声的修饰。君子从内心的感动出发,喜爱其表现形式,然后还要讲究文采节奏。例如《大武》之舞,首先要击鼓让众人做好准备,然后踏三次步表示即将舞蹈,一曲既了,再从头开始,以表示第二次出兵才灭掉了商。舞到最后阶段又整齐地回到原来的舞位。舞者步伐迅疾,但不慌乱;表情深刻,但不隐晦。整个舞蹈表现了只有武王能够在其快意之时不忘仁义,完全地施行仁义以利天下,而不是为了私欲。因此,人们不但可以从中看到武王伐纣之事,还可以看出武王伐纣之义。《大武》曲终,武王的德尊地位也昭然显示。观看《大武》,君子会愈益增加其好善之心,小人也会借以反省自己的过错。所以说:"治民之道,乐是最重要的。"从这里的文字表述,我们可以看出人们在古代就已经领悟到了音乐的心理治疗思想。

二、以乐影响认知

心理学研究认为,人的认知功能指不同的人会从生活情境中获取不同的信息,并以个体不同的方式看待自己和世界,同时,获取信息和看待自我和世界的方式进一步塑造着人格的过程。②我们在日常生活中经常可以看到这样的情况:在同一情境中,不同的人会有截然不同的情绪感受和行为体验。美国心理学家埃利斯提出的心理学中情绪 ABC 理论认为,同一个事物会因为人的看问题的角度不同而产生不同的认知,进而出现不同的情绪结果和行为表现。当代心理取向的音乐治疗学理论中,也把音乐的不同表达形式、音乐的不同内容等来作为对人心理认知功能影响

---

① 孙星群:《言志·咏声·冶情——〈乐记〉研究与解读》,人民出版社 2012 年版,第125—128 页。

② 郭永玉:《人格心理学——人性及其差异的研究》,中国社会科学出版社 2005 年版,第258 页。

的工具来使用,人们在不同的音乐心境下,也会产生一定的认知变化。

中国传统心理取向音乐治疗思想中,对于音乐情绪体验所产生的认知变化有着深刻的认识。在《吕氏春秋》中记载道:"凡音者,产乎人心者也。感于心则荡乎音,音成于外而化乎内。是故闻其声而知其风,察其风而知其志,观其志而知其德。盛衰、贤不肖、君子小人皆形于乐,不可隐匿。故曰:乐之为观也,深矣。土弊则草木不长,水烦则鱼鳖不大,世浊则礼烦而乐淫。郑卫之声、桑间之音,此乱国之所好,衰德之所说。流辟、越、慆滥之音出,则滔荡之气、邪慢之心感矣;感则百奸众辟从此产矣。故君子反道以修德;正德以出乐;和乐以成顺。乐和而民乡方矣。"①这段文字描述了音乐是从人的内心产生的。心中有所感受,就会在音乐中表现出来,音乐表现于外而化育于内。因此,当我们听到某一地区人们的音乐,就可以了解他们的风俗,考察他们的风俗就可以知道他们的志趣,观察他们的志趣就可以知道他们的德行。兴盛与衰亡、贤明与不肖、君子与小人都会在音乐中表现出来,不可能隐藏。所以说:音乐作为一种观察社会和人的工具,是相当重要的。土质恶劣,草木就不能生长;水流浑浊,鱼鳖就不能长大;社会黑暗,礼仪就会烦乱,音乐就会淫邪。郑卫之声、桑间之音,这是淫乱的国家所喜好的,是道德衰败的君主所乐意接受的。只要淫邪、轻佻、放纵的音乐产生出来,放荡不羁的风气、邪恶轻慢的思想感情就要熏染到人,人们受到这种熏染,各种各样的邪恶就由此产生了。因此,君子以道为根本,进行品德修养,端正品德而后创作音乐,音乐和谐而后通达礼义。音乐和谐了,人民就向往道义了。这段话阐明了从音乐的形式和内容中就可以觉察到一个人的习性,一个地方的风气好坏。而这些都是源于音乐对人所产生的认知影响。

音乐所具有的功能不仅仅是体现在音乐本身,而是体现在应用音乐者的不同目的,以及应用音乐者对音乐的理解、认知程度。在《吕氏春秋·孝行览第二·本味》篇中提到:"凡能听说者,必达乎论议者也。世

---

①　(汉)高诱注,(清)毕沅校、徐小蛮标点:《吕氏春秋》,上海古籍出版社2014年版,第118—122页。

主之能识论议者寡,所遇恶得不苟? 凡能听音者,必达于五声。人之能知五声者寡,所善恶得不苟? 客有以吹籁见越王者,羽、角、宫、徵、商不谬,越王不善,为野音而反善之。"①文中表达了凡是能够听人论说的,一定是通达议论的人。当今君王中能辨识议论的人很少,他们所预知的又怎能不随便呢? 凡是能听音乐的,一定要通晓五声。能够通晓五声的人很少,这些不通晓五声的人所喜好的怎能不随便呢? 有一个吹籁的来拜见越王,这个人吹的五音相合,越王却不喜欢,这个人吹出不合五音的旋律反而受到越王的喜爱。因此,再好的音乐,如果人不能正面去理解它,就会从反面去理解,正反理解层面的不同,也就会导致认知功能出现不同的偏差。

同样的思想理论在《说苑》中也有体现:"凡从外入者,莫深于声音。变人最极。故圣人因而成之以德,曰乐。乐者,德之风。《诗》曰:'威仪抑抑,德音秩秩。'谓礼乐也。故君子以礼正外,以乐正内。内须臾离乐,则邪气生矣。外须臾离礼,则慢行起矣。故古者天子诸侯听钟声未曾离于庭,卿大夫听琴瑟未曾离于前,所以养正心而灭淫气也。乐之动于内,使人易道而好良;乐之动于外,使人温恭而文雅。雅颂之声动人,而正气应之;和成容好之声动人,而和气应之;粗厉猛贲之声动人,而怒气应之;郑卫之声动人,而淫气应之。是以君子慎其所以动人也。"②讲的是凡是从外界打动人心的,没有什么比声音来得更深入,声音最能改变一个人了。所以圣人根据道德依靠声音创作了音乐,音乐便成为道德的体现。《诗经》上说:"威严的仪式庄重缜密,正应和着德音的明快有序。"就是指礼乐而言的。因此君子用礼法来修正外表,用音乐来陶冶内心。内心如果片刻离开了音乐,邪淫之念便会乘虚而入;外表如果片刻忽视了礼法,傲慢的态度就会表现出来。所以古时的天子、诸侯从来不曾离开庭殿而听钟声,卿大夫也从来不曾离开人前听琴瑟,这样就可以培养光明正大的心志,消除淫邪的气息。音乐能够打动人心,使人走上正道而爱好良善,

---

① 陆玖译注:《吕氏春秋》,中华书局 2011 年版,第 451—456 页。
② (汉)刘向著,王锳、王天海译注:《说苑全译》,贵州人民出版社 1992 年版,第 867 页。

音乐影响人的外表使人具有温文尔雅的风度。用中正平和的乐声去影响人,会使人内心自然升起一股正气;用安详美妙的乐声去影响人,会使人内心产生一种和气;用粗犷激越的乐声去影响人,会使人内心升起一股怒气。用郑卫两国的淫靡之声去影响人,会使人内心产生邪淫的念头。所以君子对待那感染人心的音乐要特别地慎重。这里再次阐述了音乐被用于不同的目的,其结果也会随之产生变化。

音乐艺术作为人的意识形态的具体体现形式,有时会被当成心理移情的产物来运用,以此来满足人们的心理需求和认知表达。在《孟子》中比较形象地说明了这一思想理论。其中提到:"臣请为王言乐:今王鼓乐于此,百姓闻王钟鼓之声,管籥之音,举疾首蹙頞而相告曰:'吾王之好鼓乐,夫何使我至于此极也? 父子不相见,兄弟妻子离散。'今王田猎于此,百姓闻王车马之音,见羽旄之美,举疾首蹙頞而相告曰:'吾王之好田猎,夫何使我至于此极也? 父子不相见,兄弟妻子离散。'此无他,不与民同乐也。今王鼓乐于此,百姓闻王钟鼓之声,管籥之音,举欣欣然有喜色而相告曰:'吾王庶几无疾病与? 何以能鼓乐也?'今王田猎于此,百姓闻王车马之音,见羽旄之美,举欣欣然有喜色而相告曰:'吾王庶几无疾病与? 何以能田猎也?'此无他,与民同乐也。今王与百姓同乐,则王矣。"[1]在这段话中,孟子说:"那就让我来为大王讲讲娱乐吧! 假如大王在奏乐,百姓们听到大王鸣钟击鼓、吹箫奏笛的声音,都愁眉苦脸地相互诉苦说:'我们大王喜好音乐,为什么要使我们这般穷困呢? 父亲和儿子不能相见,兄弟和妻儿分离流散。'假如大王在围猎,百姓们听到大王车马的喧嚣,见到旗帜的华丽,都愁眉苦脸地相互诉苦说:'我们大王喜好围猎,为什么要使我们这般穷困呢,父亲和儿子不能相见,兄弟和妻儿分离流散。'这没有别的原因,是由于不和民众一起娱乐的缘故。假如大王在奏乐,百姓们听到大王鸣钟击鼓、吹箫奏笛的声音,都眉开眼笑地相告:'我们大王大概没有疾病吧,要不怎么能奏乐呢?'假如大王在围猎,百姓们听到大王车马的喧嚣,见到旗帜的华丽,都眉开眼笑地相告:'我们大王

---

① 徐洪兴注评:《孟子》,长江文艺出版社 2015 年版,第 17 页。

大概没有疾病吧，要不怎么能围猎呢？'这没有别的原因，是由于和民众一起娱乐的缘故。如果大王能和百姓们同乐，那就可以以王道统一天下。"这里除了表明人们通过音乐移情来表达自己的愿望之外，还强调了君与民同乐能为民众心理上带来安慰，君、臣、民和谐才是治理国家的王道。

中国传统哲学中辩证法的思想，深深地影响着传统音乐的哲学思想的发展，在传统的音乐哲学思想中体现出的相反相成、整体联系等问题，也被古代人们用到了音乐实践之中。古代人们在运用音乐服务于心理健康时，并不只是强调音乐的活动形式，而是更加注重音乐表现应该满足人的心理需求和社会和谐的需要。在《梦溪笔谈·乐律一》中写道："戛击鸣球，搏拊琴瑟以咏，祖考来格。鸣球非可以戛击，和之至，咏之不足，有时而至于戛且击；琴瑟非可以搏拊，和之至，咏之不足，有时而至于搏且拊。所谓手之、舞之、足之、蹈之，而不自知其然，和之至，则宜祖考之来格也。和之生于心，其可见者如此。后之为乐者，文备而实不足。乐师之志，主于中节奏、谐声律而已。古之乐师，皆能通天下之志，故其哀乐成于心，然后宣于声，则必有形容以表之。故乐有志，声有容，其所以感人深者，不独出于器而已。"①这段文字表述是敲击玉磬，演奏琴瑟唱起歌，祖先即到来。鸣球原本不可以戛击，和谐到了极致，吟咏还不足以表达其感情时，有时会对鸣球又戛又击。琴瑟原本不可以搏拊，人的心境和谐到了极致，吟咏还不足以表达感情，有时就会对琴瑟又搏又拊。正所谓情不自禁地手舞足蹈而自己不觉得，和谐到了极致，祖先们的神灵自然就会保佑后人。和谐的情意产生于内心，表现出来就是这个样子。后代的乐师，徒有完备的形式而缺乏充实的情感，乐师的心思，只专注在节奏准确、声律谐和而已。古代的乐师都能与所处时代的情思相通，所以他们的哀乐产生于内心，然后用乐声来宣泄，而且必然有舞蹈来表现它们，所以乐声里有感情，乐声里有舞蹈。古代乐师的音乐之所以能感人至深，不只是因为

---

① （宋）沈括著：《梦溪笔谈全译》，金良年、胡小静译，上海古籍出版社2013年版，第49页。

乐器而已。这段文字说明了音乐活动在反映人的内在情绪时，人们的认知功能也随着音乐而展现出来。

中国传统心理取向音乐治疗在实践过程中，人们总结出了音乐在平和人的心态，促进社会和谐时，其音乐认知要合乎人的心理，顺应当时的世道的思想。正如《说苑》中提到的："凡音生人心者也。情动于中，故形于声。声成文，谓之音。是故治世之音安以乐，其政和；乱世之音怨以怒，其政乖；亡国之音哀以思，其民困。声音之道，与政通矣。宫为君，商为臣，角为民，徵为事，羽为物。五者不乱，则无怗懘之音矣。宫乱则荒，其君骄；商乱则陂，其官坏；角乱则忧，其民怨；徵乱则哀，其事勤；羽乱则危，其财匮。五者皆乱，迭相凌，谓之慢。如此则国之灭亡无日矣！郑卫之音，乱世之音也，比于慢矣！桑间濮上之音，亡国之音也，其政散，其民流，诬上行私而不可止也。"[1]这里说明了所有音乐的源头，都产生自人们的内心感动。人心受到外物的影响而激动起来，因而通过声音表现出来。各种声音相互应和，由此产生变化，由变化产生条理次序，就叫作音。将音组合起来进行演奏和歌唱，配上道具舞蹈就叫作乐。所以，社会安定太平，音乐自然安乐，政治也一定是清明的；社会混乱，音乐必然愤恨，政治也一定乖张；亡国的音乐必然哀愁悲苦，它的百姓也必困顿。音乐的道理和政治是相通的。宫音象征君王，商音象征臣子，角音象征人民，徵音象征诸事，羽音象征万物，因此宫、商、角、徵、羽五音混乱就会失去法则。宫音混乱，所奏之音就荒乱，那是老百姓徭役太多的缘故。宫音混乱所奏之音就荒淫，那是君王骄奢的缘故。商音混乱，所奏之音就不平正，那是臣子腐败的缘故。角音乱所奏之音就会忧伤，那是政府肆虐老百姓的缘故。徵音乱了，则乐声悲哀，国家必多事不宁。羽音乱就会出现危险，那是国家财物匮乏的缘故。如果五音都发生了混乱，相互侵凌，那叫骄慢。如果这样，那么国家就危在旦夕了。郑国和卫国的音乐都是使社会混乱的音乐，就像五音相乱的骄慢一样。桑间濮上的靡靡之音，是使国家灭亡的音乐，它会导致百姓的流亡、统治者的欺上瞒下和自私自利而不可救药。

---

①　（汉）刘向著，王锳、王天海译注：《说苑全译》，贵州人民出版社1992年版，第865页。

第三节　以乐和心

一、以乐平和心境

马克思认为:"只有音乐才能激起人的音乐感;对于没有音乐感的耳朵说来,最美的音乐也毫无意义。不是对象,因为我的对象只能是我的一种本质力量的确任,也就是说,它只能像我的本质力量作为一种主体能力自由地存在于我的存在,因为任何一个对象对我的意义(它只是对那个与它相适应的感觉说来才有意义)都以我的感觉所及的程度为限。所以社会的人的感觉不同于非社会的人的感觉。只是由于人的本质的客观地展开的丰富性,主体的、人的感性的丰富性,如有音乐感的耳朵、能感受形式美的眼睛。"①马克思深刻揭示了音乐作为已经客观存在的客体,聆听者的主观感受赋予了它不同的音乐审美体验。马克思所说的"音乐感的耳朵"才能感受"形式美的眼睛",说明了人会从主观意念层面去理解、认识音乐的内涵思想,当人们用心从音乐中感受到了积极向上的事物以后,人们才会用眼睛观察到现实生活中人或事物的美。因此,音乐审美中包含了音乐对人心灵影响而产生的心理引导价值。也就是说人的心理产生和谐之美,方能透过眼睛观察到现实客观存在的美的事物。

在中国传统的心理取向音乐治疗思想中,中国古人早已意识到用什么样的音乐来培养人具有"音乐感的耳朵",进而实现由音乐来促进人心理平衡的目的。《乐记》中提到通过推动礼乐来平和人的心理的思想。书中具体讲道:"礼乐不可斯须去身。致乐以治心,则易直子谅之心油然生矣。易直子谅之心生则乐,乐则安,安则久,久则天,天则神。天则不言而信,神则不怒而威,致乐以治心者也。"②这里着重介绍了礼乐不可片刻离身。深刻体会乐的作用并用以陶冶内心,平易、正直、慈爱、诚信的心就

---

① 《马克思恩格斯全集》(第42卷),人民出版社1979年版,第125—126页。
② 吉联抗译注:《乐记》,人民音乐出版社1958年版,第36页。

会自然而然地产生。有了平易、正直、慈爱、诚信之心就自然感到快乐，感到快乐就会心神安宁，心神安宁就会生命长久，久而久之就会被人信之如天，畏之如神。这就有如天虽不言，而四季的交替从不失信；神虽不怒，而人人敬畏其威。这就是深刻体会乐的作用从而陶冶内心的结果。在《汉书·音乐志》中提到："夫民有血、气、心、知之性，而无哀、乐、喜、怒之常，应感起物而动，然后心术形焉。是以纤微憔瘁之音作，而民思忧；阐谐嫚易之音作，而民康乐；粗厉猛奋之音作，而民刚毅；廉直正诚之音作，而民肃敬；宽裕和顺之音作而民慈爱；流辟邪散之音作，而民淫乱。"①这段文字表达了有感情、思想和智慧是人的本性，但人却不可能把哀、乐、喜、怒的每一种情绪变成常态化。当人有了情绪感应就有活动内容，然后就形成人的思想和心理内容。音乐是可以影响人的心理变化的，当人听到细微、紧迫、急促的音乐，就会感到焦虑；当人听到和谐、舒畅的音乐，就会感到平和、高兴；当人听到严厉威猛的音乐，人们的意志就会坚强；当人听到简洁真诚的音乐，就会肃然起敬；当人听到宽广柔顺的音乐，就仁慈爱人；当人听到淫邪散乱的音乐，就会荒淫放诞。这一段文字通过叙述不同音乐对人所产生的不同情绪、心理影响，来说明了音乐的心理影响功效。

在中国传统的心理取向音乐治疗思想实践中，古人们知道了运用特定的音乐形式和内容，针对性地服务于人们的心理健康，以期为人的心理营造出一个和谐、稳定的健康状态。《史记·乐书》中记载道："太史公曰：夫上古明王举乐者，非以娱心自乐，快意恣欲，将欲为治也。正教者皆始于音，音正而行正。故音乐者，所以动荡血脉，通流精神而和正心也。故宫动脾而和正圣，商动肺而和正义，角动肝而和正仁，徵动心而和正礼，羽动肾而和正智。故乐所以内辅正心而外异贵贱也；上以事宗庙，下以变化黎庶也。琴长八尺一寸，度也。弦大者为宫，而居中央，君也。商张右傍，其余大小相次，不失其次序，则君臣之位正矣。故闻宫音，使人温舒而广大；闻商音，使人方正而好义；闻角音，使人恻隐而爱人；闻徵音，使人乐善而好施；闻羽音，使人整齐而好礼。夫礼由外入，乐自内出。故君子不

---

① 刘蓝辑著：《二十五史音乐志》（第一卷），云南大学出版社 2009 年版，第 84 页。

可须臾离礼,须臾离礼则暴慢之行穷于外;不可须臾离乐,须臾离乐则奸邪之行穷于内。故乐音者,君子之所养义也。夫古者,天子诸侯听钟磬未尝离于庭,卿大夫听琴瑟之音未尝离于前,所以养行义而防淫佚也。夫淫佚生于无礼,故圣王使人耳闻《雅》《颂》之音,目视威仪之礼,足行恭敬之容,口言仁义之道。故君子终日言而邪辟无由入也。"①太史公说:上古时的贤明帝王奏乐,并不是为了自己心中快乐欢娱,恣情肆欲,快意于一时。端正教化人的心态都是从"音"开始做起的,音声正则行为自正。所以说音乐是用来激动血脉,交流精神,调和五脏、端正人心的。"宫声"可以激动脾脏并且调和、端正心性中的一个"圣"字,"商声"可以激动肺脏并调和、端正心性中的一个"义"字,"角声"可以激动肝脏并调和、端正心性中的一个"仁"字,"徵声"可以激动心脏并调和、端正心性中的一个"礼"字,"羽声"可以激动肾脏并调和、端正心性中的一个"智"字。所以说,"乐"对内用来辅助正派的心性,而对外用来区分贵贱;对上用来侍奉宗庙,对下用来改变黎民百姓的品性风貌。琴身长八尺一寸,这个数字是度数中的元数。琴弦中最粗大的一根是宫弦,位居所有弦的中央,是弦中的君主。商弦布置在它右侧的旁边,其他各弦也都按粗细长短的次序排列,不相杂乱,这样君臣的地位也就端正了。所以听"宫声",使人品性温和宽舒而且广大;听"商声",使人品性端方正直而且好义;听"角声",使人有恻隐之心并且能够爱人;听"徵声",使人乐善好施;听"羽声",使人讲究整洁规矩并且爱好礼节。"礼"是通过一些规定从外部对人起作用的,音乐却是从人的内心产生。所以君子不可片刻离开"礼",否则就会有暴横轻慢的行为充分表现于外;也不可片刻离开乐,就会有奸邪的行为产生。所以"乐"和"音",是君子用来修养义心的。古时候,天子诸侯听钟磬乐声而钟磬从不离开庭院,卿大夫听琴瑟的乐声而琴瑟从不离开身边,这是为了修养行义的品格,防止淫佚的。而淫佚的产生是从无礼开始的,所以,贤圣的帝王力图使人的耳朵只听《雅》《颂》的乐声,眼睛只看表现威仪的礼节,脚步行止只表现出恭敬的容貌,口中只谈仁义的道理。这样

---

① 司马迁著,韩兆琦评注:《史记》,岳麓书社 2004 年版,第 323—324 页。

君子终日的言谈,不正当的东西也没有机会侵入。在本段描述中,古人讲述了听什么样的音乐会对人产生什么样的影响,并主张通过推广符合道德约束的礼乐来调和人的心理,引导人们朝向礼制规范的行为。

在当代西方心理取向音乐治疗学研究中,美国心理学家马斯洛(Maslow)提出了"高峰体验"(Peak Experience)概念,被广泛借鉴到音乐治疗的理论研究中。马斯洛认为,高峰体验是生活中最奇妙的体验。只有在出奇的关键时刻或伟大的创造时刻才会产生。在高峰体验中,可体验到自足的给人以直接价值的世界。这时外部世界的知觉具有急剧变化的趋势:知觉被看作自足的整体,经验者感到他对知觉对象正付出全部注意力而且可能达到心醉神迷的程度。我们通常列入认知范畴的那些知觉或者暂时消失,或者属于从属地位,即对其他物象听而不闻,视而不见,注意力只被一种知觉对象全盘吸引。有时达到把知觉和被知觉的事物融为一体的感觉。① 西方心理取向音乐治疗理论把马斯洛的"高峰体验"理论,引用到音乐引导想象治疗技术中,通过音乐想象让人进入到大自然美好的景色之中,使得人产生如临其境的真实感觉,这时人的知觉和被知觉的事物融为一体,从而产生一种愉悦的体验。这一理论的运用能够唤起人们对美好事物的审美体验,进而让人产生积极、乐观的生活态度,以平和的心态面对原有失衡的心理困境。

中国传统的心理取向音乐治疗思想中意识到了音乐所给人带来的"高峰体验"感受,并在音乐实践中把音乐的引导想象功能用在了平和人的心境之中。《说苑》中提到:"乐之可密者,琴最宜焉。君子以其可修德,故近之。凡音之起,由人心生也。人心之动,物使之然也。感于物而后动,故形于声。声相应故生变。变成方谓之音。比音而乐之,及干戚羽旄,谓之乐。乐者,音之所由生也。其本在人心之感于物也。是故其哀心感者,其声噍以杀;其乐心感者,其声啴以缓;其喜心感者,其声发以散;其怒心感者,其声壮以后;其敬心感者,其声直以廉;其爱心感者,其声和以调。人之善恶,非性也,感于物而后动,是故先王慎所以感之。故礼以定

---

① 吕俊华:《艺术创作与变态心理》,生活·读书·新知三联书店1987年版,第51—52页。

其意,乐以和其性,致以一其行,刑以防其奸。礼乐刑政,其极一也。所以同民心而出治道也。"①这里所谈论的是,乐器里最精深的是琴的修养身心功能,所以君子喜欢弹奏它。这里再次提到大凡声音的产生,是由于人心内触动而生。人内心的触动,都是受外界事物造成的。因为受到了外界事物的触动,内心有所感应,所以用声音把它表现出来。表现出来的声音互相应和,然后产生了变化。这种变化形成了一定的规律,就构成了音阶、音调。把音阶、音调加以排比吹奏,并且拿起干戚羽旄来舞蹈,就成为音乐。音乐是由音阶、音调产生的。它的根本在于人心受到外界事物的刺激。所以,心里悲哀凄楚的,他的乐声一定急促肃杀;心里快乐的,他的乐声一定宽和舒畅;心里喜悦的,他的乐声一定开朗明快;心里愤怒的,他的乐声一定激昂壮烈;心里恭敬的,他的乐声一定廉洁正直;心里仁爱的,他的乐声一定柔和美妙。人的好坏不是天性使然,而是受到外界事物影响而形成的。因此,先王们特别注意外界事物的影响,用礼法来稳定人们的意志,用音乐来陶冶人们的性情,用政令来统一人们的行为,用刑罚来防止人们的邪念。其实,它们的最终目的是一致的,都是用来统一人们的思想、建立大治之道啊! 这里强调了音乐能够与人同步实现的"情感体验"功能。

在《乐记》中也记载道:"是故君子反情以和其志,广乐以成其教,乐行而民乡方,可以观德矣。德者性之端也。乐者德之华也。金石丝竹,乐之器也。诗言其志也,歌咏其声也,舞动其容也。三者本于心,然后乐气从之。是故情深而文明,气盛而化神。和顺积中而英华发外,唯乐不可以为伪。"②所说的是广泛开展的音乐教化,可以促使君子摒弃淫溺之情,用音乐来调和自己的心志。乐教推行则人民就归向仁义之道,因此,可以通过乐教看到君子之德了。所谓"德",是人的本性的客观表现。所谓"乐",则是"德"开放出来的花朵。金石丝竹,是乐器。诗是抒发人的心志的,而歌则是拉长声调表达心志的声音,舞则是用种种姿态表达心志的

---

① (汉)刘向著,王锳、王天海译注:《说苑全译》,贵州人民出版社1992年版,第863—864页。

② 孙星群:《言志·咏声·冶情——〈乐记〉研究与解读》,人民出版社2012年版,第122—124页。

动作。诗、歌、舞三者都是发自内心，然后乐舞及其气象才顺势而生。因此，情感唯有深切，乐舞的各种表现方式才能生动而精彩；气势唯有旺盛，乐舞的各种表达效果才能出神入化。正当的心志与和谐的情感积累于心，才能使乐的精华表现于外。有什么样的内心，便有什么样的乐，只有乐是虚伪不了的。这里突出阐述了音乐的教化人、平和人心态的功能。

二、以乐和谐社会

社会是由人与人之间所形成关系的总和，社会关系包括个体之间的关系、个体与集体的关系、个体与国家的关系，还包括群体与群体之间的关系、群体与国家之间的关系。个人与国家之间的关系就是个体与大社会之间的关系，而个人与世界的关系就是个人与人类整体社会之间的关系。个人的身心健康、和谐，与构建社会的稳定、和谐有着密不可分的必然联系。从某种意义上来讲，社会上个体的心理健康，人格的完善程度，决定了社会稳定性的程度。正是因为音乐所具有的融合社会、和谐社会的功能，中国历代圣贤的君王无不重视音乐的审美与教化功能。

在当今和谐社会的音乐活动中，音乐所揭示的到底是什么内容？传达的是一种什么样的思想？是通过什么手段让人产生了具有音乐性的平和、稳定的音乐心境？是如何塑造完善的人格？如何提升人的道德价值观念？又是如何有效促进社会和谐、国家稳定的？要搞清楚这样几个问题，已经不是音乐社会学、音乐心理学、应用心理学等某个单一学科所能回答的，需要从多学科交叉角度来研究，这也正是当代民族传统音乐治疗学研究的重要内容。

音乐在社会中的功能，不仅对创作音乐所用的文化观念和素材产生影响，而且可能是促进或抑制潜在音乐能力发展的决定性因素。我们只有更好地理解音乐和人类情感体验的关系，才能够解释音乐创作者的原则和音乐实践的效用。[①] 在中国传统的心理取向音乐治疗理论实践中，

---

① ［英］约翰·布莱金著：《人的音乐性》，马英珺译，陈铭道校，人民音乐出版社 2007 年版，第 29 页。

古人特别是历代帝王们,他们深知音乐的社会化功能,并把这一功能广泛地应用到教化国民的实践之中。在《乐记》中记载有:"大乐与天地同和,大礼与天地同节。和,故百物不失;节故祀天祭地。明则有礼乐,幽则有鬼神。如此,则四海之内,合敬同爱矣。礼者,殊事合敬者也。乐者,异文合爱者也。礼乐之情同,故明王以相沿也。"①这段文字表述了最高尚的音乐像天地那样的自然、和谐,最隆重的礼节又像天地那样的有所区别。由于乐的自然、和谐,万物方各得其所;由于有所区别,才要祭天祀地。人世间有礼乐,幽冥中有鬼神。这样,四海之内就能互敬互爱了。礼是通过不同的仪式而教人互敬;乐是通过不同的声律而教人互敬互爱。礼乐的社会功能相同,所以历代圣明的帝王都继承和延续了推广礼乐的优良传统。对于音乐的社会应用功能,在《礼记》中也表达出了类似的观点:"乐者,天地之和也;礼者,天地之序也。和故百物皆化;序故群物皆别。乐由天作,礼以地制。过制则乱,过作则暴。明于天地,然后能兴礼乐也。"②这里讲了音乐的属性,它体现着天地间的和谐;礼制体现了天地间的秩序。因其和谐,所以万物都能融洽共处;因其秩序,所以万物都又有其差别。音乐是法天而作,礼制是仿地而制。礼的制作破坏了秩序就会引起混乱,乐的制作破坏了和谐就会导致偏激。弄清楚礼乐与天地的关系,然后才能制礼作乐。这里强调了音乐创作要遵循自然和谐的原则,这样的音乐才会促进人心的和谐、社会的祥和、国家秩序的稳定。

音乐可以表达人对社会的看法和认知的过程。同样,人们对音乐的认识也有助于其对社会的理解和认知。长期以来中国传统心理取向的音乐治疗思想中,一直把音乐的推广作为一项社会工作来服务于人的身心健康。在《荀子》中提到:"君子以钟鼓道志,以琴瑟乐心;动以干戚,饰以羽旄,从以磬管。故其清明象天,其广大象地,其俯仰周旋有似于四时。故乐行而志清,礼修而形成,耳目聪明,血气和平,移风易俗,天下皆宁,美

① 孙星群:《言志·咏声·冶情——〈乐记〉研究与解读》,人民出版社 2012 年版,第81 页。

② 王祎:《〈礼记·乐记〉研究论稿》,上海人民出版社 2011 年版,第 40 页。

善相乐。"①所讲的就是君子通常用钟、鼓等声音比较宏大的音乐来引导人们的志向。用琴、瑟等声音相对平和的乐器演奏音乐来愉悦人们的心情。人们常常拿着盾牌斧头等舞具来跳舞,用野鸡毛和牦牛尾等舞具做装饰,用石磬、箫管来作为伴奏之用。所以那音乐清朗得像天空,广大得像大地,那舞姿的俯仰旋转又和四季的变化相似。因此推行音乐的流传而使人志趣清明,因礼义的修明而使人行为端正。要使人们耳聪目明,感情温和平静,改变风俗,天下都安宁,没有什么比音乐更好的了。中国古人在运用音乐教化人心的时候,知道用不同属性的乐器、不同形式的歌舞来表达不同的音乐教育思想,从而让人们在丰富的音乐教化形式中感受到音乐引导的价值。由此可以看出,中国古人对音乐的社会功能的认识之深刻。在《汉书·音乐志》中也提到:"先王耻其乱也,故制《雅》《颂》之声,本之情性,稽之度数,制之礼仪,合生气之和,导五常之行,使之阳而不散,阴而不集,刚气不怒,柔气不慑,四畅交于中,而发作于外,皆安其位而不相夺,足以感动人之善心也,不使邪气得接焉,是先王立乐之方也。"②讲的是先前的帝王们为混乱的国运感到耻辱,为了作出相应的改变,他们就派人专门制定《雅》《颂》之类的礼乐,制作音乐的原则就是要本着人的性情,考察音乐的律度,根据礼节、仪式进行制作,配合阴阳之气的调和,引导五常的行动,使它外露而不离散,隐藏而不凝滞,刚气不怒,柔气不慑,阴、阳、刚、柔四者通畅,汇合于身内而散发在身外。这样创作出来的音乐,阴阳都能安于自己的位置而不发生冲撞,旋律足以感动人的内心,使其预防邪气的侵入,这就是先王为治理国家而设立乐的方略。

　　人的本性应该是单纯、清静的,但由于受到外在社会环境的影响,人的心理就会出现异常的变化。心不清净、私欲膨胀、利欲熏心等都是导致社会不稳定的重要因素,而这些因素往往是因为外在事物的诱惑所致。中国历代有远见的帝王们为了预防因为人的贪婪欲望而出现的见利忘义行为,会通过礼乐的推行来教化人们从立德守法的思想上引导形成良好

---

① 方勇、李波译注:《荀子》,中华书局 2015 年版,第 329 页。
② 刘蓝辑著:《二十五史音乐志》(第一卷),云南大学出版社 2009 年版,第 84 页。

的社会风气。在《礼记·乐记·乐本》篇中记载道:"人生而静,天之性也;感于物而动,性之欲也。物至知知,然后好恶形焉。好恶无节于内,知诱于外,不能反躬,天理灭矣。夫物之感人无穷,而人之好恶无节,则是物至而人化物也。人化物也者,灭天理而穷人欲者也。于是有悖逆诈伪之心,有淫泆作乱之事。是故强者胁弱,众者暴寡,知者诈愚,勇者苦怯,疾病不养,老幼孤独不得其所,此大乱之道也。是故先王之制礼乐,人为之节;衰麻哭泣,所以节丧纪也;钟鼓干戚,所以和安乐也;昏姻冠笄,所以别男女也。射乡食飨,所以正交接也。礼节民心,乐和民声,政以行之,刑以防之,礼乐刑政,四达而不悖,则王道备矣。"①这段文字所讲的就是人生下来本来是属于好静的,这是先天赋予的本性。受到外界的影响而变为好动,这是本性受到了来自外在的引诱。人的认识和外界事物相交接,就会表现为两种态度:喜好或厌恶。喜好或厌恶的态度如果从人的自身得不到节制,再加上对于外界事物的引诱不能自我反省和正确对待,那么人的天性就会完全丧失。本来外界事物就在不断地影响着人,如果再加上人在主观上对自己的好恶反应不加限制,那就等于外界事物和人一接触就把人完全征服了。人被外界事物完全征服,就等于人的天性完全丧失,放纵人欲。人到了这一地步,就会产生犯上作乱、欺诈虚伪之心,就会干出纵欲放荡、胡作非为之事。以至于强者压迫弱者,人多的欺负人少的,聪明人欺骗老实人,勇猛者折磨怯懦者,有病的人得不到照顾,老幼孤独者也得不到关怀。这是天下大乱的诱因。有鉴于此,古代圣王就制礼作乐,为人们制定出节制的办法:有关丧服、哭泣的规定,这是用来节制丧事的;钟鼓干戚等乐器舞具,这是用来调节安乐的;男大当婚,女大当嫁,这是用来区别男女的;射乡食飨,这是用来规范人们交往的。用礼来节制民心,用乐来调和民性,用政令加以推行,用刑罚加以防范。礼乐刑政,如果这四个方面都得到贯彻而不发生梗阻,也就具备王道政治了。在《荀子》中也提到:"故君子耳不听淫声,目不视邪色,口不出恶言,此三者,君子慎之。凡奸声感人而逆气应之,逆气成象而乱生焉,正声感人而顺气应

---

① 《乐记批注》,人民音乐出版社1976年版,第7页。

之,顺气成象而治生焉。唱和有应,善恶相象,故君子慎其所去就也。"①
这里说出了大凡淫邪的音乐触动人以后,就会有相应歪风邪气来应和它,
歪风邪气一旦形成了气候,那么社会混乱的局面就产生了。因此,正派的
音乐触动人以后就有和顺的风气来应和它,和顺的风气成了社会现象,那
么秩序井然的局面就产生了。有唱必有和,善良的或邪恶的风气也随之
而形成,所以君子对自己摒弃什么音乐、接受什么音乐是很慎重的。这足
以看出音乐对人的心理变化、社会变革所产生的重大影响。

　　弗洛伊德认为,人的各种需要都是源于人本能的需求,而任何本能的
需要都有其深层次的"根源""目的""对象"以及"动量"。② 本能的根源
就是本能需要,这类需要直接产生于生命的运动与平衡原则。人在社会
中难免会为有些得不到满足的东西而悲观、失望甚至是嫉恨,这些负面的
能量或冲动,就会导致人本体的某个组织或器官的兴奋。这种负面的能
量如果不能得到有效的释放或平衡,人就会出现心理上的不适或生理上
的病变。音乐的补充和制衡功能,在控制和平衡人的情绪方面有着独特
的优势,音乐有助于人们在本能的需求得不到满足时,借助音乐的平衡来
释放人体内储存的负面能量,当这一目的达到后,人体的能量就停止释
放,本能的需求也随之消失,同时人在生理和心理上也会恢复平静状态。

　　在中国传统心理取向音乐治疗实践中,人们通过音乐的平衡能量来
谐和社会中出现的负面能量,以期让人们的心灵平静、社会祥和。在《吕
氏春秋·仲夏纪第五·大乐》篇中有记载道:"天下太平,万物安宁,皆化
其上,乐乃可成。成乐有具,必节嗜欲。嗜欲不辟,乐乃可务。务乐有术,
必由平出。平出于公,公出于道。故惟得道之人,其可与言乐乎! 亡国戮
民,非无乐也,其乐不乐。溺者非不笑也,罪人非不歌也,狂者非不武也,
乱世之乐,有似于此。君臣失位,父子失处,夫妇失宜,民人呻吟,其以为
乐也,若之何哉?"③此处描述了天下平安无事,万物安谧宁静,人民都归
顺君王,上下相和音乐就制成了。音乐的制成是有条件的,必须节制嗜

---

① 方勇、李波译注:《荀子》,中华书局 2015 年版,第 329—330 页。
② 高楠:《艺术心理学》,辽宁人民出版社 1987 年版,第 8 页。
③ 陆玖译注:《吕氏春秋》,中华书局 2011 年版,第 134 页。

欲。只有嗜欲不入邪僻,才可专门从事音乐。从事音乐要有方法,必须从平和出发。平和出自公正,公正产生于自然之道。所以只有得道的人,才可以和他们谈论音乐啊!被灭亡的国家和被屠杀的人民,不是没有音乐,但他们的音乐不使人欢乐。快要被淹死的人因为受到刺激,有时反而笑起来,即将判罪的人有时也唱歌,精神错乱的人有时也手舞足蹈,乱世的音乐就像这种情况。君臣失去正常的位序,父子关系不正常,夫妻关系失调,人民痛苦地呻吟,以此制定音乐,该会怎样呢?在这里古人们讨论了关于音乐的能量问题,并从正反两个方面说明了音乐的两面性。说到最后还是强调了乐的本质源于人内心的善恶,人们期盼和喜欢的还是那种能够促进社会和谐的音乐。

在《史记·乐书》中也多次强调了乐的社会和谐功能。其中记载有:"乐者为同,礼者为异。同则相亲,异则相敬,乐胜则流,礼胜则离。合情饰貌者礼乐之事也……乐由中出,礼自外作。乐由中出,故静,礼自外作,故文。大乐必易,大礼必简。乐至则无怨,礼至则不争。揖让而治天下者,礼乐之谓也。"①这段文字描述了乐的作用在于协调人与人之间的关系,礼的作用在于区别贵贱。有了乐的协调,人们就会互相亲近,就会互相尊重。过分强调乐会使人际关系随便,过分强调礼会使人际关系疏远。要使人际关系内心感情融洽,仪态庄重,这就是礼和乐的功能。乐是从内心发出,礼是从外部表现。因为乐从内心发出,所以诚实无伪;因为礼从外部表现,所以文质彬彬。最高级的乐一定是平缓的,最隆重的礼一定是简朴的。乐深入民心,就会消除怨恨;礼得到贯彻,就会消除争斗。古代圣王之所以能以谦恭礼让就把天下治理得井井有条,正是由于礼乐在起作用。在《吕氏春秋·季春纪第三·圜道》篇中也提到:"今五音之无不应也,其分审也。宫、徵、商、羽、角,各处其处,音皆调均,不可以相违,此所以无不受也。贤主之立官有似于此。百官各处其职、治其事以侍主,主无不安矣;以此治国,国无不利矣;以此备患,患无由至矣。"②说明了如今

---

① 司马迁著,韩兆琦评注:《史记》,岳麓书社 2004 年版,第 315—316 页。

② (汉)高诱注,(清)毕沅校、徐小蛮标点:《吕氏春秋》,上海古籍出版社 2014 年版,第 65 页。

五音无不应和,这是由它们各自分属的乐律决定的。宫、徵、商、羽、角,各在自己的位置,音律协调有序,不可以有差误,这就是五音无不应和的原因。贤明的君主设立官职就像这样。百官各自处在自己的职分位置、治理自己的事务来侍奉君主,君主没有不安乐的了。用此治理国家,国家没有不兴盛的;用此来防备祸患,祸患没有理由降临了。以上表述再次强调了音乐可以促进社会的和谐,社会和谐方能促进国家的安定。

第四章　中国传统医疗取向
音乐治疗理论

第一节　音乐共振医疗思想

一、音乐共振原理

　　将音乐的共振原理运用在身心疾病的医疗上,是当代许多音乐治疗理论共同秉持的一个基本原则。中国传统音乐治疗中关于声音共振原理的运用,在《说苑》中记载了五千多年前的巫医苗父,通过声音共振原理来为先民们治病的过程。而西方的音乐共振原理最早是音乐治疗先驱Altshuler(阿尔特舒勒)提出的,他于1948年提出了以生理学为基础的音乐治疗概念。阿尔特舒勒认为每个人都有内在的声音本体来代表着自己独特的特质。在音乐治疗的干预中需要运用与患者需要的音乐来配合患者的情绪,并根据治疗的进展调整音乐的节拍、旋律转移患者的情绪到治疗需要的境界。[①] 因此,了解音乐的共振原理对于运用音乐的物理功效治疗患者的身心疾病具有重要的指导意义。

　　中国是世界上最早研究音乐共振原理的国家之一,庄子在战国时期就已经发现了音乐共振原理。相关的描述在《庄子·徐无鬼》篇中记载有:"琴瑟弦皆有应声:宫弦则应少宫,商弦则应少商,其余皆隔四相应。今曲中有声者,须依此用之。欲知其应者,先调诸弦令声和,乃剪纸人加弦上,鼓其应弦,则纸人跃,他弦即不动。声律高下苟同,虽在他琴鼓之,

---

① 吴幸如、黄创华:《音乐治疗十四讲》,心理出版社2006年版,第100页。

98

应弦亦震,此之谓正声。"①不仅庄子早期对音乐共振现象有了发现和研究,后期宋代的沈括也在庄子相关的表述的启发下,用纸人做了相关的实验,证实了"音乐共振"原理。

中国传统的医疗取向音乐治疗理论中,从音乐共振角度阐述了音乐的本体源于大自然的声音,音律的采集也源于物体在受到气体作用下而产生的观点。所以说来自大自然的音乐作用于人的身心疾病治疗,使得音乐治疗成为世界上最符合人的本性的自然疗法之一。在《汉书·音乐志》中记载有:"声者,宫、商、角、徵、羽也。所以作乐者,谐八音,荡涤人之邪意,全其正性,移风易俗也。八音:土曰埙,匏曰笙,皮曰鼓,竹曰管,丝曰弦,石曰磬,金曰钟,木曰柷。五声和,八音谐,而乐成。商之为言章也,物成熟,可章度也。角,触也,物触地而出,戴芒角也。宫,中也,居中央,畅四方,唱始施生,为四声纲也。徵,祉也,物盛大而繁祉也。羽,宇也,物聚臧,宇覆之地。夫声者,中于宫,触于角,祉于徵,章于商,宇于羽,故四声为宫纪也。协之五行,则角为木,五常为仁,五事为貌。商为金,为义,为言;徵为火,为礼,为视;羽为水,为智,为听;宫为土,为信,为思。以君、臣、民、事、物言之,则宫为君,商为臣,角为民,徵为事,羽为物。唱和有象,故言君臣位事之体也。五声之本,生于黄钟之律。九寸为宫或损或益,以定商、角、徵、羽。九六相生,阴阳之应也。律十有二,阳六为律,阴六为吕。律以统气类物,一曰黄钟,二曰太簇,三曰姑洗,四曰蕤宾,五曰夷则,六曰亡射。吕以旅阳宣气,一曰林钟,二曰南吕,三曰应钟,四曰大吕,五曰夹钟,六曰中吕。有三统之义焉……至治之世,天地之气合以生风;天地之风气正,十二律定。"②这段文字记载了五音、十二律与物体同振共生的原理,具体说到了音乐的声音是宫、商、角、徵、羽制作而成,是用来调谐八音、净化人们不正当的心意、端正他们的秉性、改变风气并转换不良习俗的。五声调和,八音和谐,音乐就形成了。商是声音最显著的,物质成熟后可以明显地测量。角音,代表着触动,植物冲破地面长出来

---

① 金文达:《中国古代音乐史》,人民音乐出版社 1994 年版,第 91 页。

② 刘蓝辑著:《二十五史音乐志》(第一卷),云南大学出版社 2009 年版,第 62 页。

的,是幼苗长出的尖叶。宫音,就是代表中心方向,处在中央,四方畅通,声音的振动发生首先从宫音开始,是其他四声中起决定作用的部分。徵音,就是祉,象征着物体盛大就产生福祉。羽,就是宇,象征着物体都聚集蕴藏在宇宙覆盖的大地上。声音,就是以宫为中间音通过共振原理传播,从角慢慢开始,到徵逐渐强大,而到商就更显著了,到羽就扩大到了整个宇宙,所以其他四声是由宫音起。通过五行配属,角对应木,在五常中是仁,在五事中就是貌。商对应金,是义,是言;徵对应火,是礼,是视;羽对应水,是智,是听;宫对应土,是信,是思。如果按照从君、臣、民、事、物等五个方面的音乐配属关系来讲,宫就是君,商就是臣,角就是民,徵就是事,羽就是物。如果五音与事物之间相互振动和谐,互相呼应,就会引起人与人之间的和谐。

中国古代十二音律的产生,是借助自然界的气体通过吹向不同的长短、粗细的竹管测量而产生的。不同长短、粗细的管子在气体作用下而生成的不同的声音振动,形成了不同的音律。古代五声的根本,产生于黄钟律。以九寸作为宫调或增或减,用来确定商、角、徵、羽。九和六错杂交替,是阴和阳互相呼应的结果。律有十二,其中六阳为律,六阴为吕。律是用来统领气息模仿事物的振动声音,一叫作黄钟,二叫作太簇,三叫作姑洗,四叫作蕤宾,五叫作夷则,六叫作无射。吕用来集中天阳以发出气息,一叫作林钟,二叫作南吕,三叫作应钟,四叫作大吕,五叫作夹钟,六叫作仲吕。有三统的含义。在天下极为太平的时代,天气和地气相合就产生了风;天地的风气端正了,十二律就定了。所以,音乐的由来就是人们发现声音振动的原理后,依托取之于自然的物体使其显现成音乐。

中国古代的人们不仅运用音乐共振原理发明了乐器,也深知音乐共振通过同质共振原理来相互影响、相互联系事物。在《吕氏春秋·有始览第十三·应同》中记载有:"天为者时,而不助农于下。类固相召,气同则合,声比则应。鼓宫而宫动,鼓角而角动。"①说明了天为四时的运行,

---

① (汉)高诱注,(清)毕沅校、徐小蛮标点:《吕氏春秋》,上海古籍出版社2014年版,第251、287页。

但并不违背农时的农事。物类相同的就互相招引,气味相同的就互相投合,声音相同的就互相响应。敲击宫音,宫音就随之振动,敲击角音,角音就随之振动。这里也揭示了音乐共振的医疗应用原理。

二、以音识病原理

中国传统音乐共振的医疗原理在实际的音乐治疗实践中,运用音乐振动的频率来影响人的呼吸节奏、心跳的快慢、胃肠的蠕动等生理变化。人的不同器官所发出的声音的变化也和音乐的声音变化一样,同样可以反映出人的脏器的健康状况。这是中国传统医学理论中总结出来的有别于西方音乐治疗理论的学术观点。《黄帝内经》中讲道:"岐伯曰:'日与月焉,水与镜焉,鼓与响焉。夫日月之明,不失其影,水镜之察,不失其形,鼓响之应,不后其声,动摇则应和,尽得其情。'黄帝曰:'窘乎哉!昭昭之明不可蔽,其不可蔽,不失阴阳也。合而察之,切而验之,见而得之,若清水明镜之不失其形也。五音不彰,五色不明,五脏波荡,若是则内外相袭,若鼓之应桴,响之应声,影之似形。故远者,司外揣内,近者,司内揣外,是谓阴阳之极,天地之盖,请藏之灵兰之室,弗敢使泄也。'"[①]这段文字讲的就是岐伯所强调的观点:事物之间,都有着密切的联系,比如日与月,水与镜,鼓和声等,日月照耀物体,马上就会有影的出现。水和镜都可以清楚地反映物体的形象,击鼓时会立刻发出响声。这些都说明,当一种变化出现时,马上就会引起一定的反应,就像影、形和声的出现一样。了解到这个道理,中医用针的理论也就明白了。当黄帝听到这一说法后也说道:"这真是个深奥难解的问题呀!然而,其中蕴含的道理却像日月的光辉一样明显可见,无从遮蔽,为什么这样说呢?这是因为它的理论没有离开阴阳这一天地间的规律。把临床的各种实践综合起来观察,用切诊来查验脉象的变化,用望诊来获知外部的征象,然后用阴阳进行分析归纳,得出结论,就像清水明镜反映物体形象一样的真切。比如,如果一个人声音沉滞而不响亮,面色晦暗无华,就说明了他的内脏发生了病变。内部病变

---

① 秦泉主编:《全本黄帝内经》,外文出版社2013年版,第351页。

能够反映到外部，是因为人体阴阳内外相互影响的结果。这种情况就如同以槌击鼓立刻发出声响，以及人的身影和形体相随而又相似一样。从外部说，掌握了外部变化就可以测知内脏的疾病，从内部说，察知内脏的疾病，就可以推测外部的症候。这些道理是阴阳理论的精髓，是天地自然的规律。请让我把它珍藏在精雅的灵兰之室，永不外泄！"。这里强调了传统的中医学是从人体外部的表现来揣测判断其内脏的变化，同时，其内脏的变化，也可以从人的外部表现出来，这就为中医的脉诊、舌诊、望诊提供了依据。其中人体内部的声音变化，通过对照五音的声音变化，也能够知晓人体器官的健康变化。

中国传统中医取向的音乐治疗理论中，不仅强调了可以通过人体的五音变化来分析人体的健康状况，同时，也明确了人的外在对声音的敏感或音乐活动的变化，也会反映出相关的疾病状况。《黄帝内经》中记载道："是动则病洒洒振寒。善呻数欠，颜黑。病至则恶人与火，闻木声则惕然而惊。心欲动，独闭户塞牖而处，甚则欲上高而歌，弃衣而走。贲响腹胀，是为骭厥。是主血所生病者，狂疟，温淫汗出，鼽衄，口唇胗，颈肿喉痹，大腹水肿，膝膑肿痛，循膺、乳、气街、股、伏兔、外廉、足跗上皆痛，中指不用。气盛则身以前皆热，其有余于胃，则消谷善饥，溺色黄。气不足则身以前皆寒栗，胃中寒则胀满。为此诸病，盛则泻之，虚则补之，热则疾之，寒则留之，陷下则灸之，不盛不虚，以经取之。盛者人迎大三倍于寸口，虚者人迎反小于寸口也。"①所讲的就是足阳明胃经之经气发生异常的变动，就会出现全身一阵阵发冷战栗，就好像被冷水淋洒过一样，以及频频呻吟，时作呵欠，额部暗黑等症状。发病时怕见人和火光，听到木器（角音）撞击所发出的声音，就会神慌惊恐，心中跳动不安，因此病人喜欢关闭门窗而独处室内。在病情严重时，就会出现病人想要爬到高处去唱歌，脱了衣服而乱跑，以及腹胀肠鸣等症状，这时的病证就被称作骭厥病。

在中国传统的音乐医疗取向音乐治疗思想中，音乐具有调节人的身

---

① 秦泉主编：《全本黄帝内经》，外文出版社2013年版，第280页。

心平衡功能。同时,音乐也是运用来谐和人事的。因此,传统的音乐医疗思想主张人们运用音乐娱乐要适当,否则,用乐过之或不当,就会对人的身心健康产生不利的影响。其他的人或事也一样,凡事要知道节制。在《左传·昭公·昭公元年》中写道:"晋侯求医于秦。秦伯使医和视之,曰:'疾不可为也。是谓近女室,疾如蛊。非鬼非食,惑以丧志。良臣将死,天命不佑。'公曰:'女不可近乎?'对曰:'节之。先王之乐,所以节百事也。故有五节,迟速本末以相及,中声以降,五降之后,不容弹矣。于是有烦手淫声,慆堙心耳,乃忘平和,君子弗德也。物亦如之,至于烦,乃舍也已,无以生疾。君子之近琴瑟,以仪节也,非以慆心也。天有六气,降生五味,发为五色,徵为五声,淫生六疾。六气曰阴、阳、风、雨、晦、明也。分为四时,序为五节,过则为灾。阴淫寒疾,阳淫热疾,风淫末疾,雨淫腹疾,晦淫惑疾,明淫心疾。'"①这里所讲的就是晋平公在秦国求医,秦景公让医和为他看病。医和说:"病不能治了,这叫作亲近女人,得病好像蛊惑。不是由于鬼神,也不是由于饮食,而是被女色迷惑而丧失了意志。良臣将要死去,上天不能保佑。"晋平公问:"女人不能亲近吗?"医和回答说:"应该有节制,先王制作乐舞来节制百事,乐舞一般分为五节,首尾相贯,时快时慢,主旋律都是和谐的。和谐的主旋律演完之后就要逐渐平息下来结束演奏。而有的音乐追求复杂的技巧,产生靡靡之音,使人心烦耳乱,就会使人忘记了平正和谐,因此君子是不听的。事情也像音乐一样,一旦过度,就应该停止,否则就会因此得病。君子接近妻室,是用礼来节制的,不是用来懈怠身心的。天有六种气候,派生为五种口味,表现为五种颜色,身体五脏出现不适也会应验为五音的异常。凡是过了头就会发生六种疾病。六种气候就叫作寒、热、夜、昼、风、雨、阴、晴,六气形成春、夏、秋冬四个季节。六气太过猛烈就会产生不良影响。寒气太重,人体就会出现寒性病证,阳气大盛,人体就会出现发热上火的病证,风气太重,人体四肢震颤摇摆,湿气太重,会使人消化不良,夜里没有节制就会出现神志惑乱的病,白天过度操劳就会身心疲惫。"因此,沉迷于靡靡之音的人,也会从五

---

①　郭丹译注:《左传》,中华书局 2016 年版,第 753 页。

声的阴阳变化中体现出身体生病的过程,这就是所强调的"以乐节制百事"的意义。

第二节　五音与五运理论

一、五音建运理论

中国传统医学中的运气学说是以阴阳五行学说为支架,用来说明气象、气候动态平衡运动的理论,五运六气为其核心内容。五音则为五运的表现形式之一,包含宫、商、角、徵、羽。五音亦随着春、夏、长夏、秋、冬五个季节不同的气运而生发消长,所以它们亦各属于五行。中国传统五音建运为运气学说术语,角、徵、宫、商、羽五音代表木、火、土、金、水五运,根据五音的太、少推定五运得太过或不及,称为五音建运。① 如甲年土运太过,则建运为太宫,丁年木运不及,则建运为少角等。五音建运学说从不同的气候变化、五行的属性以及与五音的对应上,讲述了五音疗法理论,这对于五音疗法的实践运用提供了理论上的支持。

在《类经图翼》中,介绍了五音建运的相关理论,其中写道:"太《运气全书》云:'五音者,五行之声音也。土曰宫,金曰商,水曰羽,木曰角,火曰徵。'《晋书》曰:'角者触也,象诸阳气触动而生也,其化丁壬。徵者止也,言物盛则止也,其化戊癸。商者强也,言金性坚强也,其化乙庚。羽者舒也,言阳气将复,万物将舒也,其化丙辛。宫者中也,得中和之道,无往不畜。又总堂室奠阼谓之宫,所围不一。盖以土气贯于四行,旺于四季,荣于四脏而总之之谓也,其化甲己。故天干起于甲土,土生金,故乙次之;金生水,故丙次之;水生木,故丁次之;木生火,故戊次之;火又生土,故己又次之;循序以终于癸而复于甲也。十干以甲丙戊庚壬为阳,乙丁己辛癸为阴;在阳则属太,在阴则属少;太者为有余,少者为不及。阴阳相配,太少相生,如环无端,共成气化。但气有太少,则至有迟速,'故《六元正纪

---

① 李经纬、邓铁涛等主编:《中医大辞典》,人民卫生出版社1995年版,第236页。

大论》曰：'常以正月朔日平旦视之，运有余其至先，运不及其至后，非有余非不足，是谓平岁，其至当其时也。'《六微旨大论》曰：'至而至者和；至而不至，来气不及也；未至而至，来气有余也。又如太过被抑，不及得助，皆为平气。'所谓候之所始，道之所生，不可不通也。"①在《类经图翼》中，景岳将角、徵、宫、商、羽分别对应木、火、土、金、水的关系作了相关的论述，五音分别配属十天干，即角其化丁壬，徵其化戊癸，商其化乙庚，羽其化丙辛，宫其化甲己，并对起于甲土终于癸而复于甲作了阐释。说明了甲、丙、戊、庚、壬属阳为太，乙、丁、己、辛、癸属阴为少，太为有余为阳，少为不及为阴；太少相生、阴阳相配、循环无端。

关于五音与五运的理论与运用研究，长期以来没有得到国内传统音乐治疗学者们的重视。基于此，相关的很多理论没有机会在实践中得到检验。而五音建运等相关理论，对于我们从五音与五行、五季相生克角度来运用音乐治疗身心疾病，有着积极的借鉴和应用价值。在《类经图翼》中记载到："运气有三，曰大运、主运、客运，皆有五音之属。大运者，中运也，主一岁之气。如甲己之年，土运统之之类也。主运者，四时之常令也，如春木属角，夏火属徵，秋金属商，冬水属羽，土寄四季属宫，岁岁相仍者是也。客运者，十年一周，如甲年阳土，则太宫起初运，乙年阴金，则少商起初运，五运不同，迭相用事者是也。然三运之中，俱有太少相生之异。盖太者属阳，少者属阴，阴以生阳，阳以生阴，一动一静，乃成易道。故甲以阳土，生乙之少商；乙以阴金，生丙之太羽；丙以阳水，生丁之少角；丁以阴木，生戊之太徵；戊以阳火，生己之少宫；己以阴土，生庚之太商；庚以阳金，生辛之少羽；辛以阴水，生壬之太角；壬以阳木，生癸之少徵；癸以阴火，复生甲之太宫。大运不离于阴阳，主客不离于大运。主运之气，每岁相同，故春必始于角，而冬则终于羽。客运之气，各以本年中运为初运而以次相生也，故《六元正纪大论》列各年运气，如太阳、少阳、少阴之政，子午、寅申、辰戌之纪，三十年运皆起于五太，太阴、阳明、厥阴之政，丑未、卯

---

①　（明）张介宾（景岳）原撰，王玉生主编：《类经图翼·类经附翼评注》，陕西科学技术出版社1996年版，第46页。

酉、巳亥之纪,三十年运皆起于五少者,所以纪客运也。又如角下注一初字,羽下注一终字,凡甲乙丙壬癸五年,皆以太角为初,戊己庚辛丁五年,皆以少角为初者,所以纪主运也。六十年运气之纪,详运气类十七。"①景岳的这段话首先向我们讲明了,每年的运气有三种情况,一为主一岁之气的称之大运;二为主四时之常气的称之主运;三为每十年一周而变的称之客运。在这三种不同的情况下,皆有太和少的相生之变。所谓太少相生即为阴阳相生,如以甲己土为例,甲为阳土,土生金,于五音即是太宫生少商,也为阳土生阴金;金生水即是少商生太羽,也为阴金生阳水等,以此类推。景岳在最后进一步说明了主运之气每年相同,始于春角而终于冬羽,客运之气各以本年中运为初运以次相生。由此可见,这种太少相生,如环无端变化促使岁月发生着规律性的阴阳变化。如何发挥音乐的医疗功能来让人们适应季节、气候的规律性变化,帮助人们排除疾病的困扰,五音与五运理论为我们运用音乐治疗来促进人的身心健康提供了重要的理论指导依据。

二、五音相应五运

在《黄帝内经·五常政大论》篇中详细介绍了五运有平气、太过以及不及的变化,四方的地势有高低阴阳之气的差异,以及其对大自然万物和人体的影响。其中所提及的五音及其配属的功能问题,对于五音因时、因地、因人而异地开展音乐治疗临床实践具有重要的理论指导意义。

对于三气之年的五运变化《黄帝内经》提到:"帝曰:三气之纪,愿闻其候。岐伯曰:'悉乎哉问也!敷和之纪,木德周行,阳舒阴布,五化宣平。其气端,其性随,其用曲直,其化生荣,其类草木,其政发散,其候温和,其令风,其脏肝,肝其畏清;其主目,其谷麻,其果李,其实核,其应春,其虫毛,其畜犬,其色苍,其养筋,其病里急支满,其味酸,其音角,其物中坚,其数八。'"②黄帝问道:"请告诉我五运之平气、太过和不及之气所标

---

① (明)张介宾(景岳)原撰,王玉生主编:《类经图翼·类经附翼评注》,陕西科学技术出版社1996年版,第47—48页。

② 秦泉主编:《全本黄帝内经》,外文出版社2013年版,第160页。

志的年份各有什么不同。"岐伯说:"您问得真周详啊! 敷和的年份,木的德行不达于四方上下,阳气舒畅,阴气散布,五行的气化都能发挥其正常的功能。其气正直,其性顺从万物,其作用如树木枝干的曲直自由伸展,其生化能使万物繁荣,其属类是草木,其权力是发散,其气候是温和,其权力表现是风,应于人的内脏是肝;肝畏惧清凉的金气(金克木),肝开窍于目,所以主目,在谷类是麻,果类是李,其所充实的是核,所应的时令是春,其所应的动物,在虫类是毛虫,在畜类是犬,其在颜色是苍,其所充养的是筋,如发病则为里急而胀满,其在五味是酸,在五音中对应的是角音,在物体来说是属于中坚的一类,其在五行生数是八。"

对于升明之年的五运变化《黄帝内经》提到:"升明之纪,正阳而治,德施周普,五化均衡。其气高,其性速,其用燔灼,其化蕃茂,其类火,其政明曜,其候炎暑,其令热,其脏心,心其畏寒,其主舌,其谷麦,其果杏,其实络,其应夏,其虫羽,其畜马,其色赤,其养血,其病瞤瘛,其味苦,其音徵,其物脉,其数七。"[1]本段是说升明的年份,南方火运正常行令,其德行普及四方,使五行气化平衡发展。其气上升,其性急速,其作用是燃烧,其在生化能使繁荣茂盛,其属类是火,其权力是使光明显耀,其气候炎暑,其权力的表现是热,应于人体内脏是心;心畏惧寒冷的水气(水克火),心开窍于舌,所以主于舌,其在谷类是麦,果类是杏,其所充实的是络,所应的时令是夏,所应的动物,在虫类是羽虫,在畜类是马,其在颜色是红,其所充养的是血,如发病则为肌肉抽搐,其在五味是苦,在五音中所对应的是徵音,在物体来说是属于血脉一类,在五行生数是七。

对于备化之年的五运变化《黄帝内经》提到:"备化之纪,气协天休,德流四政,五化齐修。其气平,其性顺,其用高下,其化丰满,其类土,其政安静,其候溽蒸,其令湿,其脏脾,脾其畏风,其主口,其谷稷,其果枣,其实肉,其应长夏,其虫倮,其畜牛,其色黄,其养肉,其病否,其味甘,其音宫,其物肤,其数五。"[2]说明了备化的年份,天地的气化协调和平,其德怀流

---

① 姚春鹏译注:《黄帝内经》,中华书局2016年版,第596页。

② 秦泉主编:《全本黄帝内经》,外文出版社2013年版,第161页。

布于四方,使五行气化都能完善地发挥其作用。其气和平,其性和顺,其作用能高能下,其生化能使万物成熟丰满,其属类是土,其权力是使之安静,其气候是湿热溽蒸,其权力的表现是湿,应于人体内脏是脾;脾畏惧风(木克土),脾开窍于口,所以主于口,其在谷类是稷,果类是枣,其所充实的是肉,其所应的时令是长夏,所应的动物,在虫类是倮虫,在畜类是牛,在颜色是黄,其所充养的是肉,如发病则为痞塞,在五味是甘,在五音中对应的是宫音,在物体来说是属于肌肤一类,在五行生数是五。

对于审平之年的五运变化《黄帝内经》提到:"审平之纪,收而不争,杀而无犯,五化宣明。其气洁,其性刚,其用散落,其化坚敛,其类金,其政劲肃,其候清切,其令燥,其脏肺,肺其畏热;其主鼻,其谷稻,其果桃,其实壳,其应秋,其虫介,其畜鸡,其色白,其养皮毛,其病咳,其味辛,其音商,其物外坚,其数九。"①这里说明了审平的年份,金的所化虽主收束,但无剥夺的现象,虽主肃杀,但无残害的情况,五行的气化都得宣畅清明。其气洁净,其性刚强,其作用是成熟散落,其生化能使万物结实收敛,其属类是金,其权力是为轻劲严肃,其气候清凉,其权力的表现是燥,应于人体的内脏是肺;肺畏火热(火克金),肺开窍于鼻,所以主于鼻,其在谷类是稻,果类是桃,其所充实的是壳,所应的时令是秋,所应的动物,在虫类是介虫,在畜类是鸡,在颜色是白,其所充养的是皮毛,如发病则为咳嗽,其在五味是辛,在五音中对应的是商音,在物体来说是属于外坚一类,在五行成数是九。

对于静顺之年的五运变化《黄帝内经》提到:"静顺之纪,藏而勿害,治而善下,五化咸整。其气明,其性下,其用沃衍,其化凝坚,其类水,其政流演,其候凝肃,其令寒,其脏肾,肾其畏湿;其主二阴,其谷豆,其果栗,其实濡,其应冬,其虫鳞,其畜彘,其色黑,其养骨髓,其病厥,其味咸,其音羽,其物濡,其数六。"②说明了静顺的年份,藏气能纳藏而无害于万物,其德性平顺而下行,五行的气化都得完整。其气明净,其性向下,其作用为

---

① 姚春鹏译注:《黄帝内经》,中华书局2016年版,第598—599页。
② 秦泉主编:《全本黄帝内经》,外文出版社2013年版,第16页。

水流灌溉,其生化为凝固坚硬,其属类为水,其权力是流动不息,其气候严寒阴凝,其权力的表现是寒,应于人体的内脏是肾;肾怕湿土(土克水),肾开窍于二阴,所以主于二阴,在谷类是豆,果类是栗,其所充实的是液汁,所应的时令是冬,所应的动物,在虫类是鳞虫,在畜类是猪,其在颜色是黑,其所充养的是骨髓,如发病则为厥,其在五味是咸,在五音中对应的是羽音,在物体来说是属于流动的液体一类,在五行成数是六。

对于委和之年的五运变化《黄帝内经》提到:"委和之纪,是谓胜生,生气不政,化气乃扬,长气自平,收令乃早,凉雨时降,风云并兴,草木晚荣,苍干凋落,物秀而实,肤肉内充。其气敛,其用聚,其动緛戾拘缓,其发惊骇,其脏肝,其果枣李,其实核壳,其谷稷稻,其味辛酸,其色白苍,其畜犬鸡,其虫毛介,其主雾露凄沧,其声角商,其病摇动注恐,从金化也。少角与判商同,上角与正角同,上商与正商同。其病支废,痈肿疮疡,其甘虫,邪伤肝也。上宫与正宫同。萧飂肃杀,则炎赫沸腾,眚于三,所谓覆也,其主飞蠹蛆雉,乃为雷霆。"①说明了在委和的年份,称为胜生。生气不能很好地发挥作用。化气于是发扬(土不畏木),长气自然平静(木不能生火),收令于是提早(金胜木),而凉雨不时下降,风云经常发起,草木不能及时繁荣,并且易于干枯凋落,万物早秀早熟,皮肉充实。其气收敛,其作用拘束,不得曲直伸展,在人体的变动是筋络拘挛无力,或者易于惊骇,其应于内脏为肝,在果类是枣、李,其所充实的是核和壳,在谷类是稷、稻,在五味是酸、辛,在颜色是白而苍,在畜类是犬和鸡,在虫类是毛虫和介虫,所主的气候是雾露寒冷之气,在五音中分别对应着角音、商音,若发生病变则摇动和恐惧,这是由于木运不及而从金化的作用。所以少角等同判商。若逢厥阴风木司天,则不及的木运得司天之助,也可以成为平气,所以委和逢上角,则其气可与正角相同。若逢阳明燥金司天,则木运更衰,顺从金气用事,而成为金之平气,所以逢上商便和正商相同。在人体可发生四肢萎弱、痈肿、疮疡、生虫等病,这是由于邪气伤肝的关系。如正当太阴湿土司天,因土不畏,亦能形成土气用事,而成为土之平气,所以

---

① 秦泉主编:《全本黄帝内经》,外文出版社 2013 年版,第 161—162 页。

逢上宫则和正宫相同。故委和的年份,起初是一片肃杀的景象,但随之则为火热蒸腾,其灾害应于三(东方),这是由于金气克木,迫使火气前来报复。当火气来复,主多飞虫,蛆虫和雄木郁火复,发为雷霆。

对于伏明之年的五运变化《黄帝内经》提到:"伏明之纪,是谓胜长。长气不宣,脏气反布,收气自政,化令乃衡,寒清数举,暑令乃薄,承化物生,生而不长,成实而稚,遇化已老,阳气屈伏,蛰虫早藏。其气郁,其用暴,其动彰伏变易,其发痛,其脏心,其果栗桃,其实络濡,其谷豆稻,其味苦咸,其色玄丹,其畜马彘,其虫羽鳞,其主冰雪霜寒,其声徵羽,其病昏惑悲忘。从水化也。少徵与少羽同,上商与正商同。邪伤心也。凝惨凛冽,则暴雨霖霆,眚于九,其主骤注雷霆震惊,沉黔淫雨。"①说明了伏明的年份,称为胜长。长气不得发扬,藏气反见布散,收气也擅自行使职权,化气平定而不能发展,寒冷之气常现,暑热之气衰薄,万物虽承土的化气而生,但因火运不足,既生而不能成长,虽能结实,然而很小,及至生化的时候,已经衰老,阳气屈伏,蛰虫早藏。火气郁结,所以当其发作时,必然横暴,其变动每隐现多变,在人体病发为痛,其应于内脏为心,其在果类为栗和桃,其所充实的是络和汁,在谷类是豆和稻,在五味是苦和咸,在颜色是玄和朱红,在畜类是马和猪,在虫类是羽虫、鳞虫,在气候主冰雪霜寒,五音上分别对应着徵音、羽音,若发生病变则为精神混乱,悲哀易忘,这是火运不及而从水化的关系。所以少徵和少羽相同。若逢阳明燥金司天,因金不畏火,形成金气用事,而成为金之平气,所以伏明逢上商则与正商相同。故所发之病,是由于邪气伤心,火运衰,所以有阴凝惨淡,寒风凛冽的现象,但随之而暴雨淋漓不止,其灾害于九(南方),这是土气来复,以致暴雨下注,雷霆震惊,乌云蔽日,阴雨连绵。

对于卑监之年的五运变化《黄帝内经》提到:"卑监之纪,是谓减化。化气不令,生政独彰,长气整,雨乃愆,收气平,风寒并兴,草木荣美,秀而不实,成而秕也。其气散,其用静定,其动疡涌分溃痈肿,其发濡滞,其脏脾,其果李栗,其实濡核,其谷豆麻,其味酸甘,其色苍黄,其畜牛犬,其虫

---

① 姚春鹏译注:《黄帝内经》,中华书局2016年版,第601—602页。

倮毛,其主飘怒振发,其声宫角,其病流满否塞,从木化也。少宫与少角同,上宫与正宫同,上角与正角同,其病飧泄,邪伤脾也。振拉飘扬,则苍干散落,其眚四维,其主败折,虎狼清气乃用,生政乃辱。"①说明了卑监的年份,称为减化。土的化气不得其令,而木的生气独旺,长气自能完整如常,雨水不能及时下降,收气平定,风寒并起,草木虽繁荣美丽,但秀而不能成实,所成的只是空壳或饱满的一类东西。其七散漫,其作用不足而过于静定,在人体的变动为病发疮疡,脓多、溃烂、痈肿,并发展为水气不行,其应于内脏为脾,在果类是李和栗,其所充实的是液汁和核,在谷类是豆和麻,在五味是酸、甘,在颜色是苍、黄,在畜类是牛、犬,在虫类是倮虫、毛虫,因木胜风动,有振动摧折之势,五音中分别对应着宫音、角音,若发生病变则为胀满否塞不通,这是土运不及而从木化的关系。所以少宫和少角相同。若逢太阴湿土司天,虽土运不及,但得司天之助,也可成为平气,所以监逢上宫则和正宫相同。若逢厥阴风木司天,则土运更衰,顺从木气用事,而成为木知平气,所以逢上角则和正角相同。在发病来讲,消化不良的泄泻,是邪气伤脾的关系。土衰木胜,所以见风势振动,摧折飘扬的现象,随之而草木干枯凋落,其灾害应于中宫而通于四方。由于金气来复,所以有主败坏折伤,犹如虎狼之势,清气发生作用,生气便被抑制而不能行使权力。

对于从革之年的五运变化《黄帝内经》提到:"从革之纪,是谓折收。收气乃后,生气乃扬,长化合德,火政乃宣,庶类以蕃。其气扬,其用躁切,其动铿禁瞀厥,其发咳喘,其脏肺,其果李杏,其实壳络,其谷麻麦,其味苦辛,其色白丹,其畜鸡羊,其虫介羽,其主明曜炎烁,其声商徵,其病嚏咳鼽衄,从火化也。少商与少徵同,上商与正商同,上角与正角同,邪伤肺也。炎光赫烈,则冰雪霜雹,眚于七,其主鳞伏彘鼠,岁气早至,乃生大寒。"②说明了从革的年份,称为折收,收气不能及时,生气得以发扬,长气和化气合而相得,火于是得以施行其权力,万物繁盛。其气发扬,其作用急躁,在

---

① 秦泉主编:《全本黄帝内经》,外文出版社2013年版,第162页。
② 姚春鹏译注:《黄帝内经》,中华书局2016年版,第604页。

人体的变动发病为咳嗽失声、烦闷气逆，发展为咳嗽气喘，其应于内脏为肺，在果类是李、杏，其所充实的是壳、络，在谷类是麻、麦，在五味是苦、辛，在颜色是白、朱红，在畜类是鸡、羊，在虫类是介虫、羽虫。因为金虚火胜，主有发光灼热之势，五音中分别对应着商音、徵音，若发生病变则为喷嚏、咳嗽、鼻塞流涕、衄血，这是因金运不及而从火化的关系。所以少商和少徵相同。若逢阳明燥金司天，则金运虽不及，得司天之助，也能变为平气，所以从革逢上商就和正商相同。若逢厥阴风木司天，因金运不及，木不畏金，亦能形成木气用事而成为木知平气，所以逢上角便和正角相同。其病变是由于邪气伤于肺脏。因金衰火旺，所以火势炎热，但随之见冰雪霜雹，其灾害应于七（西方）。这是水气来复，故主如鳞虫伏藏，猪、鼠之阴沉，冬藏之气提早而至，于是发生大寒。

对于涸流之年的五运变化《黄帝内经》提到："涸流之纪，是谓反阳，藏令不举，化气乃昌，长气宣布，蛰虫不藏，土润水泉减，草木条茂，荣秀满盛。其气滞，其用渗泄，其动坚止，其发燥槁，其脏肾，其果枣杏，其实濡肉，其谷黍稷，其味甘咸，其色黄玄，其畜彘牛，其虫鳞倮，其主埃郁昏翳，其声羽宫，其病痿厥坚下，从土化也。少羽与少宫同，上宫与正宫同，其病癃闭，邪伤肾也。埃昏骤雨，则振拉摧拔，眚于一，其主毛显狐貉，变化不藏。"①说明了河流干枯断流的年份，称为反阳。藏气衰弱，不能行使其封藏的权力，化气因而昌盛，长气反见宣行而布达于四方，蛰虫应藏而不藏，土润泽而泉水减少，草木条达茂盛，万物繁荣秀丽而丰满。其气不得流畅，故其作用为暗中渗透泄，其变动为症结不行，发病为干燥枯槁，其应于内脏为肾，在果类是枣、杏，其所充实的是汁液、肉，在谷类是黍、稷，在五味是甘、咸，在颜色是黄、黑，在畜类是猪、牛，在虫类是鳞虫、倮虫，水运衰，土气用事，故主有尘土昏郁的现象，五音中分别对应着羽音、宫音，在人体的病变为痿厥和下部的症结，这是水运不及而从土化的关系。所以少羽和少宫相同。若逢土气司天，则水运更衰，顺从土气用事，所以涸流逢上宫与正宫相同。其病见大小便不畅或闭塞不通，是邪气伤于肾脏。

---

① 秦泉主编：《全本黄帝内经》，外文出版社 2013 年版，第 163 页。

因水运不及,故尘埃昏蔽,或骤然下雨,但岁之反见大风振动,摧折倒拔,其灾害应于一(北方),这是木气来复,所以又见毛虫,善于变动而不主闭藏。

对于发生之年的五运变化《黄帝内经》提到:"发生之纪,是谓启陈。土疏泄,苍气达,阳和布化,阴气乃随,生气淳化,万物以荣。其化生,其气美,其政散,其令条舒,其动掉眩巅疾,其德鸣靡启坼,其变振拉摧拔,其谷麻稻,其畜鸡犬,其果李桃,其色青黄白,其味酸甘辛,其象春,其经足厥阴少阳,其脏肝脾,其虫毛介,其物中坚外坚,其病怒。太角与上商同。上徵则其气逆,其病吐利。不务其德,则收气复,秋气劲切,甚则肃杀,清气大至,草木凋零,邪乃伤肝。"①说明了发生的年份,称为启陈。土气疏松虚薄,草木之青气发荣,阳气温和布化于四方,阴气随阳气而动,生气淳厚,化生万物,万物因之而欣欣向荣。其变化为生发,万物得其气则秀丽,其权力为散布,其权力的表现为舒展畅达,其在人体的变动是眩晕和头顶部的疾病,其正常的性能是风和日暖,使万物奢靡华丽,推陈出新,若变动为狂风振摇,把树木摧折拔倒,在谷类是麻、稻,在畜类是鸡、犬,在果类是李、桃,在颜色是青、黄、白三色杂见,在五味是酸、甘、辛,其象征为春天,在人体的经络是足厥阴足少阳,其应于内脏为肝、脾,五音中分别对应着角音、宫音。在虫类是毛虫、介虫,在物体属内外坚硬的一类,若发病则为怒。这是木运太过,是为太角,木太过则相当于金气司天,故太角与上商同。若逢上徵,正当火气司天,木运太过亦能生火,火性上逆,木旺克土,故病发气逆、吐泻。木气太过会失去正常的性能,则金之收气来复,以致发生秋令劲切的景象,甚则有肃杀之气,气候清凉,草木凋零,若为人们的病变,则邪气伤在肝脏。

对于赫曦之年的五运变化《黄帝内经》提到:"赫曦之纪,是谓蕃茂。阴气内化,阳气外荣,炎暑施化,物得以昌。其化长,其气高,其政动,其令鸣显,其动炎灼妄扰,其德喧暑郁蒸,其变炎烈沸腾,其谷麦豆,其畜羊彘,其果杏栗,其色赤白玄,其味苦辛咸,其象夏,其经手少阴太阳,手厥阴少

---

① 姚春鹏译注:《黄帝内经》,中华书局2016年版,第607页。

阳,其脏心肺,其虫羽鳞,其物脉濡,其病笑疟疮疡血流狂妄目赤。上羽与正徵同。其收齐,其病痉,上徵而收气后也。暴烈其政,藏气乃复,时见凝惨,甚则雨水,霜雹、切寒、邪伤心也。"①说明了赫曦的年份,称为蕃茂。少阴之气从内而化,阳气发扬在外,炎暑的气候施行,万物得以昌盛。其生化之气为成长,火气的性质是上升,其权力是闪烁活动,其权力的表现为显露声色,其变动能使烧灼发热,并且因为过热而缭乱烦扰,其正常的性能是暑热郁郁蒸,其变化则为热度高涨如烈火,在谷类是麦、豆,在畜类是羊、猪,在果类是杏、栗,在颜色是赤、白、黑,在五味是苦、辛、咸,其象征为夏天,在人体的经脉是手少阴、手太阳和手厥阴、手少阳,其应于内脏为心、肺,五音分别对应着徵音、商音。在虫类是羽虫、鳞虫,在人体属脉络和津液,在人体的病变是因为心气实则笑,伤于暑则疟疾、疮疡、失血、发狂、目赤。火运太过,若逢太阳寒水司天,水能胜火,适得其平,故赫曦逢上羽,则和正徵相同。水运既平,金不受克,所以收令得以正常,因水气司天,水受火制,所以在人发病为痉。若火运太过又逢火气司天,二火相合,则金气受伤,故逢上徵则收气不能及时行令。由于火运行令,过于暴烈,水之藏气来复,以致时见阴凝惨淡的景象,甚至雨水霜雹,转为寒冷,若见病变,多是邪气伤于心脏。

对于坚成之年的五运变化《黄帝内经》提到:"坚成之纪,是谓收引。天气洁,地气明,阳气随阴治化,燥行其政,物以司成,收气繁布,化洽不终。其化成,其气削,其政肃,其令锐切,其动暴折疡疰,其德雾露萧飔,其变肃杀凋零,其谷稻黍,其畜鸡马,其果桃杏,其色白青丹,其味辛酸苦,其象秋,其经手太阴阳明,其脏肺肝,其虫介羽,其物壳络,其病喘喝,胸凭仰息。上徵与正商同。其生齐,其病咳。政暴变,则名木不荣,柔脆焦首,长气斯救,大火流,炎烁且至,蔓将槁,邪伤肺也。"②说明了坚成的年份,称为收引。天高气爽洁净,地气亦清静明朗,阳气跟随隐气的权力而生化,因为阳明燥金之气当权,于是万物都成熟,但金运太过,故秋收之气旺盛

---

① 秦泉主编:《全本黄帝内经》,外文出版社2013年版,第164页。
② 姚春鹏译注:《黄帝内经》,中华书局2016年版,第610页。

四布,以致长夏的化气未尽而顺从收气行令。其化是提早收成,其气是削伐,其权力过于严厉肃杀,它权力的表现是尖锐锋利而刚劲,其在人体之变动为强烈的折伤和疮疡、皮肤病,其正常的性能是散布雾露凉风,其变化则为肃杀凋零的景象,在谷类是稻、黍,在畜类是鸡、马,在果类是桃、杏,在颜色是白、青、朱红,它化生的在五味是辛、酸、苦,其象征为秋天,在人体上相应的经脉是手太阴、手阳明,在内脏是肺与肝,五音中分别对应着商音、角音,在虫类是介虫、羽虫,生成物体是属于皮壳和筋络的一类,如果发生病变,大部分都为气喘有声而呼吸困难。若遇金运太过而逢火气司天的年份,因为火能克金适得其平,所以说上徵与正商相同。金气得到抑制,则木气不受克制,生气就能正常行令,发生的病变为咳嗽。金运太过的年份剧变暴虐,各种树木受到影响,不能发荣,使得草类柔软脆弱顶部枯焦,但继之火气来复,好像夏天的气候前来相救,故炎热的天气又流行,蔓草被烧灼而渐至枯槁,人们发生病变,多由邪气伤于肺脏。

对于流衍之年的五运变化《黄帝内经》提到:"流衍之纪,是谓封藏。寒司物化,天地严凝,藏政以布,长令不扬。其化凛,其气坚,其政谧,其令流注,其动漂泄沃涌,其德凝惨寒雾,其变冰雪霜雹,其谷豆稷,其畜彘牛,其果栗枣,其色黑丹黅,其味咸苦甘,其象冬,其经足少阴太阳,其脏肾心,其虫鳞倮,其物濡满,其病胀。上羽而长气不化也。政过则化气大举,而埃昏气交,大雨时降,邪伤肾也。"①说明了流衍的年份,称为封藏。寒气执掌万物的变化,天地间严寒阴凝,闭藏之气行使其权力,火的生长之气不得发扬。其化为凛冽,其气则坚凝,其权力为安静,它权力的表现是流动灌注,其活动则或为漂浮,或为下泻,或为灌溉,或为外溢,其性能是阴凝惨淡、寒冷雾气,其气候的变化为冰雪霜雹,在谷类是豆、稷,在畜类是猪、牛,在果类是栗、枣,显露的颜色是黑、朱红与黄,化生的五味是咸、苦、甘,其象征为冬天,在人体相应的经脉是足少阴、足太阳,其应于内脏为肾和心,五音中分别对应着羽音、徵音,在虫类是鳞虫、倮虫,生成物体属充满汁液肌肉的一类,如果发生病变是胀。若逢水气司天,水运更太过,二

---

① 秦泉主编:《全本黄帝内经》,外文出版社2013年版,第165页。

水相合,火气更衰,故流衍逢上羽,火生长之气更不能发挥作用。如果水行太过,则土气来复,而化气发动,以致地气上升,大雨不时下降,人们若发生病变,则是由于邪气伤于肾脏。

以上五音体系与五脏、五行、五季、五畜、五谷、五果、五虫等之间的对应关系,讲明了人的五脏出现了病变时其所对应的五音属性,从而为通过识别五音及其配属关系的变化来判断五脏的病情,以及如何通过五音音乐体系治疗疾病提供了理论支持。

第三节　五音配属理论

在 17 世纪,法国哲学家笛卡儿根据接触角膜时人能有规律地引起眨眼这个事实,首先提出"反射学说"。这一学说在音乐心理活动中,是一种实现对音乐信息反射活动的生理结构,也被称为音乐活动条件反射弧。[①] 在这种反射弧中作为音乐感受器的人的耳、眼、手、喉、肝、肾、心、脾、肺等器官,会把所接受到的音乐信号刺激,转变为神经冲动和内分泌代谢变化。因此,音乐对人的脏器所产生的物理共振影响,对人体疾病有着积极的治疗效果。

一、五音与五脏、五色、五时、五味

中国传统医疗取向的音乐治疗理论中,其核心的音乐医疗思想就明确阐述了音乐与人的五脏相互对应、相互作用的医疗原理。关于五音五脏相应的原理,《黄帝内经》中提到:"黄帝曰:'愿闻五变。'岐伯曰:'肝为牡脏,其色青,其时春,其日甲乙,其音角,其味酸;心为牡脏,其色赤,其时夏,其日丙丁,其音徵,其味苦;脾为牝脏,其色黄,其时长夏,其日戊己,其音宫,其味甘;肺为牝脏,其色白,其时秋,其日庚辛,其音商,其味辛;肾为牝脏,其色黑,其时冬,其日壬癸,其音羽,其味咸。是为五变。'"[②]其中

---

① 张凯:《音乐心理》,西南师范大学出版社 2001 年版,第 13 页。
② 姚春鹏译注:《黄帝内经》,中华书局 2016 年版,第 1179 页。

黄帝说到很想了解五脏的五种变化是什么。岐伯回答他说道："肝是属阳的内脏，在五色中主青，在季节中主春，在五音中主角，在五味中主酸，在日主甲乙日。心是属阳的内脏，在五色中主赤，在季节中主夏，在日主丙丁日，在五音中主徵，在五味中主苦。脾是属阴的内脏，在五色中主黄，在季节中主长夏，在日主戊己日，在五音中主宫，在五味中主甘。肺是属阴的内脏，在五色中主白，在五音中主商，在季节中主秋，在日主庚辛日，在五味中主辛。肾是属阴的内脏，在五色中主黑，在季节中主冬，在日主壬癸日，在五音中主羽，在五味中主咸。这就是五脏的五种变化。"《黄帝内经》中的这部分内容中，明确了角音对应肝脏、徵音对应心脏、宫音对应脾脏、商音对应肺脏、羽音对应肾脏的关系，这一对应关系的确立，为中国传统医疗取向的音乐治疗理论的建立奠定了基础，也在从古至今的传统音乐治疗实践中发挥着不可或缺的作用。

《黄帝内经》在指导人们运用五音应五脏理论开展音乐治疗实践的同时，也指出了音乐与五色、五时、五味的对应关系，以及对应的阳性六腑、六律等问题。其中提到："余闻人之合于天道也，内有五脏，以应五音五色五时五味五位也；外有六腑，以应六律，六律建阴阳诸经，而合之十二月、十二辰、十二节、十二经水、十二时、十二经脉者，此五脏六腑之所以应天道。"①讲的就是黄帝对岐伯说："我听说人体的组成是与天地万物相对应的。其在内，有属阴的五脏与自然界之五音、五色、五时、五味以及五位等相对应；其在外，有属阳的六腑与自然界之六律相对应。六律有阴阳之分，故人体就与之相应而有手足阴阳各经；这十二条经脉又与自然界之十二月、十二辰、十二节、十二条河流以及十二时等相对应。以上就是人体之五脏六腑与自然界各种现象相对应的情况。"《黄帝内经》中也对音、脏相应的医疗原理作出了介绍，告诉了人们五脏内部出现了问题之后，它的不同脏器所对应的五音的声音也会随之发生异常的变化，这种声音就会和人体健康时期所发出的声音不一样，由此可以判断出生病的症状，并以此为依据指定音乐治疗的干预方案。其中具体提到："夫脉之小、大、滑、

---

① 姚春鹏译注：《黄帝内经》，中华书局 2016 年版，第 988 页。

涩、浮、沉,可以指别;五藏之象,可以类推;五藏相音可以意识;五色微诊,可以目察。能合脉色,可以万全。"①说明了脉象的小、大、滑、涩、浮、沉等,可以通过手指诊脉加以鉴别;五脏功能表现于外,可以通过相类事物的比象,加以推测;五脏各自的声音,依照对应的五音可以凭意会而识别其变化,五色的微小变化,可以用眼睛来观察。诊病时,如能将色、脉两者合在一起进行分析,就可以万无一失了。

二、五音与五脏相应的配属关系理论

在中国传统的医疗取向音乐治疗应用中,人们在五音应五脏的理论指导下,根据五音应五脏的诊断原理,在音乐治疗实践中总结出了相关的音乐治疗经验。《黄帝内经》中写道:"黄帝问曰:'足阳明之脉病,恶人与火,闻木音,则惕然而惊,钟鼓不为动,闻木(角音)音而惊,何也?愿闻其故。'岐伯对曰:'阳明者,胃脉也,胃者,土也。故闻木音而惊者,土恶木也。'"②黄帝问道:"足阳明的经脉如果发生病变,人就厌恶见人与火,听到木器响动的声音就容易受到惊吓,但是当听到敲打钟鼓的声音却不为惊动。为什么听到木音(角音)就惊惕?我希望听听其中道理。"岐伯说:"足阳明是胃的经脉,属土。听到木音(角音)而惊惕,是因为木克土的原因。土生金,而金克木,所以听到金属的声音不会受到惊吓。"这一表述进一步说明了五脏中脾胃所对应的五行中的土、五行相生相克理论中的木克土、金克木等之间的相互影响关系,揭示了木音(角音)在身体产生病变时发生的变化。在这里从五音在人体内外对人所产生的影响,阐明了五音、五脏相互对应、相互作用、相互影响中所体现出来的"闻"音诊疗的功能。

中国传统医疗取向的音乐治疗思想中,古代先民们运用阴阳平衡理论解释世界的自然现象。并在长期的医疗实践中发现音乐、脏器之间有互动、共鸣的关系,五音的不同属性、所产生的不同调式的音乐分别对人

---

① 吴慎:《黄帝内经五音疗疾——中国传统音乐疗法理论与实践》,人民卫生出版社 2014年版,第 141 页。

② 秦泉主编:《全本黄帝内经》,外文出版社 2013 年版,第 70 页。

体脏腑有相应的影响。正如《黄帝内经》中说"五脏之象,可以类推,五脏相音,可以意识"。在《医门法律》中也记有:"《内经》本宫商角徵羽五音、呼笑歌哭呻五声,以参求五脏表里虚实之病。"[1]这里所强调的是五音与五脏相配属的特性、五声和五脏之间的特定联系,基于人体脏腑的机能状态能够通过五音、五声体现出来,可以反映出脏器的功能活动、病理变化种种征象,因此,古代先民们把五音、五声和脏腑的配属关系用于疾病的临床诊断,以此来指导人们运用五音、五声来对照人体生病时其身体内外所产生的不同声音,来对所患生理疾病进行相应的观察、诊断和治疗干预。

第四节　五音与五行、五脏对应理论

中国传统的音乐哲学思想将五音形成的不同意象与五行相配属,形象地描述羽音悠远、沉静如水的特性,徵音躁动、急促如火的特性,宫音庄严、浑厚如土的特性,商音凄切、悲怆如金的特性,角音清脆、激扬如木的特性。五行的阴阳学说把五行与五音之间,建立起了一种抽象的联系。厘清五行相生相克的关系、五行相乘关系、五行相侮关系、五脏的五行属性、五行的五音属性等理论,对于理解和认识传统中医取向的音乐治疗理论具有重要的指导意义。

一、五行相生相克相乘相侮关系

五行是指水、木、金、火、土五类物质,是中国古代对客观世界的理解。人们认为宇宙间一切事物,都是由这五类物质的运动、变化生成,这些都是寓意性的表达。五行在五行阴阳相生相克、相互制约,维护和推动着客观世界的运动变化。五行被运用到中医里来说明人体的生理现象、精神现象和病理变化状态。并用阴阳对立、互根、消长、转化、平衡等概念,来解释人体生理、病理现象。

---

[1]　范欣生编著:《音乐疗法》,中国中医药出版社 2002 年版,第 13 页。

五行相生相克理论中所谓的相生,是因为五行中的某一元素缺少,因应阴阳平衡之需而补其不足,以便促进其物质运动维持正常的状态。五行相生关系如下:

木生火:源于木性温暖,火隐伏其中,钻木而生火,所以木生火。

火生土:源于火性灼热,火热故能焚木,所以能够焚烧木,木焚而成灰,灰即土,所以火生土。

土生金:源于金居石依山,津润而生,聚土成山,有山必生石,所以土生金。

金生水:源于少阴之气温润流泽,销锻金也可变为水,所以金生水。

水生木:源于水温润而使树木生长出来,水养花草树木,所以水生木。

五行相生相克理论中所谓的相克,是因为五行中的某一元素过多,因应阴阳平衡之需而减少其过盛,以便促进其物质运动维持正常的状态。五行相克关系如下:

木克土:树木根吸收土中营养以补己用,树木生长强壮了,土壤如果不能及时得到补充,自然就会被树木削弱,所以木克土。

土克水:土可以作为固化物质用来防水,而水在土的阻挡下会被隔离,所以土克水。

水克火:水能控制火,因为火遇水便熄灭,所以水克火。

火克金:烈火能够用于熔化金属,所以火克金。

金克木:金属铸造出来工具,可以有效切割树木,所以金克木。

五行运动中除了相生相克之外,还有五行相乘、五行相侮之学说,这是中医理论中一种病理的概念。应当指出的是,无论五行相生相克、五行相乘或相侮,都只是一个相对的、可变的过程,而不是所谓的从某一种出发点出发,出现绝对不变地、机械地循环以回到原来的出发点上去。

五行相乘:就是指五行之间生克制化关系遭到破坏后出现的不正常的相克关系或相克现象。相乘是五行中的某一行对被克的另一行克制太过而引起的异常相克的反应。出现五行相乘的原因主要有两个方面:一是五行中的某一行本身过于强盛,因而对被克的一行克制太过,使被克的一行虚弱。比如:水过于盛,则克火太过,造成火的不足,这便是"水乘火"。二是五行中的某一行本身虚弱,这样就使对它克制的一行显得相对强盛,从而造成对它的过度克制。比如:水本身并不过于强盛,但由于火的不足,使水克火的力量相对增强,使火更加虚弱,这称为"火虚水乘"。

五行相侮:就是指五行之间生克制化关系遭到破坏后出现的另一种不正常的相克现象。相侮是五行中某一行对原来克我的一行进行反克,所以亦称为反侮。出现五行相侮主要有两个方面:一是五行中的某一行过于强盛,因而对克我的一行进行反侮。[①] 比如:水本受土克,但若水特别强盛则不仅不受土的克制,反而对土进行反克,这便是"水侮土"。二是五行中的某一行本身虚弱,这样不仅不能对我克的一行进行克制,反而被反侮。比如:由于土本身虚弱则不仅不能对水正常地克制,反而受到水的反侮,这称为"土虚水侮"。

二、五音与五行、五脏对应关系

在中国传统的医疗取向音乐治疗理论中,五音的阴阳音律与五行的阴阳运行是相联系的。中国古代的先民们把五音的配属纳入阴阳五行的哲学范畴,不仅仅是为了区分音乐明暗、长短、高低等阴阳属性,而是为了将五音体系、人事和自然都看成是一个既相对对立又相对统一的运动整体。有了这样的一个中国传统整体观的哲学思想基础,才得以从宏观上来审视五音与五行相应的音乐治疗理论与方法。

有了五音与五行的对应关系之后,依据五行与五脏的配属关系,传统音乐治疗理论中把五音与五行、五脏的对应关系相联系起来,通过三者的相关作用、相互影响把五音运用到疾病的诊疗过程中,通过五音对五脏的声音振动影响来调治人们所患的各种生理疾病。

五音的五行属性:木对应角、火对应徵、土对应宫、金对应商、水对应羽。

五脏的五行属性:肝属于木、心属于火、脾属于土、肺属于金、肾属

---

① 成铁智:《周易与中医养生》,华龄出版社 2007 年版,第 6 页。

于水。

五音的五脏属性:角音入肝、徵音入心、宫音入脾、商音入肺、羽音入肾。

第五节　音声相和理论

一、音、声阴阳相和

中国传统哲学思想用一阴、一阳两点论来把握动态的宇宙画面,阴阳学说在《周易·系辞上》写道:"一阴一阳之谓道。"因此,中国传统哲学可以说是关于阴阳之道的学问。一阴一阳两个符号相组合,构成太极,叫作"太极生两仪"。两仪是阴阳的别称。由两仪演化出太阳、少阳、少阴、太阴,叫作四象;由四象演化成八卦。伏羲画八卦的传说,反映出在中国传统哲学中阴阳观念由来已久。① 阴、阳作为自然界一切事物的两种属性,代表着事物两种截然不同、相互制约、相互依存的客观存在关系。阴、阳的变化是随着客观事物的变化而转化,其转化的特点就是建立在事物相互矛盾、相互对立的基础上。中国传统中医学中强调人的阴阳平衡才能确保身体的健康无恙。对人体来讲,如果人体的阴阳不平衡,就会产生"阴盛阳病,阳盛则阴病"的病理变化。而另一方面,也会产生"阴虚内热,阳虚外寒"的虚症病变。

以音、声平衡人体的阴阳,使其相和于音,是中国传统医疗取向音乐治疗在音乐医疗实践中所强调的重要指导原则。五音基于五行、五脏相生相克关系中阴阳互补关系,运用音乐作用于人体来协调人的阴阳平衡,以此来促进人的疾病康复。在《黄帝内经》中提到:"夫一天、二地、三人、四时、五音、六律、七星、八风、九野,身形亦应之,针各有所宜,……人声应音,人阴阳合气应律,……人心意应八风,人气应天,人发齿耳目五声,应

---

① 宋志明:《薪火传承话前贤——中国传统哲学通论》,高等教育出版社2015年版,第63页。

五音六律,人阴阳脉血应地,人肝目应之九。"①指出了一天、二地、三人、四时、五音、六律、七星、八风、九野,人的形体也与自然界相应,人的声音与五音相应。人的脏腑阴阳之气配合犹如六律六吕的高低有节。人的发齿耳目五声与五音六律相应,人体阴阳经脉运行气血与大地江河百川相应,肝脏精气通于两目,目又属于九窍,所以肝目与九数相应。这段话指出了五音六律的音律和谐有序,与人的五官、五脏相应的声音相和谐,就意味着人阴阳平衡,就不会出现生理上的疾病。《黄帝内经》中还提到:"阳明所谓洒洒振寒者,阳明者午也,五月盛阳之阴也,阳盛而阴气加之,故洒洒振寒也。所谓胫肿而股不收者,是五月盛阳之阴也,阳者,衰于五月,而一阴气上,与阳始争,故胫肿而股不收也。所谓上喘而为水者,阴气下而复上,上则邪客于脏腑间,故为水也。所谓胸痛少气者,水气在脏腑也,水者,阴气也,阴气在中,故胸痛少气也。所谓甚则厥,恶人与火,闻木音则惕然而惊者,阳气与阴气相薄,水火相恶,故惕然而惊也。所谓欲独闭户牖而居。所谓病至则欲乘高而歌,弃衣而走者,阴阳复争,而外并于阳,故使之弃衣而走也。所谓客孙脉则头痛鼻衄腹肿者,阳明并于上,上者则其孙络太阴也,故头痛鼻衄,腹肿也。"②说明了阳明经有所谓洒洒振寒的症状,是因为阳明旺于五月,月建在午,五月是阳极而生的时候,人体也是一样,阴气加于盛阳之上,故令人洒洒然寒栗。所谓足胫浮肿而腿弛缓不收,是因为五月阳盛极而阴生,阴气始衰,在下初之一阴,向上与阳气相争,致使阳明经脉不和,故发生足胫浮肿而两腿弛缓不收的症状。所谓因水肿而致喘息的,是由于土不制水,阴气自下而上,居于脏腑之间,水气不化,故为水肿之病,水气上犯肺脏,所以出现喘息的症状。所谓胸部疼痛呼吸少气的,也是由于水气停留于脏腑之间,水液属于阴气,停留于脏腑,上逆于心肺,所以出现胸痛少气的症状。所谓病甚则厥逆,厌恶见人与火光,听到木击的声音(角音)则惊惕不已,这是由于阳气与阴气相争,水火不相协调,所以发生惊惕一类的症状。所谓想关闭门窗而独居的,是

---

①　秦泉主编:《全本黄帝内经》,外文出版社2013年版,第115页。

②　吴慎:《黄帝内经五音疗疾——中国传统音乐疗法理论与实践》,人民卫生出版社2014年版,第142页。

由于阴气与阳气相争,而外并与阳经使阳气盛,阳主热主动,热盛于上,所以病人喜欢登高而歌,热盛于外,所以弃衣而走。所谓客于孙脉则头痛、鼻塞和腹部胀肿的,是由于阳明经的邪气上逆,若逆于本经的细小络脉,就出现头痛鼻塞的症状,若逆于太阴脾经,就出现腹部肿胀的症状。在这段文字表述的内容中,提到了如果人的体内阴阳失衡,外在所反映出来的对声音的敏感或发出的异常声音,同样也能显示出其体内出现的病症,这也是音、声阴阳不和的具体体现。

对于人因为音、声阴阳不和所表象出来的疾患,《黄帝内经·阳明脉解》篇具体介绍道:"帝曰:'善!病甚则弃衣而走,登高而歌,或至不食数日,逾垣上屋,所上之处,皆非其素所能也,病反能者何也?'岐伯曰:'四肢者,诸阳之本也。阳盛则四肢实,实则能登高也。'帝曰:'其弃衣而走者何也?'岐伯曰:'热盛于身,故弃衣欲走也。'帝曰:'其妄言骂詈,不避亲疏而歌者,何也?'岐伯曰:'阳盛则使人妄言骂詈,不避亲疏,而不欲食,不欲食,故妄走也。'"①黄帝说:"好!有的阳明病重之时,病人把衣服脱掉乱跑乱跳,登上高处狂叫唱歌,或者数日不进饮食,并能够越墙上屋,而所登上之处,都是其平素所不能的,有了病反而能够上去,这是什么原因?"岐伯说:"四肢是阳气的根本。阳气盛则四肢充实,所以能够登高。"黄帝说:"其不穿衣服而到处乱跑,是为什么?"岐伯说:"身热过于亢盛,所以不要穿衣服而到处乱跑。"黄帝说:"其胡言乱语骂人,不避亲疏而随便唱歌,是什么道理?"岐伯说:"阳热亢盛而扰动心神,故使其神志失常,胡言乱语,斥骂别人,不避亲疏,并且不知道吃饭,所以便到处乱跑。"通过黄帝与岐伯的这段对话,说明了人阳气盛则导致人过于亢奋,进而扰动其心智,使其出现乱语、高歌。从而再次阐述了音、声阴阳不谐和可显示其体内病变的道理。

二、五音与五季配属

中国传统医疗取向音乐治疗中的五季,是指中医中所强调的以五季

---

① 姚春鹏译注:《黄帝内经》,中华书局 2016 年版,第 271—272 页。

配属五行,即春属木,夏属火,长夏属土,秋属金,冬属水。人体在五季中会随着不同的季节变化出现不同的生理反应。因此厘清传统五音与五季、五行、五脏等之间的相互对应关系,对于不同季节中的音乐治疗临床实践具有理论指导意义。

关于五音与五季配属理论,在《黄帝内经·金匮真言论》篇明确提到:"帝曰'五脏应四时,各有收受乎?'岐伯曰:'有。东方青色,入通于肝,开窍于目,藏精于肝,其病发惊骇;其味酸,其类草木,其畜鸡,其谷麦,其应四时,上为岁星,是以春气在头也,其音角,其数八,是以知病之在筋也,其臭臊。南方赤色,入通于心,开窍于耳,藏精于心,故病在五脏;其味苦,其类火,其畜羊,其谷黍,其应四时,上为荧惑星,是以知病之在脉也,其音徵,其数七,其臭焦。中央黄色,入通于脾,开窍于口,藏精于脾,故病在舌本;其味甘,其类土,其畜牛,其谷稷,其应四时,上为镇星,是以知病在肉也,其音宫,其数五,其臭香。西方白色,入通于肺,开窍于鼻,藏精于肺,故病在背;其味辛,其类金,其畜马,其谷稻,其应四时,上为太白星,是以知病之在皮毛也,其音商,其数九,其臭腥。北方黑色,入通于肾,开窍于二阴,藏精于肾,故病在溪;其味咸,其类水,其畜彘,其谷豆,其应四时,上为辰星,是以知病之在骨也,其音羽,其数六,其臭腐。'"①这段文字表述了东方青色,与肝相通,肝开窍于目,精气内藏于肝,发病常表现为惊骇,在五味为酸,与草木同类,在五畜为鸡,在五谷为麦,与四时中的春季相应,在天体为岁星,春天阳气上升,所以其气在头,在五音为角,其成数为八,因肝主筋,所以它的疾病多发生在筋。此外,在嗅味为臊。南方赤色,与心相通,心开窍于耳,精气内藏于心,在五味为苦,与火同类,在五畜为羊,在五谷为黍,与四时中的夏季相应,在天体为荧惑星,它的疾病多发生在脉和五脏,在五音为徵,其成数为七。此外,在嗅味为焦。中央黄色,与脾相通,脾开窍于口,精气内藏于脾,在五味为甘,与土同类,在五畜为牛,在五谷为稷,与四时中的长夏相应,在天体为镇星,它的疾病多发生在舌根和肌肉,在五音为宫,其成数为五。此外,在嗅味为香。西方白色,与

---

① 秦泉主编:《全本黄帝内经》,外文出版社 2013 年版,第 9—10 页。

肺相通,肺开窍于鼻,精气内藏于肺,在五味为辛,与金同类,在五畜为马,在五谷为稻,与四时中的秋季相应,在天体为太白星,它的疾病多发生在背部和皮毛,在五音为商,其成数为九。此外,在嗅味为腥。北方黑色,与肾相通,肾开窍于前后二阴,精气内藏于肾,在五味为咸,与水同类,在五畜为猪,在五谷为豆,与四时中的冬季相应,在天体为辰星,它的疾病多发生在溪和骨,在五音为羽,其成数为六。此外,其嗅味为腐。

在长期的中医实践过程中,中国古人认识到大自然四节气的变化,与人体的阴阳气息变化、人的脉象变化以及人体病理变化,有着密不可分的必然联系。因此,在音乐治疗实践中强调了与五音相应的五脏变化,会随着季节的变化而产生一定的变化,根据不同的声音属性体系可以辅助诊断人体的疾病变化。

在《黄帝内经·脉要精微论》篇中岐伯曰:"请言其与天运转大也。万物之外,六合之内,天地之变,阴阳之应,彼春之暖,为夏之暑,彼秋之忿,为冬之怒。四变之动,脉与之上下,以春应中规,夏应中矩,秋应中衡,冬应中权。是故冬至四十五日,阳气微上,阴气微下;夏至四十五日,阴气微上,阳气微下。阴阳有时,与脉为期,期而相失,知脉所分,分之有期,故知死时。微妙在脉,不可不察,察之有纪,从阴阳始,始之有经,从五行生,生之有度,四时为宜,泻勿失,与天地如一,得一之情,以知死生。是故声合五音,色合五行,脉合阴阳。"①这段文字中岐伯向人们讲述了人体的阴阳升降与天运之环转相适应的情况。万物之外,六合之内,天地间的变化,阴阳四时与之相应。如春天的气候温暖,发展为夏天的气候暑热,秋天的劲急之气,发展为冬天的寒杀之气,这种四时气候的变化,人体的脉象也随之升降浮沉。春脉如规之象,夏脉如矩之象,秋脉如秤衡之象,冬脉如秤权之象。四时阴阳的情况也是这样,冬至到立春的四十五天,阳气微升,阴气微降;夏至到立秋的四十五天,阴气微升,阳气微降。四时阴阳的升降是有一定的时间和规律的,人体脉象的变化,亦与之相应,脉象变化与四时阴阳不相适应,即是病态,根据脉象的异常变化就可以知道病属

---

① 姚春鹏译注:《黄帝内经》,中华书局 2016 年版,第 150—151 页。

何脏,再根据脏气的盛衰和四时衰旺的时期,就可以判断出疾病和死亡的时间。四时阴阳变化之微妙,都在脉上有所反映,因此不可不察。诊察脉象,有一定的纲领,就是从辨别阴阳开始,结合人体十二经脉进行分析研究,而十二经脉应五行而有生生之机。观测生生之机的尺度,则是以四时阴阳为准则,遵循四时阴阳的变化规律,不使有失,则人体就能保持相对平衡,并与天地之阴阳相互统一,知道了天人统一的道理,就可以预决死生。所以五声是和五音相应合的;五色是和五行相应合的;脉象是和阴阳相应合的。

三、五音与五方配属

中国传统医学所说的人体形态概念,主要是指涉及人体测量和观察的内容,包括人体各部大小、人体重量、性征、骨骼、体形及姿态等。人体形态与人体的体质存在着密切的关系。人体的形态结构是人体心理、生理功能及一切行为的基础。中医学认为,人的有机整体是以五脏为核心构建而成的一个比较复杂的统一体,人体内部以五脏为主,配合六腑,以经络作为网络,联系躯体组织器官,形成人体的五大系统。东西南北中与五脏六腑的生克制化关系,不同的方位的空间气息阴阳变化与人体的五脏六腑间的阴阳变化,对于人体的健康有着重要的影响,如果其阴阳变化失衡,人就会出现疾病的症状。五音与五方之间是配属关系理论,有助于音乐治疗实践过程中遵循因时间、地点及不同患病人员的具体情况,来针对性地制定治疗方案。

在《全本黄帝内经》中写道:"帝曰:'余闻上古圣人,论理人形,列别脏腑,端络经脉,会通六合,各从其经,气穴所发,各有处名,溪谷属骨,皆有所起,分部逆从,各有条理,四时阴阳,尽有经纪,外内之应,皆有表里,其信然乎?'岐伯对曰:'东方生风,风生木,木生酸,酸生肝,肝生筋,筋生心,肝主目。其在天为玄,在人为道,在地为化。化生五味,道生智,玄生神。神在天为风,在地为木,在体为筋,在脏为肝,在色为苍,在音为角,在声为呼,在变动为握,在窍为目,在味为酸,在志为怒。怒伤肝,悲胜怒,风伤筋,燥胜风,酸伤筋,辛胜酸。南方生热,热生火,火生苦,苦生心,心生血,血生脾,心主舌。其在天为热,在地为火,在体为脉,在脏为心,在色为赤,在音为徵,在声为笑,在变动为忧,在窍为舌,在味为苦,在志为喜。喜伤心,恐胜喜,热伤气,寒胜热,苦伤气,咸胜苦。中央生湿,湿生土,土生甘,甘生脾,脾生肉,肉生肺,脾主口。其在天为湿,在地为土,在体为肉,在脏为脾,在色为黄,在音为宫,在声为歌,在变动为哕,在窍为口,在味为甘,在志为思。思伤脾,怒胜思,湿伤肉,风胜湿,甘伤肉,酸胜甘。西方生燥,燥生金,金生辛,辛生肺,肺生皮毛,皮毛生肾,肺主鼻。其在天为燥,在地为金,在体为皮毛,在脏为肺,在色为白,在音为商,在声为哭,在变动为咳,在窍为鼻,在味为辛,在志为忧。忧伤肺,喜胜忧,热伤皮毛,寒胜热,辛伤皮毛,苦胜辛。北方生寒,寒生水,水生咸,咸生肾,肾生骨髓,髓生肝,肾主耳。其在天为寒,在地为水,在体为骨,在脏为肾,在色为黑,在音为羽,在声为呻,在变动为慄,在窍为耳,在味为咸,在志为恐。恐伤肾,思胜恐,寒伤血,燥胜寒,咸伤血,甘胜咸。'"①黄帝问:"我听说古代圣人,讲到人体形态,辨别脏腑的阴阳,审察经脉的联系,使得会通六合,各按其经络循行起止;气穴所发的部位,各有它的名称;肌肉及骨骼相连接的部位,都有它们的起点;皮部浮络的阴阳、顺逆,各有条理;四时阴阳的变化,都有它一定的规律;外在环境与人体内部的对应关系,也都有表有里。是否真的是这样呢?"岐伯答:"东方生风,风能滋养木气,木气能生酸味,酸味能养肝,肝血能够养筋,而筋又能养心,肝气上通于目。它的变化在天是五气里的风,在地是为五行里的木,在人体中则为筋,在五脏中则为肝,在五色中则为苍,在五音中则为角,在五声中则为呼,在人体的变动中则为握,在七窍中则为目,在五味中则为酸,在情志中则为怒。怒伤肝,但悲伤能够抑制怒;风气伤筋,但燥能够抑制风;过食酸味能够伤筋,但辛味能够抑制酸味。南方生热,热能生火,火气生苦味,苦味养心,心生血,血养脾,心气与舌相关联。其在天为热,在地为火,在人体为血脉,在五脏为心,在五色为赤,在五音为徵,在五声为笑,在人体情志变动为忧,在七窍为舌,在五味为苦,在情志的变动上为喜。过喜伤心气,但恐能抑制喜;热

---

① 秦泉主编:《全本黄帝内经》,外文出版社 2013 年版,第 12—14 页。

伤气,但寒水能抑制热;苦味伤气,但咸味能抑制苦味。中央生湿,湿使土气生长,土生甘,甘养脾气,脾滋养肌肉,肌肉强壮使肺气充实,脾气与口相关联。它的变化在天为五气里的湿,在地为五行里的土,在人体为肌肉,在五脏为脾,在五色为黄,在五音为宫,在五声为歌,在人体的变动为干呕,在七窍为口,在五味为甘,在情志变动上为思。思虑伤脾,但怒气能抑制思虑;湿气伤肌肉,但风气能抑制湿气;过食甘味伤肌肉,但酸味能抑制甘味。西方生燥,燥使金气旺盛,金生辛味,辛养肺,肺气滋养皮毛,皮毛润泽又滋生肾水,肺气与鼻相关联。它的变化在天为五气里的燥,在地为五行里的金,在人体为皮毛,在五脏为肺,在五色为白,在五音为商,在五声为哭,在人体的变动为咳,在七窍为鼻,在五味为辛,在情志变动上为忧。忧伤肺,但喜能抑制忧;热伤皮毛,但寒能抑制热;辛味伤皮毛,但苦味能抑制辛味。北方生寒,寒生水气,水气能生咸味,咸味能养肾气,肾气能长骨髓,骨髓又能养肝,肾气与耳相关联。它的变化在天为五气中的寒,在地为五行中的水,在人体为骨髓,在五脏为肾,在五色为黑,在五音为羽,在五声为呻吟,在人体的变动上为战栗,在七窍中为耳,在五味中为咸,在情志变动上为恐。恐伤肾,但思能抑制恐;寒伤血,但燥能抑制寒;咸伤血,但甘味能抑制咸味。"在这里更进一步阐明了不同的地理方位,所对应的不同,不同的病症也会应对出不同的五音、五声。因此,在音乐治疗实践中可以借助这些与五音相配的不同地理要素等属性,运用音乐服务于人们的身心健康。

第五章　中国传统养生取向音乐治疗方法

第一节　音循时序养生法

一、音乐时序养生原则

在中国传统医学养生文化中,时序养生是其中最为核心的内容之一。时,即"季节""时辰""光阴""应时"的意思;序,即为"次第"之意。中国传统天人合一的养生观认为,天地是个大宇宙,人身是个小宇宙,天人是相通的,人无时无刻不受天地的影响,天地的所有变化都会影响到人。所以中国传统医学养生一贯主张天人一体的整体观哲学思想,在养生的方法上也强调要随着四时的气候变化、寒热温凉,适当调整养生的方法。中国传统养生取向的音乐治疗方法在这一传统养生思想指导下,借助音乐因应四时的变化。

在中国传统的阴阳平衡的健康理念中,不同的时辰、光阴对于人的阴阳平衡也有着不一样的影响。养生的目标就是求得人的身心阴阳平衡。而阴阳之气作为人的一种能量,凡是向上的、向外的、活动的、发热的、都属于阳性一类;凡是向下的、向里的、发冷的都属于阴性一类。人的机体的生理疾病的发生、发展变化与四季、昼夜、时间的变化有着密切的联系。人体如果顺应天气、时间的变化而变化,就会阳气固密,即使有阴风邪气,也不能对人产生伤害。反之,身体就会因不适应季节、气候的变化而导致人体阴阳失去平衡,疾病就会发生在人体上。传统养生取向音乐治疗就是基于人体因时序变化造成阳过盛或阴过盛,阴虚或阳虚的现象,从人体的实际需要,因季而异、因时而异、因地而异、因人而异适当来增补阳性或阴性的音乐,协助人体阴阳再次恢复原有的平衡,从而实现音乐养生的目的。

二、音乐时序养生方法

中国传统医学中非常注重五行及八正之气候变化对人体带来的影响,所以强调七正,二十八舍和十二音律,是大自然用来沟通五行八正之气的,也是自然界用来产生和养育万物之根本。因此,在《史记·律书》中记录了不同的方位、季节所对应的不同音律,以此来作为开展音乐养生实践活动的指导方法。其具体内容如下:

不周风居西北,主杀生。东壁居不周风东,主辟生气而东之。至于营室。营室者,主营胎阳气而产之。东至于危。危,垝也。言阳气之垝,故曰危。十月也,律中应钟。应钟者,阳气之应,不用事也。其于十二子为亥。亥者,该也。言阳气藏于下,故该也。

广莫风居北方。广莫者,言阳气在下,阴莫阳广大也,故曰广莫。东至于虚。虚者,能实能虚,言阳气冬则宛藏于虚,日冬至则一阴下藏,一阳上舒,故曰虚。东至于须女。言万物变动其所,阴阳气未相离,尚相胥也,故曰须女。十一月也,律中黄钟。黄钟者,阳气踵黄泉而出也。其于十二子为子。子者,滋也;滋者,言万物滋于下也。其于十母为壬癸。壬之为言任也,言阳气任养万物于下也。癸之为言揆也,言万物可揆度,故曰癸。东至牵牛。牵牛者,言阳气牵引万物出之也。牛者,冒也,言地虽冻,能冒而生也。牛者,耕植种万物也。东至于建星。建星者,建诸生也。十二月也,律中大吕。大吕者。其于十二子为丑。

条风居东北,主出万物。条之言条治万物而出之,故曰条风。南至于箕。箕者,言万物根棋,故曰箕。正月也,律中泰簇。泰簇者,言万物簇生也,故曰泰簇。其于十二子为寅。寅言万物始生螾然也,故曰寅。南至于尾,言万物始生如尾也。南至于心,言万物始生有华心也。南至于房。房者,言万物门户也,至于门则出矣。

明庶风居东方。明庶者,明众物尽出也。二月也,律中夹钟。夹钟者,言阴阳相夹厕也。其于十二子为卯。卯之为言茂也,言万物茂也。其于十母为甲乙。甲,言万物剖符甲而出也;乙者,言万物生轧轧也。南至于氐。氐者,言万物皆至也。南至于亢。亢者,言万物亢见也。南至于角。角者,言万物皆有枝格如角也。三月也,律中姑洗。姑洗者,言万物洗生。其于十二子为辰。辰者,言万物之蜄也。

清明风居东南维,主风吹万物而西之。轸。轸者,言万物益大而轸轸然。西至于翼。翼者,言万物皆有羽翼也。四月也,律中中吕。中吕者,言万物尽旅而西行也。其于十二子为巳。巳者,言阳气之巳尽也。西至于七星。七星者,阳数成于七,故曰七星。西至于张。张者,言万物皆张也。西至于注。注者,言万物之始衰,阳气下注,故曰注。五月也,律中蕤宾。蕤宾者,言阴气幼少,故曰蕤;痿阳不用事,故曰宾。

……

凉风居西南维,主地。地者,沈夺万物气也。六月也,律中林钟。林钟者,言万物就死气林林然。其于十二子为未。未者,言万物皆成,有滋味也。北至于罚。罚者,言万物气夺可伐也。北至于参。参言万物可参也,故曰参。七月也,律中夷则。夷则,言阴气之贼万物也。其于十二子为申。申者,言阴用事,申贼万物,故曰申。北至于浊。浊者,触也,言万物皆触死也,故曰浊。北至于留。留者,言阳气之稽留也,故曰留。八月也,律中南吕。南吕者,言阳气之旅入藏也。其于十二子为酉。酉者,万物之老也,故曰酉。

阊阖风居西方。阊者,倡也;阖者,藏也。言阳气道万物,阖黄泉也。其于十母为庚辛。庚者,言阴气庚万物,故曰庚;辛者,言万物之辛生,故曰辛。北至于胃。胃者,言阳气就藏,皆胃胃也。北至于娄。娄者,呼万物且内之也。北至于奎。奎者,主毒螫杀万物也,奎而藏之。九月也,律中无射。无射者,阴气盛用事,阳气无余也,故曰无射。其于十二子为戌。戌者,言万物尽灭,故曰戌。

在以上描述中说明了不周风在西北方,主管杀生的事。东壁宿在不周风以东,主持开辟生气使往东行,到达营室。营室,主管胎育阳气并把它产生出来。再向东到达危宿。危,就是垝的意思,是说阳气的垝,所以称为危。以上星宿与十月相对应，于十二律与应钟相对应。应钟，就是阳气的反映，阳气这时还不主事。于十二子与亥相对应。亥，就是该的意思。是说阳气藏在它下面，所以是它成了阳气出现的隔阂。这一节气的音乐养生，就是需要通过应钟阳律的阳气引导人的阳气的生成，以确保人体内的阴阳之平衡。

广莫风在北方。广莫，是说阳气在下，阴气没有阳气广大，所以说是广莫。广莫风以东到虚宿。虚的意思，是指能实能虚，是说阳气冬季则蕴藏于空虚之中，到冬至日就会有一分阴气下藏，一分阳气上升发散出来，所以称虚。再向东到达须女宿。须女，是说万物的位置发生变动，阴气阳气没有分离开，尚且互相胥如的意思，所以称为须女。月份与十一月相对应，律与黄钟相对应。黄钟的意思是阳气踵随黄泉而出。于十二子与子相对应。子就是滋长的滋，滋，是说万物滋长于下面。于十母与壬癸相对应。壬就是任，是说阳气负担着在下面养育万物的重任。癸就是揆，说万物可以揆度，所以称为癸。向东到牵牛宿，牵牛的意思是说阳气牵引万物而出。牛就是冒，是说地虽冻，能冒出地面生长出来。牛又指耕耘种植万物的意思。再向东到建星。建星，就是建立起诸有生命之物的意思。与十二月相对应，十二律与大吕相对应。十二子与丑相对应。这里指出了十一月运用黄钟音律协助人体阳气的生成，十二月则通过大吕音律引导人体的阴气来抑制十一月冲出的过盛阳气。

条风在东北方，主管万物的产生和出现。条风意思是说调治万物而使它们产生出来，所以称为条风。条风向南到箕宿。箕就是万物的根柢，所以称为箕。与正月对应，律与太簇相对应。太簇，是说万物簇拥而生的意思，所以称为太簇。于十二子与寅相对应。寅是说万物初生如蚯蟭（蚓）之行蟭然弯曲的样子，所以称为寅。向南到达尾宿，尾是说万物初生像尾巴一样弯曲。向南到达心宿，心是说万物初生都有像花（华）一般的顶心。再向南到房宿。房，是指为万物的门户，到门前就要出来了。这里强调正月运用太簇的阴律来达到养生的目的。

明庶风在东方。明庶说的是众物全都出土萌发出来了。与二月相应，律与夹钟相对应。夹钟，是说阴阳相夹，厕（侧）身于中的意思。十二子与卯相对应。卯就是茂，是说万物生长茂盛。于十母与甲乙相对应。甲，是说万物冲破符（同"孚"）甲萌发出来；乙，是说万物生长时轧轧乙乙艰难而顽强的样子。向南到达氐宿。氐的意思是说万物都已抵达、来到的意思。向南到达亢宿。亢的意思，是说万物渐渐长高了。再向南到角宿。角的意思是说万物都已有了枝权就像角一样。十二月中与三月相对应，律中与姑洗相对应。姑洗的意思是说万物初生，颜色光鲜如洗。于十二子与辰相对应。辰，是说万物都已蠕动起来。这里强调了运用姑洗的阳律来顺应时序的变化开展音乐养生活动。

清明风在东南方，主管吹动万物向西发展。先到达轸宿。轸，是说万物生长得殷殷轸轸，更加盛大了。向西到达翼宿。翼，是说万物都已长大，如同有了羽翼。以上两宿为四月宿，于律为中吕。中吕的意思是说万物全都向西旅行。于十二子为巳。巳的意思是说阳气已尽了。向西到达七星。七星，是由于阳数成于七，所以称为七星。向西到张宿。张，是说万物都已张大。再向西到注宿。注，是说万物开始衰落，阳气下注，所以称为注。以上三宿为五月宿，于律为蕤宾。蕤宾的意思是说阴气幼小，所以称为蕤；衰落的阳气已不主事，所以称为宾。这里指出了四月运用中吕的阴律、五月运用蕤宾的阳律来顺应时序的变化开展音乐养生活动。

凉风在西南方，主宰地。地，就是沉夺万物之气的意思。与六月相应，律属林钟。林钟，是说万物走向死亡的气象懔然恐惧的样子。于十二子为未。未与味同音，是说万物都已长成，有滋有味了。向北是罚宿。罚，是说万物气势已夺，可以斩伐了。向北是参宿。参，是说万物都可参验，所以称参。以上两宿属七月，律属夷则。夷则，是说阴气贼害万物的意思。于十二子为申。申，是说阴气主事，一再贼害万物，所以名为申。向北是浊宿。浊，与触音相近，是说万物都触阴气而死，所以名为浊。向北是留宿。留，是说阳气稽留没有去尽，所以名为留。以上两宿为八月宿，于律属南吕。南吕，是说阳气旅行入于藏所，就要被收藏起来了。于十二子属于酉。酉，就是万物已经成熟，所以名为酉。这里指出了七月阴气贼害万物，需用夷则阳律来调和养生。到了八月到阳气需要被收藏所以用南吕阴律来引导养生。

阊阖风在西方。阊，就是倡导；阖，就是闭藏。是说阳气倡导万物，阖藏于黄泉之下。于十母为庚辛。庚，是说阴气变更万物，所以称为庚；辛，是说万物生存艰辛，所以称为辛。向北是胃宿。胃，是说阳气被收藏，都偎偎然缩聚起来。向北是娄宿。娄，就是呼唤万物而且要拽拉使入于内的意思。向北是奎宿。奎，主管以毒螫杀万物，举而收藏起来。以上三宿为九月宿，律属无射。无射，是说阴气正盛，主宰事物，阳气隐藏无所余，所以称为无射。于十二子属戌。戌，是说万物全都灭亡了，所以称为戌。这里指出了九月养生需要用无射阳律来引导养生活动。

在《吕氏春秋·音律》篇中，论述的是音律产生于十二个月，每个月各有一个音律产生，然后它们又会产生出另外一个音律，因此，十二个月分别对应十二音律。指出了人们在从事音乐养生活动中，每个月的音乐创作及演奏，要与十二音律的自然属性相对应，才能符合大自然的规律，这样的音乐活动才能实现天、人、乐合一的阴阳平衡的养生效果。其中写道："黄钟之月，土事无作，慎无发盖，以固天闭地，阳气且泄。大吕之月，数将几终，岁且更起，而农民，无有所使。太簇之月，阳气始生，草木繁动，令农发土，无或失时。夹钟之月，宽裕和平，行德去刑，无或作事，以害群生。姑洗之月，达道通路，沟渎修利，申之此令，嘉气趣至。仲吕之月，无聚大众，巡劝农事，草木方长，无携民心。蕤宾之月，阳气在上，安壮养侠，本朝不静，草木早槁。林钟之月，草木盛满，阴将始刑，无发大事，以将阳气。夷则之月，修法饬刑，选士厉兵，诘诛不义，以怀远方。南吕之月，蛰虫入穴，趣农收聚，无敢惰息，以多为务。无射之月，疾断有罪，当法勿赦，无留狱讼，以亟以故。应钟之月，阴阳不通，闭而为冬，修别丧纪，审民所终。"①

在上面这段文字内容中，具体介绍了音律所对应的月份中，音律应黄钟的月份（十一月），动土建筑的事不要进行，千万不可揭开盖藏之物，以便使天地封闭，否则，阳气将要泄露出去。因此需要用黄钟的阳律来固守人体的阳气，以此来达到音乐养生的目的。

律应大吕的月份（十二月），一年之数将近终结，新的一年即将重新

---

① 陆玖译注：《吕氏春秋》，中华书局2011年版，第166页。

开始,要让农民心志专一,不可有其他劳役。因此需要运用大吕的阴律固守人体的阴气,以此来达到音乐养生的目的。

律应太簇的月份(正月),阳气开始生发,草木萌动,命令农民破土耕种,不要错过农时。因此需要运用太簇的阳律补充人体的阳气,以此来达到音乐养生的目的。

律应夹钟的月份(二月),要宽容和顺,施仁德,除刑罚,不可兴师动众,伤害众生。因此需要运用夹钟的阴律固守人体的阴气,抑制人体阳气过盛,以此来达到音乐养生的目的。

律应姑洗的月份(三月),要使道路通畅,疏浚沟渠,申明此令,美善之气就会迅速到来。因此需要运用姑洗的阳律固守人体的阳气,以此来达到音乐养生的目的。

律应仲吕的月份(四月),不要征集广大民众,要巡视农事,劝勉农民,草木正在生长,不可使人们对农事三心二意。因此需要运用仲吕的阴律抑制住不断上升的阳气,使其阴阳平衡,以此来达到音乐养生的目的。

律应蕤宾的月份(五月),阳气在上,要畜养丁壮,朝政如果不安,草木就会早枯。因此需要运用蕤宾的阳律补充阳气,使其阴阳平衡,以此来达到音乐养生的目的。

律应林钟的月份(六月),草木丰盛,阴气将要开始刑杀万物,不可举行大事,以便将养阳气。因此需要运用林钟阴律来平衡人的阴阳之气,以此来达到音乐养生的目的。

律应夷则的月份(七月),要修明法度,整协刑罚,简选武士,磨砺兵器,声讨、诛杀不义之人,以安抚远方。因此需要运用夷则的阳律来提升人的阳气,以此来达到音乐养生的目的。

律应南吕的月份(八月),蛰虫钻进洞穴,要催促农民收割聚藏,不可懈怠,务求多收多藏。因此需要运用南吕的阴律来平衡阴阳之气,以此来达到音乐养生的目的。

律应无射的月份(九月),要迅速判决有罪的人,应当法办的不要赦免,不要滞留诉讼案件,处理要从速,要合乎旧典。因此需要运用无射的阳律来提升阳气,抑制阴邪之气,以此来达到音乐养生的目的。

律应应钟的月份(十月),阴阳不通,天地闭塞而进入冬季,要饬正丧事的规格,按贵贱等级加以区别,要慎重处理人民用以送终的一切事宜。因此需要运用应钟的阴律平衡阴阳之气,以此来达到音乐养生的目的。

中国传统的音循时序养生法,主张人们需要根据季节的次序、时辰的变化,来不同调整自己的精神、行为和生活方式。如果违背了大自然的规律,人就会内使九窍不通,外使肌肉痿弱,这就是因为人们不能适应自然变化所致,也称之为自伤,人的阳气也会因此受到减弱。因此,音乐养生中需要坚持因时之序、因时制宜的实践方法。

传统十二音律与不同时序配属表见表5-1。

表5-1　十二音律配属表

十二律顺序	对应名称	现代音名	对应月份	对应地支	对应时辰
第一律	黄钟	c1	十一月	子	23:00—1:00
第二律	大吕	#c1	十二月	丑	1:00—3:00
第三律	太簇	d1	正月	寅	3:00—5:00
第四律	夹钟	#d1	二月	卯	5:00—7:00
第五律	姑洗	e1	三月	辰	7:00—9:00
第六律	仲吕	#e1	四月	巳	9:00—11:00
第七律	蕤宾	#f1	五月	午	11:00—13:00
第八律	林钟	g1	六月	未	13:00—15:00
第九律	夷则	#g1	七月	申	15:00—17:00
第十律	南吕	a1	八月	酉	17:00—19:00
第十一律	无射	#a1	九月	戌	19:00—21:00
第十二律	应钟	b1	十月	亥	21:00—23:00

第二节　传统六字诀发声养生法

一、六字诀养生法源流

传统的六字诀发声养生法,属于中国古代较早的气功发声养生法。

此法发源于先秦时期,形成于两晋南北朝时期,在隋唐、宋元时期得到进一步发展,明清时期逐渐成熟,至今得到了广泛的推广。六字诀在萌芽时期,是以发"嘘""吹"两音,加上"吹呴呼吸,吐故纳新"来行气,调节人的气血。发展到两晋南北朝时期,著名的中医学家、道教茅山派代表人物陶弘景,将六字诀的养生理论写入《养性延命录》中,他在《养性延命录·服气疗病》篇中首次系统提到"纳气有一,吐气有六。纳气一者谓吸也,吐气六者,谓吹、呼、嘻、呵、嘘、呬,皆为长息吐气之法"。在书中同时还提到:"时寒可吹,时温可呼,委曲治病,吹以去风,呼以去热,嘻以去烦,呵以下气,嘘以散滞,呬以解极。"①陶弘景在提倡六字诀的养生功效以外,还直接将六字诀对应于某种疾病的辅助医疗。

唐代著名医学家孙思邈在《备急千金要方》中对陶氏六字诀的吐纳法进行了发挥,"大呼结合细呼"。唐代道教学者胡愔在其《黄庭内景五脏六腑补泻图》中,把字改成了六字诀与五脏相匹配的形式,改肺"嘘"为肺"呬",改心"呼"为心"呵",改肝"呵"为肝"嘘",改脾"嘻"为脾"呼",改肾"呬"为肾"吹",另外增加胆"嘻"之法。宋代邹朴庵的《太上玉轴六字气诀》对六字诀理论与方法的论述是历史上最详细的,对呼吸和读音方法提出了具体要求:"念时耳不得闻声……念毕低头闭口,以鼻徐徐吸天地之清气……吸时耳亦不得闻声。"另外还增加了叩齿、搅海、咽津等预备功。②

"六字诀"在具体的实施过程中,根据不同养生需求制定出来了相应的发声原则,当有御寒需求时发"吹"音,防暑祛热的时候发"呼"音,用于平和心情时发"嘻"音,用于疏通气下行时发"呵"音,用于散滞时发"嘘"音,用于把胸中的浊气呼出时发"呬"音。这一论述讲明了六字诀吐故纳新,打通经络的音乐养生机理。六字诀发展到明代以后,高濂在归纳、整理前人的发声方法基础上结合节气变化提出了新的运用理论,在其著作

---

① (唐)孙思邈撰,钱超尘主编,沈澍农、钱婷婷评注:《千金方 千金翼方》,中华书局2013年版,第163页。

② 国家体育总局健身气功管理中心编:《健身气功·六字诀》,人民体育出版社2003年版,第4页。

《遵生八笺》中,高濂强调六字诀的发声在春季发"嘘"音有助于保养肝,夏季发"呵"音可以养心,秋季发"呬"音能润肺,冬季发"吹"音可以来保肾,发"呼"音可以养脾脏,发"唏"音预防三焦的疾病。① 依据这些六字诀基本养生思想,后人又不断创新发展出不同风格的运用方法,经过两千多年的不断创新发展,六字诀已成为深受国民喜爱的中华民族传统音乐养生文化之瑰宝。

二、六字诀的养生原理

六字诀是中国传统的一种以呼吸吐纳发声为主要手段的养生方法。这种融动作、运气、发声为一体的养生方法,通过呼吸发音来调节脏腑功能,以调节人体内部的阴阳平衡。六字诀养生法和当代西方比较流行的声音治疗功能一样,同样具有养生保健、防病治病的双层功效。六字诀结合中国传统五行理论,在发"嘘、呵、呼、呬、吹、唏"六个字音的同时,可以有效调节肝、心、脾、肺、肾、三焦等脏器,通过身体、气息和声音的运动对脏腑起到按摩作用。在练习中,发音产生的声波振动,可以刺激人体的经络,通过对经络的刺激,可以畅通全身经络,使得人体的气血充盈。在练习六字诀的过程中,在相应的动作导引和自然吸气时,吸入天地间的清气,通过呼吸练习可以排出脏腑内部的浊气,调和人体内外气血运行,使五脏六腑保持阴阳平衡的健康状态。

六字诀养生法能有效促进人体生理机能的运动。通过练习六字诀,能够让人体神经系统功能和机体代谢能力得到一定的提高,促进神经肌肉间的相互协调功能,使人身体运动变得更加平衡谐和。在六字诀的练习中,运用的动作动中求静,其所保持的深呼吸运动,将有助于人的气体交换进而增强人的体质。人在经过长期的六字诀训练后,身体内部微循环和肌肉活动能力得到进一步的增强,人的关节的柔韧性、灵活性以及肌肉活动幅度也能得到扩展。六字诀养生法也能促进人体内部的血液循环,增强人的心肺功能,有效延缓人的生理机体的老化。

---

① （明）高濂著,李敬明编译:《图解遵生八笺》,山东美术出版社 2012 年版,第 232 页。

六字诀养生法具有调节人的血压,有效预防、控制心脑血管疾病的功效。通过六字诀的训练,人体植物神经系统的功能得到锻炼后,能够降低交感神经的兴奋程度,提升副交感神经系统的兴奋程度,从而实现缓解人体小动脉痉挛,扩张人体的血管运动,促进人体机能的平衡运动,增加毛细血管的密度或数量,改善血液循环和代谢,有效降低机体对外界刺激而引起的心血管应激反应等。

六字诀养生训练,作为一项人体的有氧运动,可以提高肌肉和脂肪组织内部脂肪酶的活性变化,促使胆固醇和磷脂向高密度脂蛋白转移,这种变化对于将血管壁上沉积胆固醇转移至肝内降解有一定作用。可以有效防止或减缓动脉硬化和高血压等心脑血管疾病的发生和发展,有助于减少发生动脉粥样硬化的风险。[①] 六字诀训练是在小强度、稳定状态下进行的一种有氧运动,在长期有规律的锻炼后,人的心血管功能指标中的收缩压、舒张压、心率等均会有明显的积极改善,进而稳定人的血压变化。

三、六字诀实践应用法

中国传统的六字诀养生法,自从两晋南北朝时期的《养性延命录》有了具体的文字记载以来,历代都有论述六字诀养生法的文献。到目前为止,在社会上流行的六字诀以及相关的气功法有十余种,其中,有马礼堂的养气功六字诀、张氏六字诀等。本书中主要介绍的两种六字诀法,一是唐代孙思邈结合中医五行、五脏理论,所总结出的以防治疾病为主的六字诀养生法。二是由国家体育总局发起推广的,在继承传统六字诀理论基础上,以养生保健为主的具有当代民族特色的六字诀养生法。

(一)孙思邈六字诀养生法

六字诀的应用发展到唐代的时候,孙思邈根据五行、五脏、五色相生顺序,配合四季的变化,改编了六字诀的应用方法,进一步奠定了六字诀的辅助治病的养生理论基础。在孙思邈的《千金翼方》中记载有:"若患心冷病,气即呼出;若热病,气即吹出。若肺病即嘘出,若肝病即呵出,若

---

① 张晓航主编:《张氏六气诀》,北京体育大学出版社 2018 年版,第 4 页。

脾病即唏出,若肾病即呬出。夜半后,八十一;鸡鸣,七十二;平旦,六十三;日出,五十四;辰时,四十五;巳时,三十六。欲作此法,先左右导引三百六十遍。凡百病不离五脏,五脏各有八十一种疾,冷热风气计成四百四病,事须识其相类,善以知之。心脏病者,体冷热。相法:心色赤。患者梦中见人著赤衣,持赤刀杖火来怖人。疗法:用呼吹二气,呼疗冷,吹治热。肺脏病者,胸背满胀,四肢烦闷。相法:肺色白。患者喜梦见美女美男,诈亲附人,共相抱持,或作父母、兄弟、妻子。疗法:用嘘气出。肝脏病者,忧愁不乐,悲思,喜头眼疼痛。相法:肝色青。梦见人著青衣,捉青刀杖,或狮子、虎、狼来恐怖人。疗法:用呵气出。脾脏病者,体上游风习习,遍身痛烦闷。相法:脾色黄,通土色。梦或作小儿击历人、邪犹人,或如旋风团来转。疗法:用唏气出。肾脏病者,体冷阴衰,面目恶瘘。相法:肾色黑。梦见黑衣及兽物捉刀杖相怖,用呬气出。冷病者,用大呼三十遍,细呼十遍。呼法:鼻中引气入,口中吐气出,当令声相逐,呼字而吐之。热病者,用大吹五十遍,细吹十遍。吹如吹物之吹,当使字声似字。肺病者,用大嘘三十遍,细嘘十遍。肝病者,用大呵三十遍,细呵十遍。脾病者,用大唏三十遍,细唏十遍。肾病者,用大呬五十遍,细三十遍。此十二种调气法,若有病,依此法恭敬用心,无有不瘥。皆须左右导引三百六十遍,然后乃为之。"①

孙思邈的上段表述中,明确了如果患心冷病,气吸入后就以呼字出气;如果患热病,气吸入后就以吹字出气;如果患肺病,就以嘘字出气;如果患肝病,就以呵字出气;如果患脾病,就以唏字出气;如果患肾病,就以呬字出气。夜半以后(子时23:00—1:00),做八十一次;鸡鸣后(丑时1:00—3:00),做七十二次;清晨(寅时3:00—5:00),做六十三次;日出之后(卯时5:00—7:00),做五十四次;辰时(7:00—9:00),做四十五次;巳时(9:00—11:00),做三十六次。如果想要按这种方法调气,必须要先左右导引三百六十遍。

---

① (唐)孙思邈撰,钱超尘主编,沈澍农、钱婷婷评注:《千金方 千金翼方》,中华书局2013年版,第159—160页。

　　对于为什么孙思邈把练习六字诀的时间安排在从夜半(子时)开始,这主要是源于行气道家的行气学说。行气是一种利用呼吸吐纳来修炼的养生方法,即呼吸吐纳之术,唐代以后称为"内丹术",即现代的"气功"。行气时人应集中意念内守,控制自己的意念活动,即进入到"入静"状态。因此,道家养生思想中十分重视行气时间,应选择"生气之时",避开"死气之时"。道家认为从当日的夜半到次日的日中这6个时辰为生气之时,日中到夜半为死气之时。孙思邈在这里强调六字诀练习的时间问题,显然是吸收了道家的养生思想,所以才制定出从夜半后至巳时这一段时间,鉴于日中后为"死气之时",不宜多练习,故愈接近日中,次数愈益减少。

　　在运用六字诀来作为防病治病的养生实践中,孙思邈指出了人患百病不离五脏,五脏各有八十一种疾病。冷、热、风、气共计四百零四种疾病,必须鉴别相似的病症,了解其病之所在。并就不同病症所对应的不同字诀医疗方法进行了进一步的论述。其中心脏患病的人,身体时冷时热。其辨别方法为:心色属赤,患者在梦中看见人穿着红色衣服,手持红色刀杖火焰来恐吓人。六字诀发声养生疗法中,运用呼、吹二字交替发声法来防治疾病,呼字发声用于治疗阴冷之病,吹字发声用于治疗阳热之病。

　　对于肺脏患病的人来讲,会出现胸背部胀满,四肢烦闷的症状。其辨别方法为:肺色属白色,患者容易梦见美女美男,冒充亲人附身,相互拥抱,或装作父母、兄弟、妻子、儿女。六字诀发声养生疗法中,运用发嘘声法出气来调理肺部疾病。

　　对于肝脏患病的人,会出现忧愁不乐,悲伤忧思,容易头眼疼痛的症状。其辨别方法为:肝色属青色,人容易梦见人穿着青衣,手持青色刀杖,或者梦见狮子、老虎、野狼来吓唬人。六字诀发声养生疗法中,运用发呵声法出气来调理肝部疾病。

　　对于脾脏患病的人,身体好像有风游过,全身疼痛烦闷。其辨别方法为:脾色属黄,与土的颜色相似。容易梦见小人用手指刺人,戏弄人,或像旋风一样旋转。六字诀发声养生疗法中,运用发唏声出气来调脾脏部位所患疾病。

　　对于肾脏患病的人,身体发冷,阴气衰减,面色萎顿。其辨别方法为:

肾色属黑,这时人容易梦见黑衣以及野兽怪物手持刀杖相恐吓。六字诀发声养生疗法中,运用发呬声出气来调肾脏部位所患疾病。

对于患冷病的人,可以采用大口急促发出呼声三十遍,缓慢均匀发出呼声十遍的方法来调理。具体呼吸方法是从鼻中吸进气,从口中吐出气体,发声时就像逐字说话那样吐出气体。

对于患热病者,可以采用大口急促发吹声五十遍,缓慢均匀发出吹声十遍的方法来调理。吹气时就像吹东西一样,其发声法应当就像念字。

对于患肺病者,可以采用大声急促发嘘声三十遍,缓慢均匀发嘘声十遍的方法来调理。

对于患肝病者,可以采用大声急促发呵声三十遍,缓慢均匀发呵声十遍的方法来调理。

对于患脾病者,可以采用大声急促发唏声三十遍,缓慢均匀发唏声十遍的方法来调理。

对于患肾病者,可以采用大声急促发呬声五十遍,缓慢均匀发呬声三十遍的方法来调理。

孙思邈在最后强调人的身体一旦出现脏器病症,如果运用六字诀发声养生法,需要先左右导引三百六十遍,然后才能起到调气养息的作用。并指出如果依照此法虔诚用心地练习,六字诀一定就能起到较好的疗愈养生效果。

(二) 六字诀传承法

为了推动中华传统六字诀养生法的当代发展,在国家体育总局资助下,中国中医研究院西苑医院、首都体育学院、北京中医药大学联合组成了六字诀养生功课题组。相关研究人员在对各种传统六字诀功法与文献进行了大量的整理和研究后,于2003年集体编著出版了《健身气功·六字诀》一书,该书在2011年1月第10次印刷,目前此研究成果在国内得到广泛普及。

1. 预备姿势

两脚平行站立,两脚距离约肩同宽,两膝微微弯曲;头正颈直,下颏微收,竖脊含胸;两臂自然下垂,周身中正;唇齿合拢,舌尖放平,轻贴上腭;

目视前下方。

动作要点:(1)鼻吸鼻呼,自然呼吸。(2)面带微笑,思想安静,全身放松。

2.起动姿势

动作一:接上式。屈肘,两掌十指相对,掌心向上,缓缓上托至胸前,约与两乳同高;目视前方。动作二:两掌内翻,掌心向下,缓缓下按,至肚脐前;目视前下方。动作三:微屈膝下蹲,身体后坐;同时,两掌内旋外翻,缓缓向前拨出,至两臂成圆形。动作四:两掌外旋内翻,掌心向内。起身,两掌缓缓收拢到肚脐前,虎口交叉相握轻覆肚脐;静养片刻,自然呼吸;目视前下方。

动作要点:(1)用鼻吸气鼻呼气。(2)两掌上托时吸气,下按、向前拨出时呼气,收拢时吸气。

3.嘘(xū)字诀发声练习

动作一:接上式。两手松开,掌心向上,小指轻贴腰际,向后收到腰间;目视前下方。两脚不动,上身左转 90°;同时,右掌由腰间缓缓向左侧穿出,约与肩同高,并配合口吐"嘘"字音;两目渐渐圆睁,目视右掌伸出方向。动作二:右掌沿原路收回腰间;同时身体转回正前方;目视前下方。动作三:两脚不动,上身右转 90°;同时,左掌由腰间缓缓向右侧穿出,约与肩同高,并配合口吐"嘘"字音;两目渐渐圆睁,目视左掌伸出方向。动作四:左掌沿原路收回腰间;同时身体转回正前方;目视前下方。如此左右穿掌各 3 遍。本式共吐"嘘"字音 6 次。

动作要点:(1)"嘘"字吐气法:"嘘"字发音 xū,属牙音。发音吐气时,嘴角后引,槽牙上下平对,中留缝隙,槽牙与舌边亦有空隙。发声吐气时,气从槽牙间、舌两边的空隙中呼出体外。(2)穿掌时口吐"嘘"字音,收掌时鼻吸气,动作与呼吸应协调一致。

4.呵(hē)字诀发声法练习

动作一:接上式。吸气,同时,两掌小指轻贴腰际微上提,指尖朝向斜下方;目视前下方。屈膝下蹲,同时,两掌缓缓向前下约 45°方向插出,两臂微屈;掌目视两掌。动作二:微微屈肘收臂,两掌小指一侧相靠,掌心向上,成"捧掌",约与肚脐相平;目视两掌心。动作三:两膝缓缓伸直;同时,屈肘,两掌捧至胸前,掌心向内,两中指约与下颏同高;目视前下方。动作四:两肘外展,约与肩同高;同时,两掌内翻,掌指朝下,掌背相靠。然后,两掌缓缓下插;目视前下方。从插掌开始,口吐"呵"字音。动作五:两掌下插至肚脐前时,微屈膝下蹲;同时,两掌内旋外翻,掌心向外,缓缓向前拨出,至两臂成圆;目视前下方。动作六:两掌外旋内翻,掌心向上,于腹前成"捧掌";目视两掌心。动作七:两膝缓缓伸直;同时屈肘,两掌捧至胸前,掌心向内,两中指约与下颏同高;目视前下方。动作八:两肘外展,约与肩同高;同时,两掌内翻,掌指朝下,掌背相靠。然后,两掌缓缓下插,目视前下方。从插掌开始,口吐"呵"字音。重复动作五至动作八共4遍。本式共吐"呵"字音6次。

动作要点:(1)"呵"字发声法:"呵"字为舌音,发声吐气时,舌体向上拱,舌边轻贴上槽牙,气从舌上腭之间缓缓呼出体外。(2)两掌捧起时用鼻子吸气;插掌、外拨时呼气,口吐"呵"字音。

5. 呼(hū)字诀发声练习

动作一:当上式最后一个动作将两掌向前拨出后,外旋内翻,转掌心向内对肚脐,指尖斜相对五指自然张开,两掌心间距与掌心至肚脐距离相等;目视前下方。动作二:两膝缓缓伸直;同时,两掌缓缓向肚脐方向合拢,至肚脐前约10厘米。动作三:微屈膝下蹲;同时,两掌向外展开至两掌心间距与掌心至肚脐距离相等,两臂成圆形,并口吐"呼"字音;目视前下方。动作四:两膝缓缓伸直;同时,两掌缓缓向肚脐方向合拢。重复动作三至动作四共5遍。本式共吐"呼"字音6次。

动作要点:(1)"呼"字吐气法:"呼"字为喉音,发声吐气时,舌两侧上卷,口唇撮圆,气从喉出后,在口腔中形成一股中间气流,经撮圆的口唇呼出体外。(2)两掌向肚脐方向收拢时吸气,两掌向外展开时口吐"呼"字音。

6. 呬(sī)字诀发声练习

动作一:接上式,两掌自然下落,掌心向上,十指相对;目视前下方。动作二:两膝缓缓伸直;同时,两掌缓缓向上托至胸前,约与两乳同高;目视前下方。动作三:两肘下落,夹肋,两手顺势立掌于肩前,掌心相对,指尖向上。两肩胛骨向脊柱靠拢,展肩扩胸,藏头缩项;目视前斜上方。动作四:微屈膝下蹲;同时,松肩伸项,两掌缓缓向前平推逐渐转成掌心向前,口吐"呬"字音;目视前方。动作五:两掌外旋腕,转至掌心向内,指尖相对,约与肩宽。动作六:两膝缓缓伸直;同时屈肘,两掌缓缓收拢至胸前约10厘米,指尖相对;目视前下方。动作七:两肘下落,夹肋,两手顺势立掌于肩前,掌心相对,指尖向上。两肩胛骨向脊柱靠拢,展肩扩胸,藏头缩项;目视斜前上方。动作八:微屈膝下蹲;同时,松肩伸项,两掌缓缓向前平推逐渐转成掌心向前,并口吐"呬"字音;目视前方。重复动作五至动作八4遍。本式共吐"呬"字音6次。

动作要点:(1)"呬"字吐气法:"呬"字为齿音,发声吐气时,上下门牙对齐,留有狭缝,舌尖轻轻抵下齿,气息从齿间呼出体外。(2)推掌时,呼气,口吐"呬"字音;两掌外旋手腕,指尖相对,缓缓收拢时鼻子吸气。

7.吹(chuī)字诀发声练习

动作一:接上式,两掌前推,随后松腕伸掌,指尖向前,掌心向下。动作二:两臂向左右分开成侧平举,掌心斜向后,指尖向外。动作三:两臂内旋,两掌向后划弧至腰部,掌心轻贴腰眼,指尖斜向下;目视前下方。动作四:微屈膝下蹲;同时,两掌向下沿腰骶、两大腿外侧下滑,后屈肘提臂环抱于腹前,掌心向内,指尖相对,约与脐平;目视前下方。两掌从腰部下滑时,口吐"吹"字音。动作五:两膝缓缓伸直;同时,两掌缓缓收回,轻抚腹部,指尖斜向下,虎口相对;目视前下方。动作六:两掌沿带脉向后摩运。动作七:两掌至后腰部,掌心轻贴腰眼,指尖斜向下;目视前下方。动作八:微屈膝下蹲;同时,两掌向下沿腰骶、两大腿外侧下滑,后屈肘提臂环抱于腹前,掌心向内,指尖相对,约与脐平;目视前下方。重复动作五至动作八共4遍。本式共吐"吹"字音6次。

动作要点:(1)"吹"字吐气法:"吹"字音为唇音。发声吐气时,舌体、嘴角后引,槽牙相对,两唇向两侧拉开收紧,气从喉出后,从舌两边绕舌下,经唇间缓缓呼出体外。(2)两掌从腰部下滑、环抱于腹前时呼气,口吐"吹"字音;两掌向后收回、横摩至腰时以鼻吸气。

8.嘻(xī)字诀发声练习

动作一:接上式,两掌环抱,自然下落于体前;目视前下方,两掌内旋外翻,掌背相对,掌心向外,指尖向下;目视两掌。动作二:两膝缓缓伸直;同时,提肘带手,经体前上提至胸。随后,两手继续上提至面前,分掌、外开、上举,两臂成弧形,掌心斜向上;目视前上方。动作三:屈肘,两手经面部前回收至胸前,约与肩同高,指尖相对,掌心向下;目视前下方。然后,微屈膝下蹲;同时,两掌缓缓下按至肚脐前。动作四:两掌继续向下、向左右外分至左右髋旁约 15 厘米处,掌心向外,指尖向下;目视前下方。从上动两掌下按开始配合口吐"嘻"字音。重复动作五至动作八共 4 遍。本式共吐"嘻"字音 6 次。

动作要点:(1)"嘻"字吐气法:"嘻"字音为牙音,发声吐气时,舌尖轻抵下齿,嘴角略后引并上翘,槽牙上下轻轻咬合,呼气时使气从槽牙边的空隙中经过呼出体外。(2)提肘、分掌、向外展开、上举时鼻吸气,两掌从胸前下按、松垂、外开时呼气,口吐"嘻"字音。

9.收功姿势

动作一:接上式,两手外旋内翻,转掌心向内,缓缓抱于腹前,虎口交叉相握,轻覆肚脐;同时两膝缓缓伸直;目视前下方;静养片刻。两掌以肚脐为中心揉腹,顺时针 6 圈,逆时针 6 圈。动作二:两掌松开,两臂自然垂于体侧;目视前下方。

动作要点:(1)在做练习时,外形保持松弛状态,意念保持沉静状态。(2)收气后要处于静养状态。

第三节　传统默念松静养生法

一、松静养生法运用原理

松静功是中国古老的一种以默念松、静为主的一种养生功法。从当代西方音乐治疗理论来理解这一传统松静养生功法,它既有引导想象治疗的技术成分,又有声音治疗的理念蕴含其中。这一养生方法与传统的六字诀发声养生法不同之处在于,松静功养生法,强调了以意念引导、默念松、静二字为主要特点,而六字诀主要是运用气功引导发声。两者都属于中国传统养生取向音乐治疗实践应用方法。

松静功的练习目的,是为了让人的身心得到放松和入静的状态。松静功的练习姿势不拘,卧、坐、站皆可。练功时微闭双目,自然呼吸。呼气时默想静和体会松的舒适程度,配合人的意念放松身心。松静功的练习,借助松静功的调整,逐步把人身体调整成自然、轻松、舒适的状态,缓解人的紧张、焦虑、恐惧情绪。从而起到调和人的气血,活络人的经络,平衡人的脏器的养生保健效果。

二、松静养生法运用方法

松静功的功法介绍较多,现主要参考《中医康复学》①,将松静功养生法具体的实践运用步骤介绍如下:

松静功由练功前的准备工作、姿势、放松法、呼吸法、静坐法和收功组成一整套动作姿势。

(一)第一步:准备工作到位

练功目的是用调心养气的方法,使心神达到高度的入静。但在练功时往往杂念很多,思想不易集中,很难入静。因此,练功前需要做好准备,尽可能排除干扰,以保证练功的顺利进行。

1. 练功的环境宜选择在安静、空气新鲜之处

室内练习,需要通风换气,但不要迎着风向,以防感冒。

2. 宽衣松带,解除束缚

无论练习卧势、站势、坐势、走势、都必须将纽扣、衣带、鞋带或比较瘦小的衣服等,预先解开,使身体保持一种舒适的状态,以便促进血液循环畅通。

3. 稳定好情绪,保持精神愉快

练功前 15 分钟左右,休息一下。安静时思想容易集中,能够使人心

---

① 郭子光、张子游编著:《中医康复学》,四川科学技术出版社 1986 年版,第 282—284 页。

情舒畅,精神愉快。如果人的情绪不稳定,心情急躁,则杂念纷纭,不易入静,而且呼吸不畅通,练功则容易昏沉入睡,这样影响疗效。如果练习前出现这种情况需要先调整好情绪后再进行练习,如果状态调整不好,就要取消当天的练习。

(二)第二步:练习摆正摆姿

松静功练习时姿态端正,才能易于入静,不论采用哪种姿势,一定要端正身姿,自然放松。坐时应用宽凳子或椅子,高度以使练功者的膝关节弯曲成 90° 为宜,头颈和上身坐直,身体才能保持端正,不偏不斜,胸部略前俯,不挺胸,臀部向后稍微凸出,但背不弯不曲。若是盘坐,两手相握或两手重叠向上,贴于小腹前或放小腿上,姿态端正后,两眼微闭,注视鼻尖,口微闭,舌抵上腭。

(三)第三步:身体放松方法

放松法是一切养生气功法的基本功法,主要是消除一切紧张感,要求达到全身肌肉、内脏、血管、神经放松,强调自然舒适,气沉丹田。姿势可采用坐势、站势、卧势和走势等,要求自头上向脚下松,头部放松,虚灵顶颈(头轻轻顶起之意);两肩放松,垂肩坠肘;胸部放松内含,腹部放松回收;腰部放松挺直,全身无紧张之处,精神放松,面带微笑。

(四)第四步:呼吸运用方法

松静气功的呼吸法,采用顺呼吸法,吸气时默念“静”字,呼气时默念“松”字,放松得越好,入静就越快,做到呼吸自然柔和,舒适自得,使气沉丹田(脐下 1.3 寸处),即练功家所说的“息息归根”原则。呼吸是练气功主要环节之一,没有呼吸的锻炼,便没有疗效,但练呼吸不能急于求成,要循序渐进,每次练功练呼吸 20—30 分钟即可,以免练呼吸过多、时间过长,引起偏差。

(五)第五步:静坐运用方法

练完呼吸法之后,接着练静坐法,开始时,杂念较多,思想难于集中,用意守肚脐或气海(脐下 1.3 寸处),让杂念自来自消,自然就会转到无杂念的境界,如果仍有杂念,可用听呼吸的方法来排除它。听,不是听鼻子呼吸的声音,而是将听觉的注意力集中于一呼一吸的下落,至于呼吸的快慢、粗细、深浅都不要去管它,听至杂念完全消失,这就是入静了。至于入静的程度是因人因病而异,千万不可勉强追求,凡是想愈快入静的人,实际上是越静不下来,因为急躁就是由杂念引起的,所以就妨碍了入静。但静是相对的,特别在练功初期,不能要求过高,有些人练功时虽未达到理想的静,但用一念代万念(如意守法、随息法等),实际上也可收到一定疗效。

(六)第六步:收功运用方法

练完气功后,不要急于起来,首先要以肚脐为中心,用一只手掌心按在肚脐上,另一只手的掌心贴在这只手的手背上,两手同时以肚脐为中心向左,由内向外,由小圈到大圈缓缓划圈,左转30圈,稍作停顿后,再由外向内,由大圈到小圈,右转30圈,到肚脐处停止收功,然后活动下身体,练习结束。

第四节　传统音乐气功引导养生法

在中国传统的养生取向音乐治疗方法中,从古至今,人们把音乐和气功有机地结合起来,借助音乐的声音、节奏来引导养生活动。在中国传统医学养生保健功中,有静功和动功两种气功方式。所谓的静功,就是强调以调心、养气为主的功法,重在人的意念引导。在音乐或声音引导过程中,人的四肢、躯干相对保持一种恒定的姿态,目的是让人通过调息进而达到入静、入松的状态。所谓的动功,就是古人所指的导引之功,其功法以肢体运动为主要表现形式,强调呼吸的节奏、深浅并以意念来驱动身体的运动。

中国现代把传统音乐结合到养生气功练习中的研究始于20世纪50年代末期。其标志性的运用源于1960年,上海高血压研究所出版的三张(一套)高血压病气功疗法的音乐唱片。[①] 这一套唱片的发行在国内引起了医疗界、音乐界和其他社会人士的关注。之后,很多气功养生专家和气

---

① 　普凯元编著:《音乐治疗》,人民音乐出版社1994年版,第195页。

功爱好者,纷纷把气功练习与音乐疗法融为一体,用音乐引导气功练习中的节奏、速度和气息转换,取得了较好的功效。特别是在群体的气功练习中,音乐的节奏、韵律能有效引导大家整齐划一地把动作和音乐有机结合在一起,其所引发出的整体气场能量,对参与者的身心健康和人际互动关系都起到了积极的促进作用。这也是当代传统的"五禽戏""八段锦""太极拳"等养生气功法广泛运用音乐引导练功的重要原因所在。

一、黄帝内观引导法

中国古代的静功引导法注重人的意念在想象治疗过程中所发挥出的主导作用。这一养生治疗效果的呈现从现代生物医学角度来看,在音乐引导下人进入了松、静的状态后,大脑细胞活动就会呈现出有序化状态,从而降低大脑中枢神经系统的能量消耗,能有效防止神经细胞过早、过多地衰亡。特别是当代加入传统音乐元素后,在每分钟60拍左右的传统音乐的诱导下,人随着舒缓、优雅的音乐旋律,很快就能进入放松状态,在身体放松的状态下进行想象引导下静功练习,人的气血、经络便能得到有效的调和、疏通。

在《千金方　千金翼方》中记载了黄帝内观疗法:"存想思念,令见五脏如悬磬,丑色了了分明,勿辍也。"[①]这是一个以存想为主的内观疗法。关于黄帝内观疗法的应用,不同价值取向的用途所强调的侧重点有所不同。中医价值取向注重的是五脏的冥想效果。心理治疗价值取向注重色彩疗法的效果。音乐治疗价值取向注重的是在音乐引导下,具体想象出五脏从色彩上所体现出的健康状态。本书介绍的黄帝内观疗法,就是传统养生取向音乐治疗运用方法。

(一) 音乐选择

从传统古琴、古筝、琵琶等民族乐器演奏的音乐中选择五行音乐。音乐节奏应控制在每分钟56—68拍为宜。音乐旋律上要流畅、舒缓,节奏

---

① (唐)孙思邈撰,钱超尘主编,沈澍农、钱婷婷评注:《千金方　千金翼方》,中华书局2013年版,第122页。

上简单、平和。严禁使用节奏快、刺激性强的带有重金属乐器伴奏的音乐。因为情绪强烈的音乐，听后会使人产生烦躁情绪，不宜使用。音乐的使用分两个阶段使用。先是按五行音乐分类单独各自准备五首乐曲，这主要用于初步练习过程中选用。等练习到能很快想象出五脏脏像和感觉到放松舒适以后，就可以把音乐按角→徵→宫→商→羽→角的顺序，每种音乐编辑成3分钟左右，再把五种音乐合成到一起，形成18—20分钟的音乐。最初练习使用五种调式单独编排的音乐，便于每个脏器想象的单独练习。等完全掌握了六个单独想象脏器之后，再把音乐合成一体，一次完成六个想象环节的任务，这也是本法练习中最终要实现的练习目标。

（二）注意事项

黄帝内观疗法适合身心相对健康和亚健康人群使用，可作为平时养生保健运用，也可用于各种慢性内伤病症的防治。不适合严重器质性病变和精神疾病患者使用。在练习黄帝内观疗法时应注意以下事宜：

1. 要在无外界干扰，相对安静、安全的环境下进行练习，条件允许的情况下尽量选择室内来练习。

2. 要注意事先根据节气的变化、室内温度的变化，穿着比较宽松、舒适的衣服。夏天空调或电扇的风不要直对着人体，尤其是后脑和膝盖，一旦这些部位受到风寒入侵，容易引起感冒。

3. 在实践练习过程中，具体观想时间的控制，根据音乐编排的时间要求来进行练习，不要打破规定的想象脏器的顺序。初期的单个脏器的想象练习中，可以根据自己的需要，在跟随音乐想象练习前，可以先自行训练下想象能力，这样的安排有助于提升正式跟随音乐练习时的想象效果。

4. 在此法练习中，音乐所发挥的作用在于，一是作为呼吸气息引导之用。二是根据音乐律动的旋律能够集中人的注意力，排除外界杂音的影响。三是用音乐来控制每个冥想阶段的时间。四是此法练习最终要实现以五种调式合成的音乐来引导冥想，以确保参与者能够集中精力全身心地投入到内观练习之中。

5. 练习时偶尔会出现身体麻酥或沉重现象，也会有身体颤动或温热感，这都是因为身体气息的运行和精神高度集中所致，属于正常想象。如果在练习的过程中,出现这些身体反应症状导致精力不能集中,则需要暂时停止观想,让自己通过松静功练习放松以后,再恢复到正常的练习程序之中。

（三）冥想时序

黄帝内观疗法一般建议每天一次,以早上练习效果较佳,如果实在没有时间,建议晚上练习。每次按"五脏相生"次序即按肝→心→脾→肺→肾的顺序想遍五脏,然后将五脏一起想象一次。先将一脏器观想清楚后,再想下一脏器直到五脏想全为一个循环。每个脏器观想清楚约3分钟左右,连同五脏同时观想的时间总长建议以18—20分钟为宜。每次感觉好的时候,可以重复冥想一次。总时间控制在45分钟内为上。

（四）具体方法

1. 内观肝脏法

练习时,站、坐、卧都可,手足自然放置。把角调式的音乐打开播放,注意音乐的音量不要过大,以个人听着舒适为准。然后,跟随音乐调整自己的呼吸,保持深呼吸状态,两目轻闭,全身放松。当身体感觉到放松时,集中精力想象体内的肝脏,把肝脏想象为青色。肝脏就像悬挂起来的古代乐器乐钟或磬一样,在想象中呈现了光芒四射的景象。这时,在想象中体验自己肝脏变得温暖而舒适的感觉。保持这种想象的感觉2分钟左右,开始进行下一个脏器的冥想。

2. 内观心脏法

把音乐切换成徵调式的音乐,首先跟随音乐调整自己的呼吸,保持深呼吸状态,两目轻闭,全身放松。当身体感觉到放松时,集中精力想象体内的心脏,把心想象为红色。心脏就像悬挂起来的古代乐器乐钟或磬一样,在想象中呈现了光芒四射的景象。这时,在想象中体验自己心脏变得温暖而舒适的感觉。保持这种想象的感觉2分钟左右,开始进行下一个脏器的冥想。

3. 内观脾脏法

把音乐切换成宫调式的音乐,首先跟随音乐调整自己的呼吸,保持深呼吸状态,两目轻闭,全身放松。当身体感觉到放松时,集中精力想象体内的脾脏,把脾脏想象为黄色。脾脏就像悬挂起来的古代乐器乐钟或磬一样,在想象中呈现了光芒四射的景象。这时,在想象中体验自己心脏变得温暖而舒适的感觉。保持这种想象的感觉2分钟左右,开始进行下一个脏器的冥想。

4.肺脏内观法

把音乐切换成商调式的音乐,首先跟随音乐调整自己的呼吸,保持深呼吸状态,两目轻闭,全身放松。当身体感觉到放松时,集中精力想象体内的肺脏。把肺脏想象为白色。肺脏就像悬挂起来的古代乐器乐钟或磬一样,在想象中呈现了光芒四射的景象。这时,在想象中体验自己肺脏变得温暖而舒适的感觉。保持这种想象的感觉2分钟左右,开始进行下一个脏器的冥想。

5.肾脏内观法

把音乐切换成羽调式的音乐,首先跟随音乐调整自己的呼吸,保持深呼吸状态,两目轻闭,全身放松。当身体感觉到放松时,集中精力想象体内的肾脏。把肾脏想象为黑色。肾脏就像悬挂起来的古代乐器乐钟或磬一样,在想象中呈现了光芒四射的景象。这时,在想象中体验自己肾脏变得温暖而舒适的感觉。保持这种想象的感觉2分钟左右,开始进行下一个脏器的冥想。

6.五脏内观法

把音乐切换成角调式的音乐,首先跟随音乐调整自己的呼吸,保持深呼吸状态,两目轻闭,全身放松。当身体感觉到放松时,集中精力想象体内的五脏肾脏。把肝脏想象为青色,心脏想象为红色,脾脏想象为黄色,肺脏想象为白色,肾脏想象为黑色。五脏充满了活力,五色层次分明。五脏就像悬挂起来的古代乐器乐钟或磬一样,在想象中呈现出五色纷呈、光芒四射的景象。这时;在想象中体验自己五脏变得温暖而舒适的感觉。保持这种想象的感觉2分钟左右,结束冥想。

二、五音静功引导法

中国传统的五音静功引导养生法,是按照传统宫、徵、商、羽、角五音相生的顺序,在默念音名的意念引导下开展的音乐养生功练习活动。在五音静功引导练习过程中,通过默念五音,使人的气息跟随着特定的经络运行。这种根据中医五音通五脏的理论,来指导运气、发声(意念发声)的方法,能够有效消除相应脏腑的气滞血瘀症状,促进和改善脏腑功能。此法属于传统中医脏腑内视的方法。继承了传统中医通过意念导引,将人的器官先天运动与后天行气运动以及发声产生声波的共振运动结合在一起,有着疏通气血和活络经脉的养生功效。

(一) 方法原理

五音静功养生法涉及传统五音相生理论、中医五脏相应理论和中医经络理论。五音调式中的宫音入脾,健脾养胃。徵音入心,通血脉降心火。商音入肺,补益肺气。羽音入肾,可以滋肾。角音入肝,疏肝利胆。经络是联系人体表里内外、四肢百节、五官孔窍、脏腑筋膜的通道。人体的体营卫之出入、气血之流通、津液之化行、气机之升降等,无不通过经络之路径而实现。因此,借助默念五音而产生的气息、能量,使之对应五脏相关的经络流动,能够有效地起到通过气息和声音振动来刺激穴位,疏通相关经络的通道,确保人体的能量通道运行畅通无阻,这样的话人体就会百病难入,从而起到养生保健作用。

(二) 音乐编排

从传统音乐中选择民族器乐曲,注意尽量选择独奏器乐曲,音乐节奏控制在每分钟 60 拍左右。音乐风格上要选择旋律舒适、节奏缓慢而简单的曲目,不要带有重金属乐器伴奏的音乐。音乐编排顺序为宫→徵→商→角→羽的顺序,每种音乐编辑成 3 分钟左右,再把五种调式的音乐合成到一起,形成 15—18 分钟的音乐供练习中使用。

关于音乐的选择遵循因人而异的选曲原则,没有什么所谓固定"音乐处方"之说。因为每个人的文化背景、兴趣爱好、年龄差异等各不相同,在选择音乐时要选择自己喜欢、听着能让自己放松的音乐,尽量选择正规出版的民族音乐资料。建议在专业音乐治疗师的指导下,选择使用的音乐。

（三）注意事项

1.练习五音静功法时,需要用意念引导行气,人的注意力的专注程度,决定了练习的效果。为排除外界噪音的干扰,需要在相对安静的环境下进行。练习者的衣着一定要以宽松、舒适为宜。

2.在五音静功的练习中,音乐作为引导人的呼吸节奏的重要媒介,当我们在练习的过程中出现短暂的走神现象时,可以马上跟随着音乐的声音,把自己的呼吸节奏调整到和音乐同步的节奏上来,这样有助于把意念重新控制在呼吸和默念五音上来。

3.本法是依据五音相生顺序来练习的功法,练习中要从意念上强化五音与五脏相互对应关系中相生相助原理。运用默念五音音名的气驱动体内相关经络气息流动、顺畅。这样才能真正起到养生保健的功效。

（四）练习方法

本法练习时选择站姿或躺姿为上,这样便于身体气息的流通。打开事先编排好的音乐,依次进行下面的五音默念练习。

1.宫音静功引导法

音乐声响起后,保持自己身体的放松姿态,保持深呼吸状态。在吸气的时候,跟随着音乐的节奏,心中默念吸字,内气经足太阴脾再经脚趾将体内气息提升到腹部中间位置。呼气的时候,跟随音乐的节奏,心中默念宫字,让气息沿脾经位置循环运行;或者让气息从足阳明胃经自上腹正中间位置下行至足运行。

2.徵音静功引导法

跟随宫音转换到徵音音乐的节奏,继续保持深呼吸状态。当吸气时,心中默念吸字,让内气沿手少阴心经和手厥阴心包经运行。呼气时,跟随音乐的节奏,心中默念徵字,让气沿手太阳小肠经自手及小肠心脏运行。

3.商音静功引导法

跟随徵音调式音乐转换到商调式音乐的节奏,保持深呼吸,吸气时默念吸字,让体内气息沿手阳明大肠经自食指至肺部。呼气时,跟随音乐的节奏,心中默念商字,让体内气息沿手太阴肺经至手拇指处,同时运行至大肠处运行。

4.羽音静功引导法

跟随商调式音乐转换到羽调式音乐的节奏,保持深呼吸,吸气时默念吸字,让体内气息沿足少阴肾经的涌泉穴至肾脏位置。跟随着音乐的节奏,当呼气默念羽字,让体内气息沿足少阴肾经至涌泉或自膀胱沿足太阳膀胱经至足运行。

5.角音静功引导法

跟随羽音调式的音乐转换到角调式音乐的节奏,保持深呼吸,吸气时默念吸字,让体内气息沿足厥阴肝经自大趾至肝脏。跟随音乐的节奏,呼气时,心中默念角字,让体内气息沿足少阳胆经至足,或者让气息沿足厥阴肝经逆行至足。

三、五音动功引导法

中国传统五音动功引导法,是一种在音乐引导下,由发五音音名产生的声音共振效应,来引发五脏相应部位形成振动,以此来达到调和五脏的一种传统养生取向音乐治疗方法。此法强调在深呼吸状态下进行,并配合相应的动作来导引人体气息的流动。在五音练习的顺序、使用的音乐上和前面所讲到的五音静功练习时使用的音乐一样,采用合成了五种五音调式音乐。

(一) 注意事项

1.五音动功引导法练习的环境、衣着要求和五音静功引导练习法一样。其姿势要求采用站姿,以便配合肢体不同动作的运动。

2.练习过程中注意呼吸的节奏和音乐的节奏同步。呼吸采用胸腹式联合呼吸法中的慢吸慢呼和快吸慢呼法。用鼻口同时呼吸,将气体吸入到两横膈膜处。在做身体运动时采用慢吸慢呼法,在发声时采用快吸慢呼法。呼气时伴随着所指定发出的声音均匀发声。

3.身体运动时注意每一种运动的要领和动作意图,控制气息能够随着身体的运动在体内流动。

4.当动作停留在身体五脏的某个部位时,要真实体验到声音振动和体内气息运动结合在一起所引发的共振效果。

（二）具体方法

1.宫音动功引导法

练习前，身体直立，双脚与肩同宽，双手自然侧立于两大腿旁，掌心向内。开启音乐后，跟随音乐的节奏，做深呼吸，双臂带动双手慢慢向身体两侧抬起，掌心向下，当双手抬起到与双肩平行时，把掌心转向前方，双臂向身体合拢，双臂合拢至肩同宽时，大臂带动小臂向内弯曲，掌心向内移动。当双手移动至身体脾脏处，左手轻轻捂住此处，右手轻轻叠加在左手上方。采用快吸慢呼的呼吸方式，呼气时发出宫字的声音，同时，感受身体的气息、声音的振动聚集在脾脏部位。保持声音的振动时间和宫调音乐同步结束后，身体恢复至开始练习前的站立姿势。

2.商音动功引导法

接上方练习，跟随商调式的音乐，身体直立，双脚与肩同宽，双手自然侧立两大腿旁，掌心向内。把双手掌心转向朝天方向，慢慢向上举起，当双手举动到头顶上方时，双手合拢，食指相对开始向下方运动，当运动至肺部位置时，左右手分开，将左右手轻轻捂住两肺部处。这时采用快吸慢呼的呼吸方式，呼气时发出商字的声音，同时，感受身体的气息、声音的振动聚集在两肺部位。保持声音的振动时间和商调音乐同步结束后，身体恢复至开始练习前的站立姿势。

3.角音动功引导法

接上方练习，跟随角调式的音乐，身体直立，双脚与肩同宽，双手自然侧立两大腿旁，掌心向内。把双手掌心转向朝天方向，慢慢向上举起，当双手举动到头顶上方时，双手合拢，食指相对开始向下方运动，当运动至胸部位置时，掌心向内移动。当双手移动至身体肝脏处，左手轻轻捂住此处，右手轻轻叠加在左手上方。采用快吸慢呼的呼吸方式，呼气时发出角字的声音，同时，感受身体的气息、声音的振动聚集在肝脏部位。保持声音的振动时间和角调音乐同步结束后，身体恢复至开始练习前的站立姿势，练习结束。

4.徵音动功引导法

接上方练习，跟随徵调式的音乐节奏练习徵音发音。身体直立，双脚与肩同宽,双手自然侧立于两大腿旁,掌心向内。保持深呼吸并跟随音乐的节奏,慢慢将双臂带动双手向身体两侧抬起,掌心向下,当双手与抬起到与双肩平行时,把掌心转向上方,继续向上运动,当双臂运动到头顶时,双手合拢在一起,食指相对开始向下方运动,当运动至心脏部位时,左右手分开,将左手轻轻捂住此处,右手轻轻叠加在左手上方捂住心脏处。采用快吸慢呼的呼吸方式,呼气时发出徵字的声音,同时,感受身体的气息、声音的振动聚集在心脏部位。保持声音的振动时间和徵调音乐同步结束后,身体恢复至开始练习前的站立姿势。

5. 羽音动功引导法

接上方练习,跟随羽调式的音乐,身体直立,双脚与肩同宽,双手自然侧立两大腿旁,掌心向内。保持深呼吸并跟随音乐的节奏,慢慢将双臂带动双手向身体两侧抬起,掌心向下,当双手与抬起到与双肩平行时,把掌心转向上方,继续向上运动,当双臂运动到头顶时,双手合拢在一起,食指相对开始向下方运动,当运动至肝脏部位时,左右手分开,将左手轻轻捂住此处,右手轻轻叠加在左手上方捂住肝脏处。采用快吸慢呼的呼吸方式,呼气时发出羽字的声音,同时,感受身体的气息、声音的振动聚集在心脏部位。保持声音的振动时间和羽调音乐同步结束后,身体恢复至开始练习前的站立姿势。

第六章 中国传统心理取向音乐治疗方法

第一节 传统音乐宣泄疗法

一、音乐宣泄情绪的原理

情绪是指人们与客观事物接触后,根据自身需要所表达出来的态度体验。它是人们对客观事物认识的一种反映形式,客观事物也是人产生情绪、情感的本源,离开了客观事物,个人的情绪就成了无源之水、无本之木。因此,当人的需求和愿望得到了客观事物的满足之后,就会引起人的诸如兴奋、愉快、满意、喜爱等积极肯定的情绪反应。反之,人的需要和愿望得不到客观事物的满足时,就会引起人的诸如郁闷、焦虑、紧张、恐惧、憎恨等消极否定的情绪反应。人在不同的年龄阶段、不同的社会阶层、不同的工作环境、不同的家庭背景等因素影响下,都会产生各种积极、消极的情绪、情感体验。当人在社会生活中不能很好地平衡两种不同的情绪体验,就会出现异常的情绪变化,而长期异常情绪的积累将会导致人产生过多的负面情绪,从而让人出现异常心理问题。

心理异常一般是指人偏离了正常心理的负面心理活动和行为范围。心理异常在个体主观体验上,主要表现为内省体验上有紧张、焦虑、抑郁、恐惧或者是没有明显原因的心理不适感;在行为上则会反映出不能适当地把控自己的言行举止。由于不同个体对客观事物的主观体验不同,在不同时期,遇到不同的人或事,人出现不同的情感体验属于正常的人类现象。但如果人长期处于负面情绪的体验之中,而不能自行排除或调整,人就会出现社会适应不良、心理健康状况恶化的局面。

如何有效防止人因负面情绪过多而导致出现异常心理问题,从古至今都是人类一直在思考、探索和为之努力的重要研究课题。现代心理学研究认为,人的认知出现问题是由于异常情绪影响所致。所以,常规的心理治疗方式一般都是主张先从改变人的认知入手,人的认知改变了,情绪自然也就会随之改变。但现实中出现的问题往往是,人们明明知道一些令人伤感的、不愉快的事情是无法改变的,也已经成为过去式,然而却还是总摆脱不了因事件而引发的负面情绪的困扰。相比之下,现代音乐治疗学研究发现,音乐对人情绪影响的力量是巨大的,音乐心理治疗正是运用音乐先来宣泄人的负面情绪,然后再来解决人的错误认知问题。这也就是我们常常所讲的人的情绪变好了,看待人或事物的态度,都会先从积极的一面去思考的原因所在。

中华民族是世界上最早认识到音乐与人的情感之间相互依存、相关作用关系的民族之一。在《乐记》中,比较详细地论述了音乐与人心理的相互作用关系。在中国传统的音乐哲学思想中,中国先民们认为音乐是通过声音来传递情感的,人的情感来自对客观现实生活的真实反映。"凡音之起,由人心生也,人心之动,物使之然也。"音乐就是人情感的具体艺术表达方式,不同的情感可以从不同的音乐中表现出来。因此,才有了人的哀、乐、喜、怒、敬、爱六种情感,应和着六种不同声音的变化,以满足人们的音乐审美需要和用音乐体验情感变化的心理需求。

中国是世界上最早运用音乐调节人的情绪的国家之一。《黄帝内经》中强调了围绕人的情感为轴心,是人们从事音乐活动的内涵的核心思想。书中阐述了聆听宫调式的音乐会引发人的沉静、厚重的情感体验;聆听商调式的音乐会引发人的哀郁、婉转的情绪体验;聆听角调式的音乐会引发人的通澈、清新的情感体验;聆听徵调式的音乐会引发人的欢快、热烈的情感体验;聆听羽调式的音乐会引发人的凄切、柔润的情感体验。在《黄帝内经·素问·上古天真论》篇中提到的"恬淡虚无,真气从之,精神内守,病安从来"①,指的就是心理健康对人的重要性,强调只要人的心理保持宁静平和的状态,就不容易受到七情六欲的诱惑,不为其所困惑,人的内心就会充满正能量,只要保持住心灵的健康就会确保整个身体的健康。由清代高鼓峰编纂的《医家心法》中写道:"七情过度,必生拂郁",也讲明了七情和悦是心理健康之根本,从预防心理疾病的角度出发,用音乐来宣泄、引导喜、怒、悲、思、愁、恐、惊七种情绪,是中国传统心理取向音乐治疗运用的基本技巧与方法。

二、音乐宣泄疗法的应用

中国古今都有运用音乐来宣泄负面情绪,缓解心理压力的传统音乐心理治疗实践活动。下面,将通过对中国古代运用诗歌、音乐创作、即兴乐器演奏等形式来宣泄负面情绪的案例,来介绍传统音乐心理宣泄疗法。

(一)在《吕氏春秋·季秋纪第九·精通》篇中记载道:钟子期夜闻击磬者而悲,使人召而问之曰:"子何击磬之悲也?"答曰:"臣之父不幸而杀人,不得生;臣之母得生,而为公家为酒;臣之身得生,而为公家击磬。臣不睹臣之母三年矣。昔为舍邸睹臣之母,量所以赎之则无有,而身固公家之财也。是故悲也。"钟子期叹嗟曰:"悲夫,悲乎! 心非臂也,臂非椎非石也。悲存乎心而木石应之,故君子诚乎此而谕乎彼,感乎己而发乎人,岂必强说乎哉?"周有申喜者,亡其母,闻乞人歌于门下而悲之,动于颜色,谓门者内乞人之歌者,自觉而问焉,曰:"何故而乞?"与之语,盖其母也。故父母之于子也,子之于父母也,一体而两分,同气而异息。若草莽之有华实也,若树木之有根心也,虽异处而相通,隐志相及,痛疾相救,忧思相感,生则相欢,死则相哀,此之谓骨肉之亲。神出于忠,而应乎心,两精相得,岂待言哉?② 这段文字讲的是钟子期在夜里听见敲击磬的声音很悲伤,派人召见敲磬的人并问他:"你为什么敲磬敲得那么悲伤?"那人回答说:"我的父亲不幸杀了人,自己也不能活了;我的母亲得以生还,却

---

① 梅赞:《探索有中国特色的音乐治疗道路》,《戏剧之家(上半月)》2011 年第 2 期。
② 陆玖译注:《吕氏春秋》,中华书局 2011 年版,第 273—274 页。

要在公卿家酿酒；我自己得以生还，却要在公卿家敲磬。我已经三年没有见到我的母亲了。前些日子我住在街市的时候看到我的母亲，考虑到想为母亲赎身，可我什么都没有，自己都已是公卿家的财物。这就是我悲伤的原因。"钟子期叹息着说："令人悲伤啊，心并不是手臂，手臂也不是槌不是石头。悲伤存放在心里就使木石都应和着，所以君子心中有这样的感觉会在其他的地方表现出来，自己感动就会感动别人，这个道理难道是胡说的？"周朝有个叫申喜的人，丢失了他的母亲，听到有个乞丐在门下唱歌而感到很悲痛，脸上为之动容，叫守门人接纳唱歌的乞丐进来，很自然地问她："为什么乞讨？"与她交谈之下，才知道原来乞丐正是他的母亲。所以父母对子女，子女对父母，大家是一分为二的身体，有着相同的精气但不同的呼吸着。就像草丛中有鲜花果实，就像树木之间有根须，虽然在不同的地方但是精气相通，心事相连，痛疾相合，愁思相染，活着就互相欢喜，死了就互相悲伤，这就叫骨肉之情。精神是在忠孝里产生，在心中应和，两种精神相通，哪里还用说呢？在这里《吕氏春秋》中通过描述两个不同人物运用音乐表达的方法，来充分宣泄出了各自的负面情绪，进而从心理上获得了情感上的慰藉。

　　（二）在《史记·刺客列传》篇中记载道："荆轲既至燕，爱燕之狗屠及善击筑者高渐离。荆轲嗜酒，日与狗屠及高渐离饮于燕市，酒酣以往，高渐离击筑，荆轲和而歌于市中，相乐也，已而相泣，旁若无人者。"[1]这段文字描述的是荆轲到燕国以后，喜欢上一个以宰狗为业的人和擅长击筑（筑是中国古代的一种击弦乐器）的高渐离，并和他成为很好的朋友。荆轲特别喜欢喝酒，于是就整天和那个宰狗的屠夫及高渐离在燕市上喝酒，喝得似醉非醉以后，高渐离击筑，荆轲就和着节拍在街市上唱歌，相互娱乐，不一会儿又相互哭泣，身旁像没有人的样子。在这里通过这一故事的记载，我们可以看到中国古人把音乐娱乐作为了一种寄托精神和表达情绪的工具来运用，使其为现实生活中无法实现心理需求提供情感上的支持。

---

　　①　张大可注评：《史记》，长江文艺出版社 2015 年版，第 178 页。

（三）在关于荆轲刺秦王的故事中记载道：“太子及宾客知其事者，皆白衣冠以送之。至易水之上，既祖，取道，高渐离击筑，荆轲和而歌，为变徵之声，士皆垂泪涕泣。又前而为歌曰：'风萧萧兮易水寒，壮士一去兮不复还！'复为慷慨羽声，士皆瞋目，发尽上指冠。于是荆轲遂就车而去，终已不顾。”①所讲是就是荆轲出发去刺杀秦王，太子及宾客中知道这件事的人，大家都穿着事先准备好的白衣戴着白帽去为荆轲送行。到了易水岸边与大家饯行以后，荆轲上路，高渐离击筑，荆轲和着节拍唱歌，所唱变徵的音调发出苍凉、悲壮的歌声，送行的人都为之感动得流泪哭泣。荆轲一边向前走一边大声唱道：“风萧萧兮易水寒，壮士一去兮不复还！”复又发出慷慨激昂的声调，送行的人们怒目圆睁，头发直竖，把帽子都顶起来。于是荆轲就上车走了，始终连头也不回。在这里，荆轲在刺杀秦王出发的路上，用歌唱形式表达出了压抑在内心的凄凉、悲怆、愤慨的情绪。

（四）在《庄子·内篇·大宗师》篇中记载了两个关于用音乐来宣泄情绪、抚慰心灵的案例。其中第一个故事写道：“莫然有间，而子桑户死，未葬。孔子闻之，使子贡往侍事焉。或编曲，或鼓琴，相和而歌曰：'嗟来桑户乎！嗟来桑户乎！而已反其真，而我犹为人猗！'”②所讲的就是子桑户忽然死去，孟子反和子琴张赶来治丧。孔子闻讯，吩咐学生子贡代他登门吊唁。子贡入门大吃一惊，只见孟子反和子琴张两人，一个正忙着编挽歌，另一个正弹琴唱歌，二人一唱一和，唱到“嗨哟桑户哟，嗨哟桑户哟，你已经返归本真了，可我们还在尘世间漂泊！”在另一个故事中讲述道：“子舆与子桑友。而霖雨十日，子舆曰：'子桑殆病矣！'裹饭而往食之。至子桑之门，则若歌若哭，鼓琴曰：'父邪！母邪！天乎！人乎！'有不任其声而趋举其诗焉。子舆入，曰：'子之歌诗，何故若是？'曰：'吾思夫使我至此极者而弗得也。父母岂欲吾贫哉？天无私覆，地无私载，天地岂私贫我哉？求其为之者而不得也！然而至此极者，命也夫！'”③ 这里所描述的就是子舆与子桑是朋友，一连寒雨十日未见子桑，子舆说：“子桑大

---

①　张大可注评：《史记》，长江文艺出版社2015年版，第181页。

②　李欣译注：《庄子》，上海三联书店2013年版，第162、174页。

③　李欣译注：《庄子》，上海三联书店2013年版，第162、174页。

概是病了吧"。于是子舆怀裹饭菜,到了子桑家门口,听见破屋里弹琴哭歌之声,子舆侧耳倾听,声音微弱,听见首子桑弹琴唱道:"父亲哟、母亲哟、天哟、人哟。"歌声中感情哀怨。子舆推门进去,说:"为什么唱这样的歌!"子桑说:"为什么我落到这地步,想来想去想不出答案呀。天地无私,难道要我特别受苦? 我能怨天恨地吗? 那么是谁捉弄我到这地步?是命运吧?"在《庄子》一书中所提到的这两个故事,说明了音乐活动可以释放人们内心悲伤、痛苦、怨恨之情。这和当代西方音乐治疗中所倡导的哀伤音乐治疗方法一样,都是借助音乐特有的能够表达人情感的功能,让人在音乐活动中宣泄出压抑在内心的悲伤、抑郁、痛苦等负面情绪,从而缓解心理压力。

第二节　传统音乐移情疗法

一、音乐移情疗法的原理

根据弗洛伊德心理动力学的观点,人的行为是由强大的内部力量驱动或激发所致。同时,心理动力学理论把人看作是由内部和外部力量组成的一个复杂网络所推动的。移情行为作为人内在动力的一种外化表现形式。传统音乐治疗中的移情指的是人在受到外界事物的刺激下,把内在产生的一些痛苦、抑郁、悲伤等负面情绪动力,借助外物的移情来作为内在心理补偿机制,缓解或释放内在的负面能量,以期达到恢复其心理平衡或认知顿悟的目的。

正如认知心理学派杰出代表皮亚杰在其《发生认识论原理》著作中所指出的,人类既不是被动地感知外物,也不是先验地强加于外物,而是通过实践活动的数理逻辑结构和物理因素性结构,不断地组织、认识与超越着现实。[①] 人在受到社会、家庭、人际关系中消极因素的影响下,人的心里会聚集一定的消极能量,但同时,人内在的生存本能也会以一系列的

---

① 高楠:《艺术心理学》,辽宁人民出版社 1987 年版,第 173 页。

主动补偿作用来反制外部的干扰,抵消这种负面能量对人的影响。移情便是人们惯用的心理补偿手段。

当代格式塔文艺心理学家认为事物的形体结构与人的生理、心理结构相似。① 音乐作为审美对象能够唤起人的情感,让人借助音乐产生移情。悲哀的音乐之所以显得悲哀,不是欣赏者的情感投射于音乐所使然,而是由于音乐中力的结构与悲哀的情感活动本身力的结构相似。因此,人们在运用音乐移情来转移自己的悲伤和痛苦时,唤起的更多的是人本身心理结构上的类似反应,这种心理结构上的反应,通过生理活动形式具体体现出来。

二、音乐移情疗法的应用

在中国传统心理取向音乐治疗实践中,先民们早就意识到了音乐移情对人心理所产生的积极影响,并学会了运用音乐移情来转移负面情感对人的心理冲击,以期让人在音乐移情的过程中改善消极的情绪状态。下面,我们将从古代的案例中进一步来了解传统音乐移情疗法的运用方法。

(一)《说苑·善说》篇描述道:"雍门子周以琴见乎孟尝君。孟尝君曰:'先生鼓琴,亦能令文悲乎?'……于是孟尝君泫然,泣涕承睫而未殒。雍门子周引琴而鼓之,徐动宫徵,微挥羽角,切终而成曲。孟尝君增悲流涕曰:'先生之鼓琴,令文立若破国亡邑之人也'"。② 这段文字说明了雍门子周以弹琴的形式来求见孟尝君。孟尝君说:"先生弹琴,也能让我悲恸吗?"……这时孟尝君伤悲起来,泪水流到睫毛上还没落下来。雍门子周拿过琴来弹奏,慢慢拨动宫、徵之声,又轻轻弹起羽、角之声,不同的音律协和弹成了一首乐曲。在音乐的情感驱动下,孟尝君泪流满面,汗流不止,不停唏嘘,情不自禁地从座位上走下靠近雍门子周说:"先生弹琴,让我立刻感觉到就像个国破家亡的人。"从这个案例中,我们可以看到孟尝

---

① 陆一帆:《文艺心理学》,江苏人民出版社 1985 年版,第 19 页。

② (汉)刘向著,王锳、王天海译注:《说苑全译》,贵州人民出版社 1992 年版,第 481—483 页。

君的内在情感随着音乐的变化而不断升华,这种音乐的移情功能有效释放了他内在心理结构上的悲伤情节。也就是说孟尝君忧国忧民的情节被音乐情景投射出来,这并不是音乐本身使得他如此悲伤。

(二)庄子在从事音乐活动中崇尚"天籁"之音,能够用音乐来诠释自己对自然界、人和社会的理解,使得自己内心保持空无、宁静、祥和的状态。在他的音乐世界里,他会跟随着自己内在自然的声音,通过音乐表达外在真实的自我。在《庄子·至乐》中记载有:"庄子妻死,惠子吊之,庄子则方箕踞鼓盆而歌。惠子曰:'与人居,长子老身,死不哭亦足矣,又鼓盆而歌,不亦甚乎?'庄子曰:'不然。是其始死也,我独何能无概然?察其始,而本无生;非徒无生也,而本无形;非徒无形也,而本无气。杂乎芒芴之间,变而有气,气变而有形,形变而有生,今又变而之死,是相与为春秋冬夏四时行也。人且偃然寝于巨室,而我嗷嗷然随而哭之,自以为不通乎命,故止也。'"①这段文字向我们展示了庄子面对妻子离世时前后不同的两种情感变化。在妻子刚刚去世的时候,他的朋友惠子去吊丧,见庄子蹲坐着,正敲着盆在高歌。惠子非常气愤,就指责庄子的这种做法不仅是对妻子不念旧情,不合常理,而且是过分之举。庄子随后对惠子解释说:"不是的。当她刚刚死时,我能不哀痛吗?可是细细想来,她起初本来是没有生命的;岂止没有生命,而且还没有形体;不仅没有形体,而且还没有气息。在似乎有又似乎没有之间,变化成气,气再变化成形,形再变化成生命,现在则又变化而死。这样,她生来死往的变化,就像春夏秋冬四季的运行一样了。她已静静地安息在天地之间了,而我还要在这儿哭泣,我认为这就是不能通达生命的道理,所以我才不哭的啊。"从当代音乐治疗学角度观察庄子面对妻子离世时所表现出来的异常行为,庄子在领悟了人的生老病死属于自然规律后,他是在借助"鼓盆而歌"有效转移最初面对妻子死亡时的悲伤和痛苦情绪。在这种音乐移情的情景中,庄子借助音乐表达出了自己参透生死的境界和感悟,使得自己能够最终理性地看待妻子的离世,这便是音乐心理治疗的意义所在。

---

① 韩维志译评:《庄子》,吉林文史出版社 2009 年版,第 91 页。

（三）在《韩非子》中记载道："内史廖曰：'臣闻戎王之居，僻陋而道远，未闻中国之声。君其遗之女乐，以乱其政，而后为由余请期，以疏其谏。彼君臣有间而后可图也。'君曰：'诺。'乃使内史廖以女乐二八遗戎王，因为由余请期。戎王许诺，见其女乐而说之，设酒张饮，日以听乐，终几不迁，牛马半死。由余归，因谏戎王，戎王弗听，由余遂去之秦。秦穆公迎而拜之上卿，问其兵势与其地形。既以得之，举兵而伐之，兼国十二，开地千里。故曰：耽于女乐，不顾国政，则亡国之祸也。"①内史廖说："我听说戎王居住的地方，荒僻简陋而道路遥远，没听过中原的声乐。您不妨赠给他女子歌舞，去扰乱他的政事，然后替由余请求延长回国的时间，来疏远由余的劝谏。他们君臣有了隔阂，然后就可以谋取了。"穆公说："好。"于是就派内史廖把十六个女乐赠送给戎王，趁机替由余请求延长回国的时间。戎王答应了，看到女乐而感到高兴，安排酒席在帐篷中痛饮，每天听女乐，整年不迁徙，牛马没有水草吃，死了一半。由余回国，马上劝谏戎王，戎王不听，由余就离开戎国来到秦国。秦穆公迎接他并拜他为上卿，向由余询问戎的兵力情况和地理形势。已经了解了这些情况，出兵伐戎，兼并十二个国家，开辟一千里土地。所以说，沉溺于女子歌舞，不关心国家政事，是亡国的祸害。这个案例对我们的启示是，古代歌、舞、乐为一体的音乐艺术形式，不仅能对个人的心理产生重要的移情、同化影响，同时，从政权统治者用乐的角度来审视音乐的功能，负面的音乐移情也会因为王者个人的荒乐无度而导致出现亡国的局面。

（四）《论语·宪问》中记载有："子击磬于卫，有荷蒉而过孔氏之门者，曰：'有心哉，击磬乎！'既而曰：'鄙哉，硁硁乎！莫己知也，斯己而已矣。深则厉，浅则揭。'子曰：'果哉！末之难矣。'"②所讲的就是孔子在卫国，一次正在敲击磬，有一位扛背草筐的人从门前走过说："这个击磬的人有心思啊！"一会儿又说："声音表现出来的浅薄与固执，这是在鄙视自己呀，没有人了解自己，就只为表达自己的情绪而已。（好像涉水一

---

① 高华平、王齐洲、张三夕译注：《韩非子》，中华书局 2015 年版，第 94 页。
② 杨伯峻、杨逢彬译注：《论语》，岳麓书社 2011 年版，第 155 页。

样)水深就穿着衣服蹚过去,水浅就撩起衣服蹚过去。"孔子说:"说得真干脆,没有什么可以责问他了。"在这段描述中,我们可以看到古人能够通过孔子演奏的音乐,洞察出孔子音乐移情的意义。同时,也说明了孔子作为一个杰出的音乐家,善于运用音乐移情来抒发自己内在真实的心理感受,以此来排解内心的矛盾与痛苦。

(五)《说苑·尊贤》中记载道:"应侯与贾午子坐,闻其鼓琴之声。应侯曰:'今日之琴,一何悲也!'贾午子曰:'夫张急调下,故使人悲耳。张急者,良材也;调下者,官卑也。取夫良材而卑官之,安能无悲乎?'应侯曰:'善哉'"。① 这里讲到了范雎和贾午子坐在一起,听着他弹琴的声音,范雎问:"今天的琴声,为什么这样悲伤?"贾午子说:"因为弦绷得太紧,但是调子却低,所以听起来使人感到悲伤。弦能绷得紧说明是良材,调子低表示官职小。具备了良材,却当个小官,怎能不悲伤呢?"范雎说:"说得好啊"。这段文字的表述,具体体现了贾午子运用音乐移情疗法表达内心的压抑、不满情绪,从而让自己从音乐的移情过程中得到心理上的安慰。

第三节　传统音乐认知疗法

一、音乐认知疗法的原理

人的情感体验到思想认知转变的过程,是一个循序渐进的量变到质变的过程。音乐作为一门听觉艺术,对人的认知影响也是从音响感知和感情体验到理性认识的转化过程。正如俄国文艺批评家伯林斯基所说:"思想消融在情感里,而情感也消融在思想里。"②音乐活动中产生的感性体验有助于促进人对事物的理性认识,而人的理性认识又进一步转化为更深刻的感性体验,音乐实践中人对事物的感性与理性认识,正是在这种

---

① (汉)刘向著,王锳、王天海译注:《说苑全译》,贵州人民出版社1992年版,第357页。
② 张前:《音乐欣赏表演与创作心理分析》,中央音乐学院出版社2006年版,第73页。

辩证的结合中不断得以深化、巩固。

音乐所唤起的人的情感，是伴随认识活动和意志行动而出现的一种心理现象。这种心理现象体现着个体的认知差异。如曹日昌在《普通心理学》中说的，凡能满足人的需要的事物，会引起快乐、满意、爱等即为肯定性体验；不能满足人的渴求的事物，或与人的愿望相违背的事物，则会引起愤怒、哀怨、憎恨等则为否定性的体验。① 人的情感的独特性质是由于人的不同需要、愿望或意向所决定。因此，不同音乐情感的体验往往会代表着人的某种思想认识的产物，也就是说音乐活动能够直接影响人的认知思想的形成。

关于音乐对人认知观念的影响，中国古人早就有深刻的理解和认识。这也是中国历代圣贤、帝王重视乐教功能的原因所在。在《乐记》中提倡合乎伦理道德的音乐，认为乐与伦理道德相通，懂得了乐便知晓了礼，礼乐都懂得，才谓之德。这体现了中国古人深知音乐对人思想认知和道德观念能够起到引导的作用。传统的音乐认知教育理论中强调乐是人德性的真实表现，是人的真情流露。只有音乐是不能作伪的，一个人内心的道德品质，可以从乐中反映出来。音乐能感化人心，培养人的道德品质。音乐的社会化认知功能改善社会风气，营造出和谐的社会环境。

二、音乐认知疗法的应用

在中国传统心理取向音乐治疗中，人们认识到不同的人会从不同的音乐情景中获取到不同信息，并用不同的方式看待自己和世界。同时，在长期的音乐治疗的实践过程中，中国先民们也了解到在所获取的音乐信息认知影响下，音乐具有塑造和完善人格的功效。不同的音乐情景会给人带来不同的情绪、认知影响。运用不同的音乐也能在特定的环境中，通过影响人的情绪进而改变人的认知模式，这一理念也是当代西方音乐心理治疗理论的核心观点。

---

① 吕景云、朱丰顺：《艺术心理学新论》，文化艺术出版社 2005 年版，第 93 页。

（一）在《史记·本纪·项羽本纪》中记载有："项王军壁垓下，兵少食尽，汉军及诸侯兵围之数重。夜闻汉军四面皆楚歌，项王乃大惊曰：'汉皆已得楚乎？是何楚人之多也！'项王则夜起，饮帐中。有美人名虞，常幸从；骏马名骓，常骑之。于是项王乃悲歌慷慨，自为诗曰：'力拔山兮气盖世，时不利兮骓不逝。骓不逝兮可奈何，虞兮虞兮奈若何！'歌数阕，美人和之。项王泣数行下，左右皆泣，莫能仰视。"①这段文字描述了项王的部队在垓下修筑了营垒，兵少粮尽，汉军及诸侯兵把他团团包围数重。深夜，听到汉军在四面唱着楚地的歌，项王大为吃惊，说："难道汉军已经完全占领了楚地？怎么楚国人这么多呢？"项王连夜起来，在帐中饮酒。有美人名虞，一直受宠跟在项王身边；有骏马名骓，项王一直骑着。这时候，项王不禁慷慨悲歌，自己作诗吟唱道："力量能拔山啊，英雄气概举世无双，时运不济呀骓马不再往前闯！骓马不往前闯啊可怎么办，虞姬呀虞姬，怎么安排你呀才妥善？"项王唱了几遍，美人虞姬在一旁应和。项王眼泪一道道流下来，左右侍者也都跟着落泪，没有一个人能抬起头来看他。这段文字中所体现出来的音乐认知影响，就是汉军通过四面楚歌的形式，让项羽对战局出现了错误的认知判断，进而使得项羽又通过音乐的表达反映出了认知改变后的负面情绪和挫败感。成为一个典型的音乐影响、改变人的思想认知的具体案例。

（二）《左传·襄公·襄公十一年》中记载有："郑人赂晋侯以师悝、师触、师蠲，广车、軘车淳十五乘，甲兵备，凡兵车百乘，歌钟二肆，及其镈磬，女乐二八。晋侯以乐之半赐魏绛，曰：'子教寡人和诸戎狄，以正诸华。八年之中，九合诸侯，如乐之和，无所不谐。请与子乐之。'……夫乐以安德，义以处之，礼以行之，信以守之，仁以厉之，而后可以殿邦国，同福禄，来远人，所谓乐也。"②这里所讲的是郑国人赠给晋悼公师悝、师触、师蠲；配对的广车、軘车各十五辆，盔甲武器齐备，和其他战车一共一百辆；歌钟两架以及和它相配的镈和磬；女乐两佾十六人。晋悼公把乐队的一半赐

① 张大可注评：《史记》，长江文艺出版社2015年版，第38页。
② 郭丹译注：《左传》，中华书局2016年版，第568页。

给魏绛,说:"您教寡人同各部落戎狄讲和以整顿中原诸国,八年中间九次会合诸侯,好像音乐的和谐,没有地方不协调,请您和我一起分享快乐。……音乐用来巩固德行,用道义对待它,用礼仪推行它,用信用保守它,用仁爱勉励它,然后能用来安定邦国、同享福禄、招来远方的人,这就是所说的快乐。"在这段文字中,通过描述晋悼公赠送魏绛乐队的故事,说明了音乐在推行德行、道义、礼仪等方面所起到的音乐认知影响与音乐教化功能。

（三）《左传》中记载有:"穆叔如晋,报知武子之聘也,晋侯享之。金奏《肆夏》之三,不拜。工歌《文王》之三,又不拜。歌《鹿鸣》之三,三拜。韩献子使行人子员问之,曰:'子以君命,辱于敝邑。先君之礼,藉之以乐,以辱吾子。吾子舍其大,而重拜其细,敢问何礼也?'对曰:'三《夏》,天子所以享元侯也,使臣弗敢与闻。《文王》,两君相见之乐也,使臣不敢及。《鹿鸣》,君所以嘉寡君也,敢不拜嘉。《四牡》,君所以劳使臣也,敢不重拜?《皇皇者华》,'君教使臣曰:'必咨于周。'臣闻之:'访问于善为咨,咨亲为询,咨礼为度,咨事为诹,咨难为谋。'臣获五善,敢不重拜?"① 这段文字讲述了穆叔去到晋国,回报知武子的聘问。晋悼公设享礼招待他。乐器演奏《肆夏》的三章,穆叔没有答拜;乐工歌唱《文王》三曲,又没有答拜;歌唱《鹿鸣》三曲,三次答拜。韩献子派行人子员去问他,说:"您奉着君王的命令光临敝邑,敝邑按先君之礼并用音乐来招待大夫。大夫舍弃重大的而三拜细小的,请问这是什么礼仪?"穆叔回答说:"《三夏》,是天子用来招待诸侯领袖的,使臣不敢听到。《文王》,是两国国君相见的音乐,使臣不敢参与。《鹿鸣》,是君王用来嘉奖寡君的,岂敢不拜谢这种嘉奖?《四牡》,是君王用来慰劳使臣的,岂敢不再拜?《皇皇者华》,君王告诫使臣说:'一定要向忠信的人咨询。'使臣听说:'向善人访求询问就是咨,咨询亲戚就是询,咨询礼仪就是度,咨询事情就是诹,咨询困难就是谋。'臣得到这五善,岂敢不再三拜谢?"在这里的描述中,穆叔通过对不同音乐所表达的不同意境的理解、认识,说明了音乐在影响人的认知功

---

① 墨非编译:《左传》,中国华侨出版社 2016 年版,第 224 页。

能后进而影响到人的行为规范。

（四）《左传·襄公·襄公二十九年》中记载有："请观于周乐。使工为之歌《周南》《召南》，曰：'美哉！始基之矣，犹未也。然勤而不怨矣。'为之歌《邶风》《鄘风》《卫风》，曰：'美哉，渊乎！忧而不困者也。吾闻卫康叔、武公之德如是，是其《卫风》乎？'为之歌《王》，曰：'美哉！思而不惧，其周之东乎？'为之歌《郑》，曰：'美哉！其细已甚，民弗堪也，是其先亡乎！'为之歌《齐》，曰：'美哉！泱泱乎！大风也哉！表东海者，其大公乎！国未可量也。'为之歌《豳》，曰：'美哉！荡乎！乐而不淫，其周公之东乎？'为之歌《秦》，曰：'此之谓夏声。夫能夏则大，大之至也，其周之旧乎？'为之歌《魏》，曰：'美哉！沨沨乎！大而婉，险而易行，以德辅此，则明主也。'为之歌《唐》，曰：'思深哉！其有陶唐氏之遗民乎？不然，何忧之远也？非令德之后，谁能若是？'为之歌《陈》，曰：'国无主，其能久乎？'自《郐》以下无讥焉。为之歌《小雅》，曰：'美哉！思而不贰，怨而不言，其周德之衰乎？犹有先王之遗民焉。'为之歌《大雅》，曰：'广哉！熙熙乎！曲而有直体，其文王之德乎？'为之歌《颂》，曰：'至矣哉！直而不倨，曲而不屈，迩而不逼，远而不携，迁而不淫，复而不厌，哀而不愁，乐而不荒，用而不匮，广而不宣，施而不费，取而不贪，处而不底，行而不流，五声和，八风平，节有度，守有序，盛德之所同也。'"[1]所讲的是公子札请求聆听观看周朝的音乐和舞蹈。于是让乐工为他歌唱《周南》《召南》。季札说："美啊！王业开始奠定基础了，还没有完善，然而百姓勤劳而不怨恨了。"为他歌唱《邶风》《鄘风》《卫风》，他说："美好又深沉啊！忧愁而不困惑。我听说卫康叔、武公的德行就像这样，这大概就是《卫风》吧！"为他歌唱《王风》，他说："美啊！思虑而不恐惧，大概是周室东迁以后的音乐吧！"为他歌唱《郑风》，他说："美啊！但是它琐碎得太过分了，百姓不堪忍受了。这大概是郑国要先灭亡的原因吧！"为他歌唱《齐风》，他说："美啊，多么宏大的声音啊！这是大国的音乐啊！作为东海的表率的，大概是太公的国家吧！国家前途是不可限量的。"为他歌唱《豳风》，他说："美啊，

---

① 郭丹译注：《左传》，中华书局 2016 年版，第 704 页。

浩荡博大呵！欢乐而不过度，大概是周公东征的音乐吧！"为他歌唱《秦风》，他说："这就是西方的夏声。夏就是大，大到极点了，恐怕是周朝的旧乐吧！"为他歌唱《魏风》，他说："美啊！抑扬顿挫呵！洪亮而又婉转，艰难而流畅，再用德行加以辅助，就是贤明的君主了。"为他歌唱《唐风》，他说："思虑很深啊！大概有陶唐氏的遗民吧？否则，为什么那么忧深思远呢？不是美德者的后代，谁能像这样？"为他歌唱《陈风》，他说："国家没有主人，难道能够长久吗？"从《郐风》以下的诗歌，季札听了就没有评论了。乐师为他歌唱《小雅》，他说："美啊！忧愁而没有背叛的心，怨恨却不表现在语言中，恐怕是周朝德行衰微的乐章吧！还有先王的遗民啊。"为他歌唱《大雅》，他说："广博啊，和美呵！抑扬顿挫而本体刚健劲直，大概是文王的德行吧！"为他歌唱《颂》，他说："到达顶点了！正直而不倨傲，婉柔而不屈挠，亲近而不相逼，疏远而不离心，活泼而不邪乱，反复而不厌倦，哀伤而不忧愁，欢乐而不过度，常用而不匮乏，宽广而不显露，施舍而不浪费，收取而不贪婪，静止而不停滞，行进而不流荡。五声和谐，八风协调。节奏有一定的规律，乐器都按次序，这都是盛德之人所共同具有的。"通过这段文字的说明，我们可以了解到中国古人已经能够通过有目的音乐创作表达人们的认知观点。因此，当人们听到相应的音乐后就会引起相应的情感、认知反应。这也是当代音乐心理治疗技术中音乐创作所倡导的，通过即兴音乐创作的过程来提升人的认知功能，帮助人们在音乐活动中更好地觉察自我的认知与行为。

第四节　传统诗乐疗法

一、诗乐疗法的历史渊源

在中国古代的歌、舞、乐一体的音乐表现形式中，传统的诗是通过吟唱方式来表达的，诗歌亦为音乐活动重要组成部分。在古老的殷商甲骨卜辞中记载了大量的诗乐活动，其中蕴含着丰富的诗乐融合为一体的音乐哲学思想。同"音乐治疗"一词一样，中国古代也没有明确的诗乐疗法的名词。但在大量的古籍文献中,我们可以清晰地看到,中国历代古人都有把诗歌与音乐结合在一起的实践活动,并把诗乐形式广泛地运用于服务人们心理健康的实践活动之中。

作为音乐治疗体系下的一种心理治疗方法,中国古代最早的诗乐疗法的应用源于求雨仪式中的诗乐活动。在远古时期巫师的音乐祭礼活动中,求雨仪式主要是通过祈求神灵以达到慰藉人们心灵的目的。求雨往往伴随着丰富的诗乐活动,诗乐是殷商求雨仪式不可或缺的有机组成部分。孔颖达疏曰:"知不言歌,歌据堂上歌诗,合大吕之调,谓之歌者……襄四年,晋侯飨穆叔,云奏《肆夏》,歌《文王》《大明》《绵》,亦此类也。"[1]由此看出,远古时期的歌和诗为一体的表达形式,汇集于歌、乐、舞之中,共同形成了具有民族特色的音乐艺术。在《太平御览》卷八十三引《尸子》也提到:"汤之救旱也,乘素车白马、着布衣,身婴白茅,以身为牲。"[2]在当时举行的隆重求雨仪式中就是运用了殷商时期的诗乐《桑林》。而《桑林》正是源于中国远古时期诗、乐、舞合一体的综合音乐艺术。

中国古代在祭祀祖先的诗乐活动中,通过吟唱诗歌表达出了人们对祖先们的感恩、怀念之情,并从心理层面满足了人们祈求神灵和祖先们保佑子孙后代幸福、安康的内在需求。《周礼·春官宗伯·大司乐》提到:"乃奏夷则,歌小吕,舞《大濩》以享先妣;乃奏无射,歌夹钟,舞《大武》,以享先祖。"[3]这里所提到的周代祭祖仪式中,乐舞之中存在的诗乐观清晰可见,其中所涉及的《大濩》事实上即为殷商诗乐,而且这种祭祖诗乐的源头可溯至甲骨卜辞中。

中国诗、歌为一体诗乐体系化的发展形成于西周至春秋中叶时期。当时《诗经》最初称《诗》,汉代被儒家学者奉为经典后,改称为《诗经》。其中收录了自西周初到春秋中叶五百多年的乐诗歌共305篇。依据诗乐不同特点,《诗经》系统地被划分为"风""雅""颂"三个部分。其实它们也是三种不同内容和形式的音乐作品。宋代学者郑樵把"风""雅""颂"

---

① (清)阮元校刻:《十三经注疏》,中华书局1980年版,第788页。
② 李昉等撰:《太平御览》,中华书局1960年版,第389页。
③ (清)阮元校刻:《十三经注疏》,中华书局1980年版,第789页。

定义为"风土之音""朝廷之音""宗庙之音",明确指出这些都属于民间歌曲、宫廷音乐和祭祀乐舞三类不同的音乐艺术作品。也正是因为"风""雅""颂"不同的音乐体裁才有了三种不同的诗歌文体。"风"共160篇,包括当时十五个诸侯国的民间音乐也称作"十五国风"。"雅",分为小雅和大雅,是当时贵族文人们创作的艺术歌曲,共105篇。"雅"是"王畿"之乐,"王"与"风"相对而言,指周王室直接管辖的地区。周人称这个地区为"夏",在古代"雅"和"夏"通用。"雅"有正的意思,当时把王畿之乐看作是正声,周代人把正声叫雅乐,带有一种尊崇的意味。"颂"是周王室在宗庙祭时歌颂祖先神明的乐舞,包括周颂、鲁颂和商颂,共40篇。①战国时期出现的《楚辞》,是中国古代南方楚地出现的一种新的诗体,其相关内容熔铸了屈原的抱负、苦难、痛苦、热情,以至于使得屈原把自己的整个生命历程都融入于《离骚》之中。

中国古代诗歌的发展到了汉代,乐府(古代掌管音乐的行政机关,是自秦代以来朝廷设立的管理音乐的官署,到汉时沿用了秦时的名称。)继承了《诗经》的现实主义诗乐风格,出现了许多叙事为主题的诗歌。东汉魏晋时期,"五言""七言"诗歌题材应运而生。唐朝是中国历史上古典诗歌创作的辉煌时代,出现了以陈子昂、白居易、元稹、李商隐、杜牧等为代表的一代诗人。在盛唐时期的李白、杜甫等大诗人的作品,使得中国诗歌创作水平达到了历史巅峰。宋代的诗歌艺术发展中,出现了以欧阳修、梅尧臣、王安石、苏轼、陆游等为代表的一代诗人。宋诗则往往把散文的章法、句法引入诗中,结构手段、叙述方法和语言风格具有散文化倾向。元明清时期的诗歌发展中,五言诗、七言诗和古体诗、近体诗作为成熟的诗歌体裁形式,显现出了强大的生命活力。

二、传统诗乐疗法的应用

中国传统心理取向音乐治疗应用中,诗乐疗法主要有三种运用途径,一是人们借助诗歌的创作来抒发自己内在的思想情感。二是引用他人创

---

① 司冰琳:《一本书读懂中国音乐史》,中华书局2013年版,第27页。

作的诗歌来咏唱,或借助器乐伴唱、舞蹈伴唱形式咏唱诗歌,以期达到宣泄情绪、抒发内在情感的目的。三是采用器乐即兴伴奏形式来创作和咏唱诗歌。

（一）诗乐疗法理论依据

在《梦溪笔谈·乐律一·协律》篇对诗乐疗法的功能有着这样的描述:"古诗皆咏之,然后以声依咏以成曲,谓之协律。其志安和,则以安和之声咏之;其志怨思,则以怨思之声咏之。故治世之音安以乐,则诗与志、声与曲,莫不安且乐;乱世之音怨以怒,则诗与志、声与曲,莫不怨且怒。"①这段文字说明了古代的诗歌都是可以吟咏的,然后依照吟咏时抑扬顿挫的韵律来谱成曲子,就叫作"协律"。当诗歌表达安逸平和的感情时,就用安逸平和的音调来吟咏;当诗歌表达哀怨幽愤的感情时,就用哀怨幽愤的音调来吟咏。所以,太平时代的音乐安逸而欢乐,诗歌及其所表达的思想内容,音调和曲子所表达的思想情感,没有不安逸而欢乐的;动乱时代的音乐哀怨而幽愤,诗歌及其所表达的思想内容,音调和曲子所表达的思想情感,也就没有不哀怨而幽愤的了。这里明确指出了诗乐可以表达人的不同情绪状态,具有释放人内心压抑、幽怨、焦虑等负面能量的心理疏导功能。

（二）传统诗乐疗法的实践

1.先秦时期诗乐疗法应用案例

黍 离

——《王风》

彼黍离离,彼稷之苗。

行迈靡靡,中心摇摇。

知我者谓我心忧,不知我者谓我何求。

悠悠苍天! 此何人哉?

---

① （宋）沈括著:《梦溪笔谈全译》,金良年、胡小静译,上海古籍出版社2013年版,第46页。

　　彼黍离离，彼稷之穗。

　　行迈靡靡，中心如醉。

　　知我者谓我心忧，不知我者谓我何求。

　　悠悠苍天！此何人哉？

　　彼黍离离，彼稷之实。

　　行迈靡靡，中心如噎。

　　知我者谓我心忧，不知我者谓我何求。

　　悠悠苍天！此何人哉？①

　　这首《黍离》以书写黍子的春华秋实，寓意年复一年故都日加荒芜，国势倾覆不振，作者借物抒情表达了在宫室废墟上盘桓的时日愈久，其内心的痛苦就愈加强烈，以至于到了让人窒息难耐的地步。诗句以披散下垂似乎无精打采的黍子来比喻诗人迟缓犹疑的脚步和萎靡忧伤的精神状态。由于作者内心的心理矛盾和冲突不能正面直接表达出来，所以就借助对事物的描述直接抒发出了发自心底的痛苦，心理的痛苦在达到极点时不禁面向苍天大声发出感叹。这种忧愁既使人心智迷乱，又不被世人理解，显然超出了普通人的羁旅之愁，而是家国沦亡的哀思了。诗人通过诗歌的创作宣泄了内心的痛苦和无可奈何的伤感。

　　2. 汉魏六朝时期诗乐疗法应用案例

拟咏怀（其七）

——庾信

　　榆关断音信，汉使绝经过。

　　胡笳落泪曲，羌笛断肠歌。

　　纤腰减束素，别泪损横波。

　　恨心终不歇，红颜无复多。

---

① 陈长喜主编：《中国历代名诗赏读》，天津古籍出版社 2009 年版，第 22、171 页。

　　枯木期填海,青山望断河。①

　　汉魏六朝是中国古代诗歌发展逐渐走向成熟的重要时期,这一时期的诗歌来源主要是民间的乐府诗,以及有文人创作的五言诗、七言诗。这些不同题材的诗歌创作,不仅仅是作者个人情感凝聚、升华的过程,同时,伴随着这一诗歌创作的过程,诗乐的心理疗愈功能也得以具体体现。在庾信的《拟咏怀》(其七)中,开头两句"榆关断音信,汉使绝经过",表明离故国遥远,一"断",一"绝"写出了心中的孤苦和思念。"胡笳落泪曲,羌笛断肠歌"两句,用胡笳和羌笛所演奏出来的悲伤曲调来衬托自己内心的哀愁,从而体现出庾信内心因为思念家乡而充满了无尽的痛苦。"纤腰减束素"以下四句是以闺中女子的愁怨、离恨引为自喻,由于思念故土,忧愁哀思,终因饮食不振,导致身体日渐消瘦,每天流泪使得眼睛失去了光彩,脸颊失去了红润之色,人也逐渐变得衰老。从而说明因被迫屈节仕敌而压抑在内心已久的愤恨之情。"枯木期填海,青山望断河",运用了两个典故,表达了作者欲报仇雪恨的心境。但南归故里的愿望因现实的残酷变得如同枯木填平大海,就像被河水断开的两山重合一样难以真正实现。作者运用所创作的诗歌内容,释放出了压抑在内心已久的思念、怨恨、愤怒等情绪。

　　3.唐代诗乐疗法应用案例

长安秋望

——赵嘏

　　　　云物凄清拂曙流,汉家宫阙动高秋。

　　　　残星几点雁横塞,长笛一声人倚楼。

　　　　紫艳半开篱菊静,红衣落尽渚莲愁。

　　　　鲈鱼正美不归去,空戴南冠学楚囚。②

---

　　①　陈长喜主编:《中国历代名诗赏读》,天津古籍出版社2009年版,第22、171页。
　　②　陈长喜主编:《中国历代名诗赏读》,天津古籍出版社2009年版,第604页。

唐代诗人赵嘏的七律诗《长安秋望》，通过诗人望中的见闻，写深秋拂晓的长安景色和羁旅思归的心情。在首联中写深秋时节的一个拂晓，诗人登高远望中的长安景色，点明长安秋望的题意，诗中"凄清"二字，既属客观，亦属主观，秋意的清冷，实衬心境的凄凉。正是这两个字，为全诗定下伤感的情感基调。颔联写仰视所见所闻。"残星几点"是目所见，"长笛一声"对应耳所闻。"雁横塞"取动态之势，"人倚楼"则取静态之状。残星寥落，雁阵横空，是清秋拂晓空中常见的景象。诗人的注意力正被这景象所吸引，忽闻一声长笛悠然传来，寻声望去，在那远处高高的楼头，依稀可见有人背倚栏杆吹奏横笛。笛声那样悠扬，那样哀婉，吹笛人哟，你只管在抒写自己内心的衷曲，却可曾想到你的笛音竟这样地使闻者黯然神伤吗？颈联从俯察中的深秋花事描写归隐之意。"篱菊"启人联想起归夷文隐园田采菊东篱的陶渊明，以"静"状菊情态，象征着隐者自适其志，与世无争的平静心态和归隐生活的恬静安适。菊、荷对比，隐喻归隐田园的情态。尾联表达自己思乡归隐的强烈愿望。"不归去"含有"归不去"之意，流露出思归而不得归的无可奈何的心理。

4. 宋代诗乐疗法应用案例

永遇乐
——李清照

落日熔金，暮云合璧，人在何处？染柳烟浓，吹梅笛怨，春意知几许。元宵佳节，融和天气，次第岂无风雨？来相召，香车宝马，谢他酒朋诗侣。中州盛日，闺门多暇，记得偏重三五。铺翠冠儿，捻金雪柳，簇带争济楚。如今憔悴，风鬟雾鬓，怕见夜间出去。不如向，帘儿底下，听人笑语。①

此词为宋代李清照晚年所作，借助流落江南孤身度过元宵佳节所产生的种种感受，寄托深沉的今昔之感。通篇把昔日北宋都城的元宵与今

---

① 徐寒主编：《唐诗·宋词·元曲鉴赏》，大众文艺出版社 2007 年版，第 595 页。

日南渡漂泊逢元宵佳节进行对比,表现了词人的凄凉伤感。上篇起笔写元宵佳节日暮时分的"融和"景象。中间插入"岂无风雨"之语,体现出作者饱经沧桑的忧虑心态。下篇以细致的笔墨追忆昔日汴京的元宵盛景,与如今之憔悴神态、寥落心理形成强烈反差,这里诗人借助诗歌创作不仅抒发了作者对故国的深情思念,也借由诗歌宣泄出了心里的忧伤和痛苦。

第五节　传统古琴疗法

一、古琴疗法的历史渊源

中国运用古琴的传说历史久远,在《吕氏春秋·古乐》中记载了中国最早的古琴应用活动。其中提到朱襄氏(又称神农氏,是中华人文始祖之一)所在的地区,多风且干燥,草木都枯萎了,当地农作物结不出任何果实,直接影响到了百姓们的生存问题。因此,在当时有个叫故达的人就制作出了五琴(五弦琴,属于古琴的最初模型),并通过演奏五琴音乐来祈雨驱旱的故事。这一故事反映的中国古人在远古时期就已经知道古琴的心理慰藉功能,并通过古琴求雨的祭礼方式,开展了音乐疗法实践活动。

古琴发展到尧、舜时期,基本形成了固定的琴型,到周朝已发展为宫廷伴奏乐器并逐渐形成独奏乐器。春秋战国时代的古琴音乐已经有了相当的水平,乐曲已有了具体的曲名。《史记》中就记载了孔子运用古琴疗愈心灵的故事。汉代《说文解字》《风俗通义》《尚书》《礼记·乐记》《史记·乐书》都有大量关于古琴的应用记载。唐代是古琴发展史上的一个巅峰时期,不仅唐代古琴一直被后人所推崇和模仿。就连当时李白、白居易、王维等著名诗人诗歌创作都与古琴有着密切的联系。尤其是白居易把古琴作为自己的良伴和知音。他认为,听琴和弹琴能让人心境远离尘嚣的社会,在聆听或演奏古琴的过程中,人的心理能够达到平静、祥和的美妙状态。

到了宋代,古琴艺术已经能够具体反映出文人的思想和认知观念,特别是北宋的人文精神,更多的是渗透于古琴音乐的审美之中。当时的朱熹、欧阳修、苏轼、王安石等名人都有相当的古琴修养。古琴的养心功能在他们的古琴音乐实践活动中,对于促进他们的心理健康都发挥出了重要的作用。明清时期的古琴疗法实践中,人们更加注重古琴音乐的修身养性之本。特别是在古琴音乐的运用中,古琴艺术中所具有的辩证哲学思想,以及古琴音乐中所展现出来的"和心"之审美思想,为人们运用古琴养心提供了理论基础。

古琴具有音色优美、音域宽广、表现丰富等特点,加上古琴简单易学的特性,所以自古以来文人、雅士修身养性、陶冶情操的重要乐器。《礼记·曲礼》曰:"君子无故不彻琴瑟"①,由此可见,在古代人们把操琴、弄瑟的行为,已经看成是君子日常修身养性的一种生活习惯。在东汉应劭的《风俗通义·声音第六》中记载有:"琴之大小得中而声音和,大声不喧哗而流漫,小声不湮灭而不闻,适足以和人意气,感人善心。"②从文字描述中可以看到在两千多年前,中国古人就意识到了古琴的声音大小适中,音色清、微、淡、远,弹奏间声音大而不喧哗,小而细腻有度,大小声音相互应和,具有平和心神、修身养性的作用。

二、古琴疗法的理论依据

中国传统古琴疗法理论是建立在传统中医养生理论基础之上的。古琴音乐哲学思想中"应和观"是中医阴阳平衡论的另一种体现形式。人的身体内部脏器运动如果出现阴阳失衡,人就出现身心上的不适,严重的就会导致疾病的发生。演奏古琴或聆听古琴音乐具有调节人体阴阳的偏盛偏衰功效,可以利用古琴音乐的阴阳属性来补偏救弊,来协和人体的阴阳平衡。在古琴疗法的实践中,古人依据传统中医五行与五脏的配属关系,在借鉴五行相生相克原理的思想指导下,学会了运用不同五行属性的古琴音乐针对相应的脏腑经络进行调整,以维持人体阴阳五行动态平衡

---

① 李春源:《古琴音乐养心疗法》,《中国音乐治疗学会第十届学术年会论文集》2011年,第4页。

② 边江红:《古琴音乐与中医养生》,羊城晚报出版社2013年版,第3页。

的关系。

受到中国传统整体观哲学思想的影响,哲学中大宇宙和小宇宙的观念中,古代先民们把人体视作一个小的宇宙体,人体各个脏器功能协调平衡,机体才能处于身心健康状态。当代生物电子科技实验已经证实,古琴音乐的频率和人体脏器的运动频率相似,人体器官通过对古琴音频信号的接收会对组织细胞起到按摩作用,增强细胞新陈代谢。通过长期的演奏或聆听古琴音乐可以使人精神放松、心情愉悦,在气血平和、心身松弛的状态下,人的心理健康就能够得到基本的保障。

从古琴的制作原理上,古人也已经提出了从演奏古琴时不同指法运用,以及不同琴弦与不同人体脏器相互对应的关系上,古琴养身、养心的理论依据。古琴起初只有五根弦,后经不断改进生成七弦琴。主要体现在弹古琴时人的左右手分别对应手的太阴肺经和手的三阴焦经,通过手指的运动有促进经络之气运行的功能。弹琴时的正确坐姿也利于背部经络气息的畅通,促进全身血液流通,弹琴过程中再加上音乐和人的意念有机结合,便会产生良好的养生保健作用。《黄帝内经》里讲到古琴与人体的五脏对应保健理论,其中明确指出一弦音对应人体的脾,二弦音对应人体的肺,三弦音对应人体的肝,四弦音对应人体的肾,五弦音对应人体的心,不同琴弦演奏出的不同音乐与对应的脏器产生物理共振效应,从而产生较好的音乐养生效果。东汉时桓谭在《新论·琴道》写道:"琴七丝足以通万物而考至乱也。八音之中惟弦为最,而琴为之首。琴之言禁也,君子守以自禁也。大声不振华而流漫,细声不湮灭而不闻。八音广博,琴德最优"。① 由此得知,在中国古代,古琴兼具修身养性、礼乐教化的重要功能。

古琴演奏涉及的演奏姿态和呼吸节奏,具有调和人的气息、血压等功效。气息的调整则可以促进调心,其作用是调控人的心理活动。古琴的练习强调意守丹田(大约在肚脐下三寸的部位),在呼吸的过程中注重呼吸的节奏和音律的节奏融为一体。这类似于气功中的调息法,这种调整

---

① 苗建华:《古琴美学思想研究》,上海音乐学院出版社 2006 年版,第 140 页。

呼吸的方法,不仅有益于调心的过程,也能协助演奏者集中精神,摒弃杂念,在练习古琴时进入一种所谓"人琴合一"的入定状态。人在弹琴时一旦达到这种境界,其内心的各种情感体验,就能够被引导至琴曲所描绘的意境之中,人的心理也会因此受到洗礼、净化与升华。

三、古琴疗法的实践应用

在三国时期的思想家、音乐家、文学家嵇康的《琴赋》中,从古琴的制作到演奏不同乐曲所给人带来的不同情感体验等方面,对古琴修身养性的功效作了详细的介绍。其中有关古琴与人心理、情感之间的相互对应、相互作用的关系描述写道:"然非夫旷远者,不能与之嬉游;非夫渊静者,不能与之闲止;非夫达者,不能与之无;非夫至精者,不能与之析理也。若论其体势,详其风声,器和故响逸,张急故声清,间辽故音庳,弦张故徽鸣。性洁静以端理,含至德之和平。诚可以感荡心志而发泄幽情矣!是故怀戚者闻之,则莫不憯懔惨凄,愀怆伤心,含哀懊咿,不能自禁;其康乐者闻之,则欨愉欢释,抃舞踊溢,留连澜漫,嗢噱终日;若和平者听之,则怡养悦愉,淑穆玄真,恬虚乐古,弃事遗身。是以伯夷以之廉,颜回以之仁,比干以之忠,尾生以之信,惠施以之辩给,万石以之讷慎。其余触类而长,所致非一,同归殊途。或文或质,总中和以统物,咸日用而不失。其感人动物,盖亦弘矣。"①

在上述文字中,具体介绍了古琴音乐活动中,如果不是心胸宽广的人,不能与琴一起游戏玩耍;不是深沉安详的人,不能与琴一样闲适相处;不是开朗豁达的人,不能与琴一样无贪无欲;不是极为精明的人,不能与琴一起辨析事理。这实际上是在说明了长期练习或聆听古琴的人所具备的心胸豁达、沉静安详、明辨是非的优良心理品质。

至于谈论到古琴的形体与琴声的动态,以及观察古琴所具有的心理同化作用,嵇康介绍道:琴体组合协调所以声音安闲,琴弦绷紧所以声音清晰,琴弦间隔远所以弹奏出低下的声音,琴弦长所以可以产生泛音。品

---

① 边江红:《古琴音乐与中医养生》,羊城晚报出版社 2013 年版,第 67—68 页。

性纯洁而头绪不乱,所以具有平和的德性,可以感动人的心志,抒发人的真情实感。因此,心理充满忧郁之情的人听到了古琴之音,没有谁不痛心畏惧,凄凄惨惨,愁容憔悴,心情悲伤,满含哀戚,以至于哽咽饮泣,无法控制自己的情绪。如果快乐的人听到了古琴之音,便会欢笑开朗,手舞足蹈,恋恋不舍,痛快淋漓,终日喜不自胜。假若心性平和的人听到了古琴之音,便快乐舒心,娴静淳朴,恬淡虚无向往古人,抛弃世俗,忘却自我。

　　嵇康还引用古代名人习琴与修心并举的案例来说明了古琴对人的心理认知作用。他提到伯夷因为听琴变得廉洁,颜回因此变得仁爱,比干因此变得忠心,尾生因此守信,惠施因此善辩,万石君因此谨慎,其余不一而足,触类旁通。所以,嵇康强调古琴疗法的运用中,琴声带给个人的感受千差万别,但不同的道路到达的归宿一致,或有文采,或质朴无华。琴声汇集了中和的道德,用来统率万物,日常生活都离不开它。古琴对人们的心灵感化有着巨大的影响功能。

　　唐代白居易不仅仅是一位伟大的诗人,同时,他也是一位杰出的音乐家。白居易擅长抚琴,他把诗歌创作和古琴音乐实践活动有机地结合在一起,并对古琴的心理治疗的功能有着真切的体验和深刻的领悟。所以在他的《好听琴》中才有了"本性好丝桐,尘机闻即空。一声来耳里,万事离心中。清畅堪消疾,恬和好养蒙。"《好听琴》也比较形象、具体地反映出了古琴音乐对人的心理健康所具有的积极影响。

　　在宋代大文学家、历史学家欧阳修所著的《送杨寘序》一文中,详尽介绍了欧阳修通过练习古琴治疗好抑郁症的过程。鉴于古琴疗法的心理治疗功效,欧阳修还把古琴疗法介绍给了好友杨寘,并建议他如法炮制来治疗自己的心理疾病。《送杨寘序》原文如下:

　　　　予尝有幽忧之疾,退而闲居,不能治也。既而学琴于友人孙道滋,受宫声数引,久而乐之,不知其疾之在体也。夫疾生乎忧者也。药之毒者能攻其疾之聚,不若声之至者能和其心之所不平。心而平,不和者和,则疾之忘也宜哉。

　　　　夫琴之为技小矣,及其至也,大者为宫,细者为羽,操弦骤作,忽然变之,急者凄然以促,缓者舒然以和,如崩崖裂石、高山出泉,而风雨夜至也。如怨夫寡妇之叹息,雌雄雍雍之相鸣也。其忧深思远则舜与文王、孔子之遗音也;悲愁感愤则伯奇孤子、屈原忠臣之所叹也。喜怒哀乐,动人必深。而纯古淡泊,与夫尧舜三代之言语、孔子之文章、《易》之忧患、《诗》之怨刺无以异。其能听之以耳,应之以手,取其和者,道其湮郁,写其幽思,则感人之际亦有至者焉,是不可以不学也。

予友杨君好学有文,累以进士举,不得志。反从荫调为尉于剑浦,区区在东南数千里外,是其心固有不平者。且少又多疾,而南方少医药。风俗饮食异宜。以多疾之体,有不平之心,居异宜之俗,其能郁郁以久乎?然欲平其心以养其疾,于琴亦将有得焉。故予作琴说以赠其行,且邀道滋酌酒进琴以为别。①

以上文字明确告诉了我们,欧阳修不仅是古琴疗法的受益者,同时,他也是音乐疗法的传播者。文中提到他自己因为得了忧郁症,不得已退下来闲居,在通过其他医疗途径没有治好的情况下,他去朋友孙道滋那里学习弹古琴。在学习古琴的过程中练习了五声调式中宫调式的音乐,时间一长觉得很快乐,竟然忘记了那疾病还在自己身上。

在谈到学琴的体会时,欧阳修认为等把古琴练习到上乘时,弹琴的技能已经是小事了。所谓抚琴修炼到了极致的时候,琴声的大则是最低的声音,琴声的小则是最高的声音,当古琴修炼到琴人合一的时刻,手按着琴弦迅急弹奏,声调便随着情感的变化而变化。声音急促的,显得很凄惨;声音和缓的,显得很舒畅。有时好像山崩石裂,泉水从高山上涌出来,又好像夜晚发生了大风大雨;有时像旷夫、寡妇的叹息声,又好像和睦的雌鸟、雄鸟互相唱和。

欧阳修比喻当人全身心投入到演奏古琴之中时,琴声所展现出来的深沉、忧虑、情思等情感,就像古代虞舜、周文王和孔子的遗音;古琴的悲惨、愁闷、感慨、愤激之情,就像是孤儿伯奇、忠臣屈原所发出的叹息。当古琴之声中充满了喜、怒、哀、乐等情绪时,就会深深地打动听者的心弦。当古琴之声展现出纯厚、古雅、淡泊的音色时,就像尧舜三代的语言、孔子

① 刘蓝辑著:《二十五史音乐志》(第三卷),云南大学出版社 2009 年版,第 444 页。

的文章、《易经》所表现的忧患、《诗经》所包含的怨恨讽刺一样,没有什么区别。如果古琴练习到能够凭耳朵听出来,就能够随手弹出来,这样的话,再选取那种和谐的音调,来作为排遣忧郁,散发忧思之用。这时所演奏的音乐就具有了疗愈心灵的效果,其演奏的音乐就能够深切地感动人心。因此,学琴有助于自己的心理健康,是一件很有必要的心灵修行。

在最后,欧阳修写到自己的朋友杨寘,此人喜欢研究学问,很会写文章,屡次参加进士考试,都不得意。等到依靠祖上的官勋,才调到剑浦去做了县尉。小小的剑浦在东南面几千里路以外,在这种情况下,杨寘心里确实有愤恨不平的地方。并且从小又多疾病,可是南方缺少名医良药,风俗饮食与中原两样。所以,欧阳修担心以他多病的身体,抱着不平的心思,却生活在风俗不同的地方,哪里能够长久地沉闷下去呢? 为了抚慰杨寘抑郁心理,疗养他的疾病,欧阳修就赠送了他一把古琴,并写了这篇谈琴的文章来给他送行,同时欧阳修还邀请孙道滋参加聚会,一同饮酒、弹琴为杨寘送行。这也体现出欧阳修对朋友最善意、最有效的心理关怀。

第六节　歌唱疗法

一、歌唱疗法的历史渊源

在《吕氏春秋·古乐》中记载了葛天氏时期一乐曲有八章,三个人拿着牛尾踏着脚唱。① 《公羊传》中也记载有:"男女有所怨恨,相从而歌。饥者歌其食,劳者歌其事。"② 关于歌唱与情感、心理的关系,现有古籍中有很多地方都有提到,在《梦溪笔谈·乐律·协律》③ 和《尚书·虞书·舜典》④ 中都表达出了一个同样的观点,那就是古人认为人的志趣、情感通

---

① 陆玖译注:《吕氏春秋》,中华书局 2011 年版,第 147 页。
② 王瑶:《中国诗歌发展讲话》,中国青年出版社 1956 年版,第 1 页。
③ (宋)沈括著:《梦溪笔谈全译》,金良年、胡小静译,上海古籍出版社 2013 年版,第 46 页。
④ (清)徐大椿,吴同宾、李光译注:《乐府传声译注》,中国戏剧出版社 1982 年版,第 5 页。

过诗的形式体现出来,而诗所表达的思想、意境又通过歌唱的方式有节奏、有韵律的抒发出来。对于歌唱所用歌曲的来源,最早源于什么时代,歌唱艺术又是从何时从歌、舞、乐三位一体的古代音乐艺术形式发展到独立的歌唱艺术、演变成戏曲等多种歌唱艺术,已经无从考查了。但历代古人都不乏运用歌唱形式来宣泄内心抑郁、焦虑、痛苦、哀思等情绪的歌唱疗法实践活动。

远古时期,中国古代的巫师们把歌唱作为心灵的药物来使用,通常他们把歌唱和手鼓、腰铃等乐器的演奏形式一起应用到对虚病(一般指未见器质性病变的有心理因素引起的心理疾病)患者的治疗活动之中。《尚书》中对诗歌咏唱感化心灵、陶冶情操的功能有着具体的记载。《周礼》中记载了诗歌作为歌唱的歌词来用于歌唱之中,以歌唱来抒发人们的情感,引导人的心理、思想至静、致远。春秋时期,孔子在周游列国时,常常以歌唱形式来表达出自己怀才不遇、处境艰难的困境,以此来安慰和鼓励身处逆境中的自己及弟子们。三国时期魏国的嵇康对音乐的心理治疗功能理解深刻,在他的《声无哀乐论》中,嵇康把人的痛哭称之为歌哭,认为当人遇到外界事物的刺激后,不愉快或痛苦的情绪体验,会以歌哭的形式表达出来。尽管嵇康只提到了歌哭是一种自然现象,歌乐只是一种倾诉的手段。但现代心理研究认为歌唱、哭泣作为情绪宣泄的表达方式,是人们释放潜意识矛盾和冲突的有效表达形式。

唐代盛行的唱诗(又称声诗,一种如乐演唱的诗歌体)活动,是当时文人们的重要文化活动之一。这是一种继承了先秦以来的传统"声依咏"诗歌创作形式。这种以诗言志,以歌释情的唱诗心理表达形式,极大地促进了唐代的声诗创作与发展。出现唐代很多诗人都能够通过器乐伴奏形式即兴创作和演唱自己的声诗作品的现象。例如李白的清商乐作品《陌上桑》《长歌行》《白头吟》《子夜吴歌》《乌夜啼》等。这歌唱形式与当代的即兴歌唱疗法如出一辙,都是借助即兴的音乐创作活动来释放和投射人的潜意识心理活动,进而作为一种有效的心理补充工具,以音乐的形式为人们带来心理慰藉。

宋代的词、元代的散曲及明清时期出现的小曲,都是用于歌唱之中的。通过对不同题材歌曲、戏曲作品演绎，听众从作品欣赏中所获得的喜怒哀乐的情感体验，以及获得的真、善、美的认知感悟，这些都从心理上对他们产生了积极的社会影响。明清时期，歌唱艺术的发展逐步从传统唱诗形式发展出歌曲演唱、地方戏曲演唱为一体的歌唱艺术形式，在经济发达的东南沿海地区，民歌、小曲、鼓词、十番等多种演唱艺术盛行，出现了人人喜之，人人喜听之，沁人心脾的景象。对于歌唱的心理功能，清代的李渔（戏曲作家）认为歌唱音乐艺术是人类复杂情感的表现，是通过声、音色、节奏来表现快乐、悲伤等思想感情的重要工具。

二、歌唱疗法的基础理论

中国传统歌唱疗法的基础理论是建立在传统音乐理论、中医情志学、中医治未病理论基础之上的思想理论。传统歌唱疗法在心理治疗干预过程中，注重的是运用歌唱行为来作为一种移情的方法，让患者的心理负面情绪得到宣泄后，进而促进患者的认知改善。当代歌唱疗法中，继承传统歌唱疗法思想和借鉴了西方歌唱疗法理论。通过运用歌曲聆听、歌曲演唱、歌曲即兴创作等相关技术，从歌唱对人引发的情绪影响、心理变化、生理作用和社会作用等四个方面，来促进、恢复人们的心理健康状况。

（一）歌唱疗法的情绪调节作用

在通过歌曲聆听体验、参与演唱体验、歌曲创作体验等活动过程中，歌曲本身内涵的音乐情绪会经由移情体验引发患者的情感体验，从而使患者宣泄负面情绪，释放积压在内心已久的各种心理负担。尤其是通过一些忧郁、伤感、悲壮的歌曲演唱，可以让患有抑郁症、情感障碍等心理疾病的患者，从体验悲剧式的音乐美感中，真切感受到痛苦、怨恨等情绪给人心理造成的破坏性影响，从而在反思中让患者领悟到生命的珍贵，亲情、友情的重要性等。进而唤醒患者内心深处对心理健康的需求、愿望，学会善待自己、善待家人、善待同学、善待他人。借助一些个性鲜明、弘扬主旋律、提升正能量的"真、善、美"的歌曲，歌唱同样具有振奋精神、缓解疲劳的作用，有助于克服亚健康人群萎靡不振和无精打采的精神状态，激发他们的健康情绪以及积极乐观的生活态度。

（二）歌唱疗法的心理作用

歌唱疗法可以协助偏执型人格障碍、人际交往障碍等心理疾病的患者,通过歌唱治疗形式克服孤独感,有效释放负面心理压力。患有各种人格障碍的患者在歌唱心理治疗中,可以有效解除他们心理治疗过程中产生的防御机制,促进他们和音乐治疗师建立起轻松、和谐的治疗同盟关系,以此为患者提供安全、可信赖的情感和心理支持。中国传统的歌唱艺术不仅可以提高人的审美情趣,同时也可以在歌唱移情、歌唱顿悟、歌唱同化的功能效应中改善人的认知功能,从而解决患者的心理问题。古往今来,歌唱活动具有培养人高尚的品格、提升人际交往的行为能力,借由歌唱疗法活动还可以触动心理疾病患者潜意识的矛盾、冲突,促进他们的人格缺陷的整合。

（三）歌唱疗法的生理作用

当代歌唱疗法研究已经证实,歌唱可以引发人的血压升降、皮电升降、心跳快慢、呼吸肌伸缩等生理变化。歌唱疗法会根据不同心理疾病患者的实际情况,针对性地开展呼吸的训练、发声的训练。传统中医也认为,胸腹式深呼吸运动结合发声训练能够起到吐故纳新、调节气息、畅通血脉的作用,可以有效促进人的内部脏器运动的阴阳平衡。经过腹式呼吸来锻炼腹肌收缩功能,也可以改善腰痛、胸闷等不良健康状况。特别是在演唱低音、深沉的歌曲时,既可以安定血压,又可以消除压力。在演唱欢快节奏的歌曲时不仅可以提升精气神,还可以达到减肥的功效。在经过声音治疗训练的音乐治疗师的指导下,配合腹部呼吸运动,运用特定的发声训练还可以有效治疗头痛、胃痛、胸痛等生理疼痛。歌唱疗法对人所产生的生理作用,同样也能有效促进人的心理健康。

（四）歌唱疗法的社会作用

由于歌唱具有影响面广、辐射性强的特点,有助于在各类人群中引导出集体乐观、健康的情绪。不同行业的机关、企事业单位,医疗、康复机构,可以通过组织心理压力过重、患有心理疾病的人群定期通过参加卡拉OK、集体合唱等歌唱活动,为心理上需要被提供帮助的人群搭建一个情感交流、人际互动的平台,让他们在各种歌唱疗法活动中,提高自我价值的存在感、成就感,促进大家相互沟通、交往的能力,增强自信心和幸福感。歌唱活动也可以促进不同民族、不同性别、不同年龄、不同价值观念的人们之间的关系融合,提升相互配合、相互制约的协作能力,增进团结合作的集体意识,有利于营造和谐、融洽的社会文化氛围。

三、歌唱疗法的运用形式

歌唱艺术丰富多彩的活动形式,为歌唱疗法提供了各种不同的治疗活动形式。借助传统民族歌唱形式和当代心理治疗干预技术,当代歌唱疗法在心理咨询与治疗中的应用,具体体现在个体歌唱疗法、团体歌唱疗法两个层面的治疗应用上。在歌唱疗法实践运用的治疗形式上,通常采用独唱、对唱、齐唱、重唱、合唱等形式开展心理治疗活动。运用这些歌唱疗法形式,音乐治疗师以歌唱为媒介,通过患者在歌唱互动中所产生的各种情绪体验、心理体验和认知体验,来改善、促进或恢复患者的心理健康状态。

(一)常规歌唱疗法的应用形式

歌唱艺术中现有的歌唱形式都可以作为开展歌唱疗法的应用形式,在实际的歌唱疗法活动中,具体选用哪种治疗形式,要取决于音乐治疗师的技术专长和来访者的实际治疗需求。其中,独唱形式即可应用于一对一的心理咨询与治疗中,也可以在团体音乐治疗中使用。这种治疗形式通过歌唱表演为大学生提供了展示自我的机会,可以帮助患者宣泄、释放焦虑、紧张、抑郁、恐惧等负面情绪,也有助于患有自卑、自闭等心理问题的患者增强自信心,使他们在歌唱治疗活动中获得真实的存在感。对唱形式一般应用于小组治疗过程中,用对答式的演唱促进患者之间的相互情感呼应、交流,运用现有的歌曲或即兴歌曲创作表演,借助男女声间的对唱、男声对唱、女声对唱等不同对唱形式,可有效处理患者因学习压力、工作压力、感情困惑、人际交往障碍等心理问题。齐唱形式干预多见于团体心理治疗活动中,通过歌曲集体教唱、学唱和演唱,在歌曲学唱讨论过程中借助相互沟通、交流的方式,促进不同心理疾病患者之间的情感交流,增进他们的社会认知功能。重唱在和声、音准、音色等方面的要求比独唱、齐唱、对唱复杂些，因此，此形式的应用适合有一定音乐理论基础知识和声乐学习经历的人群使用，重唱形式有助于促进有自闭症、抑郁症患者融入集体生活，与他人建立相互信赖的人际关系。

（二）合唱疗法的应用形式

合唱疗法是歌唱疗法中最具特色的治疗形式，因其受众面广、易于普及、效果明显等优势，成为当前国内心理健康教育中颇受青睐的歌唱疗法。国内合唱疗法源于 2007 年武汉科技大学心理健康教育中心开展的《多声部合唱对学生人际交往障碍中的影响》课题研究，该课题研究成果被新华社报道后经多家媒体转载，在国内引起积极反响。鉴于合唱疗法在大学生心理健康中具有的创新性、针对性和实效性，中国音乐家协会音乐治疗学会已通过学术年会交流、网络宣传、工作坊普及等形式，面向全国 24 个省、市推广合唱疗法并取得预期的良好效果。

四、歌唱疗法的应用方法

（一）呼吸治疗法

歌唱疗法中的呼吸治疗是歌唱心理治疗的一个基础训练内容，歌唱疗法中强化的胸腹式深呼吸训练，不仅仅是为了歌唱的应用，其治疗靶心是指向生理训练中的心理治疗效应。治疗中通过腹部呼吸训练可以充分发挥肺的功能，使血液中的氧气成分得到最大程度的充实，经过深呼吸训练方法能刺激腹腔肌促进血液进入内脏。由于歌唱的深呼吸训练运动，扩大了人的肺活量，增进了全身气血的循环，这样就能尽快稳定人的情绪状态，有助于培养人的专注力，使人能保持清醒的头脑思考问题。因此，歌唱疗法中的深呼吸方法可以作为个体或团体歌唱治疗前的热身运动，缓解患者紧张、恐惧、抑郁等不良情绪。同时，单纯的呼吸训练也能有效释放各种心理压力，促进人的身心健康，这也是当代流行的呼吸疗法的目的所在。

（二）聆听冥想法

研究证实，人们对于周围事物的感知，不仅建立在当前的认识或经验回忆,而且需要在已有的经验基础上对新的事物进行探索和发现。① 这种对新事物探索和发现的过程也可以通过冥想来得以实现。在各种心理疾病患者歌唱疗法中,团体歌唱治疗可以通过组织聆听传统歌曲或特定人物的演唱曲目(可以是歌唱家的演唱资料,也可以由患者现场演唱),让大家闭上眼睛任由演唱内容引发自由冥想,等歌曲演唱完毕后,在音乐治疗师的引导下,大家各自分享自己的冥想内容。在认知模式上存在问题的患者学生,会从这一活动的过程中感悟到自己对新事物认知上的偏差,并借助团体的交流,在大家的协助下对既有的错误认知模式予以澄清和矫正。

（三）歌曲分析法

在歌唱疗法进行的团体心理治疗中,可以借用教唱特定的歌曲形式(一般选择励志歌曲),在完成整个学唱的任务后,音乐治疗师会把引导患者讨论词曲所引发的个人感想,当作团体心理辅导的重点工作。此时,音乐治疗师通过让每个参与演唱的患者分析词曲对自己所引发的现实思考,引导患者就自己实际生活中遇到的困惑与大家展开讨论,并让每个参与者从相互间的鼓励、认可、批评、矫正过程中得到启发,进而重新认识自己生活中存在的问题,并学会在以后的生活中改变与之相关的错误认知观念。

（四）演唱体验法

演唱体验法通常运用在个体治疗干预中,音乐治疗师通过让来访患者演唱自己喜欢的歌曲,来释放消极、压抑的情绪,缓解学习、生活中的心理压力。患者参加演唱体验所投射的心理冲突,可以展现出患者由演唱歌曲所诱发的情感体验内容,触及患者现实心理层面存在的具体问题。音乐治疗师借助认知疗法、精神分析法等心理治疗技术,引导患者处理自己的负面情绪与异常心理问题。在通常情况下,歌曲本身具有的同化功能、激励功能、感召功能和顿悟功能的作用,能够部分唤醒患者本能的和

---

① 侯艳:《论音乐治疗的基本方法及其操作》,《黄钟(中国·武汉音乐学院学报)》2013年第2期。

谐、稳定的情绪控制能力,促使患者摒弃以往生活中错误的认知观念和行为模式。

(五) 即兴创作法

根据弗洛伊德经典的精神分析理论,人在现实生活中出现各种错误行为模式,源于其童年的成长经历,人在早年出现的心理问题如果没有及时得到解决,就会压抑在人的潜意识里,这些压抑在潜意识里的各种矛盾、冲突,会在以后的成长过程中以某种形式浮现出来并影响人的正常生活。歌曲即兴创作疗法在患者心理治疗干预中,音乐治疗师通过患者即兴完成的词曲作品,来协助患者分析潜意识层面的心理问题,从而让患者理解过往经历造成的既定错误认知模式,以及这种行为模式对现实生活带来的心理伤害,并协助患者在当下通过修正自己的错误认知、行为模式,缓解心理疾病带来的精神痛苦,直至恢复其正常的心理健康状态。

(六) 合唱疗法的应用方法

合唱疗法的心理治疗思想理论,继承融合了中国传统歌唱疗法中的民族歌曲题材,借鉴了当代呼吸治疗方法。相关实验研究证实,成年人的正常呼吸平均一次可以吸入和呼出 500 毫升的气体,由于在歌唱时采用的是腹式的深呼吸方法,在歌唱时人的呼吸可以猛增至几千毫升气体。因此,歌唱不仅可以增加人的肺活量,锻炼人的呼吸机能,而且,歌唱时人在吸入大量新鲜空气后,快速把存留在体内的污浊空气呼出去,人的大脑可以得到大量的新鲜氧气,这会使人头脑保持清醒、心情保持愉悦的状态。

在合唱治疗的过程中,通过歌唱活动,为心理疾病患者提供了宽松、舒适、安全的人际交往环境,参与的歌唱行为满足了患者自我表现欲望,提升了患者的自信心。另外,在合唱治疗中能激发人的联想、移情、幻化等功能,来访者在参与治疗的活动中能与音乐产生共情,音乐的幻化作用也能帮助来访者在精神上与歌曲表达的情感融为一体,让来访者在不知不觉中游离于现实精神世界,进入歌曲所描述的另一个境地,从而帮助来访者暂时摆脱现实生活中经历应激性创伤事件后带来的心理痛苦。相反,对于一些沉迷于虚幻的来访者来说,他们也会从歌曲表达的积极、上进的情绪中恢复健康的真实知觉,他们从扭曲的、不现实的思维世界里被带回到现实社会中来,通过体验现实生活的歌唱活动,让患者领悟社会环境的约束,从不切实际的幻想中恢复到正确的意识状态。

合唱疗法选用的歌曲主要是具有中国民族特色的无伴奏混声合唱歌曲,采用此类歌曲的原因,一是由于民族无伴奏混声合唱歌曲不仅歌词内容积极向上,而且其旋律优美动听,比如《灯与星》《沂蒙山小调》《渔歌》《美丽的草原我的家》等民族合唱曲目。二是无伴奏混声合唱能充分发挥男女不同声部、声区、音色的表现力,这给不同个性、不同声音的参与者提供了在参与过程中表现自己个性的机会。合唱疗法的实施注重的是让参与者在整个参与过程中,用心体会人与人之间因歌唱而引发的个人情感体验、角色换位体验、合作意识体验。教唱过程中音乐治疗师通过主导歌曲讨论,让参与者畅谈歌曲中真、善、美的情感体验对自己内心所产生的触动,进而引导参与者用乐观的态度来看待生活、对待他人。在音乐的同化作用和演唱过程中和谐的人际互动关系影响下,参与者自然产生了积极的生活态度,其在社会交往中产生的焦虑、抑郁等负面情绪也会得到有效改善。

2007年,在由笔者主持的武汉科技大学校级课题《多声部混声合唱对大学生心理健康的影响》研究中,课题组从学校下属学院不同年级不同专业的798名在校大学生中,经测试筛选出具有典型情感障碍、认知障碍和人格障碍问题的8名大学生为研究对象,其中男生4名,女生4名。在歌唱训练中,课题组首先对8名同学进行了呼吸训练,然后让8名学生自己挑选高低声部,依据他们选择的不同声部,两人为一组单独训练,之后进入合唱合练阶段。

最后,通过实验前后的量表测试数据比较、讨论发言及事后走访等方法评估证实,合唱活动对8名参与同学的心理素质均有不同程度的积极影响。在此合唱疗法的实施过程中,笔者借助无伴奏小组合唱形式,通过小组演唱人员之间,治疗师与演唱成员间的互动、交流,达到了团体心理辅导的目的。与往常心理治疗师常采用的直接语言交流不同,这种合唱疗法注重的是在歌曲教唱过程中,通过音乐、语言的互动交流,以及治疗师的引导、启发,让学生在潜移默化中变得自信、合作。

在整个课题实验过程中,8 名被试学生在合唱治疗的不同时期,不同的呼吸训练、发声训练、单声部训练、多声部合练等训练内容中,被试学生在不同阶段都有积极的变化。治疗结束时,所有被试学生的总结发言均表达了参加活动后人际交往障碍的状况都不同程度得到了改善。曾参与该课题的李红(化名)同学,在参加合唱疗法前性格孤僻、内向,总觉得别人和自己性格不合,无法交流。在生活中很少参加班上活动,自己因此常觉得很孤独、伤感,慢慢变得对什么事情都不感兴趣。参与合唱疗法后,李红表示,通过经历了不同的声音、不同方法的发声、演唱配合和表达后,自己发现即使不同性格的人在一起,只要学会用心去交流,彼此便能够相互尊重、相互支持、相互合作。在之后的跟踪走访中,从被试所在学院的辅导员处了解到,被试 8 名学生人际交往障碍较治疗前有显著改善。

该课题实验前后的 SCL-90 抑郁量表测试对比显示,实验有效。具体数据见表 6-1。

表 6-1　治疗前后 SCL-90 测评结果比较($\bar{x} \pm s$)

因　子	治疗前	治疗后	t	P
躯体化	1.33±0.18	1.11±0.10	3.478	0.010
强　迫	1.65±0.49	1.36±0.34	2.257	0.059
人际关系	2.38±0.63	1.48±0.44	5.609	0.001
抑　郁	2.10±0.68	1.49±0.58	5.895	0.001
焦　虑	1.68±0.52	1.31±0.40	3.766	0.007
敌　对	1.56±0.43	1.31±0.24	1.808	0.110
恐　怖	1.48±0.53	1.28±0.42	1.924	0.096
偏　执	2.04±0.51	1.48±0.32	5.007	0.002
精神病性	1.50±0.33	1.26±0.27	3.800	0.007
睡眠及饮食	1.41±0.38	1.20±0.39	1.583	0.003
总　分	155.00±36.85	119.63±27.89	6.764	0.000

（七）五音歌

五音歌的创作考虑到了中医五行相生理论、传统五音相生理论和五音应五脏理论。歌唱所产生的振动声波,角音入肝、徵音入心、宫音入脾、商音入肺、羽音入肾,可有效促进人的血脉流通、稳定情绪,让人心情舒畅,精神愉快。

五 音 歌

第七章　中国传统医疗取向音乐治疗方法

第一节　不同体质的音乐疗法

一、二十五种体质类型的分类方法

中国传统医学中非常重视体质因素在发病、诊断、治疗的过程中所起到的作用。而体质的分类源于中医理论中的阴阳五行学说。在中医著作中有很多分类标准,如五行分类、阴阳太少分类、体型肥瘦分类、形志苦乐分类、勇猛怯弱分类等。① 其中五行分类和阴阳太少分类等两种分类方法,在传统音乐治疗理论中运用最为广泛。

在《灵枢·阴阳二十五人》中,根据阴阳五行理论把人分为木、火、金、水、土五种类型,每一种类型按照五音再分为角、徵、商、羽、宫五种类型。按照五行与五音的配属关系,每一音再细化为五个音,所以得五五二十五音总生成共二十五种体质的类型。在五行五音对应分类中,五种属火音的体质类型分别为:右徵、少徵、质徵、上徵、判徵;五种属于木音的体质类型分别为右角、钛角、上角、太角、判角;五种属于金音的体质类型分别为:右商、少商、钛商、上商、左商;五种属于土音的体质类型分别为:少宫、上宫、太宫、加宫、左宫;五种属于水音的体质类型分别为:众羽、桎羽、上羽、太羽、少羽。

在《灵枢·通天》中的阴阳太少分类法中,根据其人体阴阳气血的多

---

① 王旭东:《让音乐带给您健康——奇妙的音乐疗法》,湖南科学技术出版社 2016 年版,第 76 页。

少、人的外观体型、内在性格等特征,将人群分为太阴型、少阴型、太阳型、少阳型和阴阳平和型五种类型。在传统二十五种体质的分类中,指出了不同体质的肤色、体形性格以及在适应时令气候上的差异。这种分类方法强调人对季节的适应能力,揭示出人体的不同生理、心理特征,从而为治疗人体疾病提供了针对性的治疗原则。

二、不同体质的音乐治疗应用方法

（一）二十五音对应经脉治疗法

中国传统医疗价值取向的音乐治疗方法中,在二十五音对应经脉治疗法的论述中,从中医经脉理论强调了二十五种体质类型和手足阳经与五脏阴阳经的密切关系。《灵枢·五音五味》篇中具体介绍了五音配属的二十五类人,在生病时应当调治手足阴阳经脉的方法。对于火音中的右徵和少徵类型的人,应调治右侧手太阳小肠经的上部。对于金音中的左商和火音中的右徵类型的人,当调治左侧手阳明大肠经的上部。对于火音中的少徵和土音中的太宫类型的人,应当调治左侧手阳明经脉的上部。对于木音中的右角和太角类型的人,调治右侧足少阳胆经的下部。对于火音中的质徵和少徵类型的人,调治左侧手太阳小肠经的上部。对于水音中的众羽和少羽类型的人,调治右侧足太阳膀胱经的下部。对于金音中的少商和右商类型的人,调治右侧手太阳小肠经的下部。对于水音中的桎羽和众羽类型的人,调治右侧足太阳膀胱经的下部。对于土音中的少宫和太宫类型的人,调治右侧足阳明胃经的下部。对于木音中的判角和大角类型的人,调治右侧足少阳胆经的下部。对于金音中的钛商和上商类型的人,调治右侧足阳明胃经的下部。对于金音中的钛商和木音中的上角类型的人,调治左侧足太阳膀胱经的下部。①

（二）五行体质音乐疗法

1. 木型之人

五行中木型体质的人,属于木音中的上角,好像是东方地区的人。这

---

① 姚春鹏译注：《黄帝内经》,中华书局 2016 年版,第 1312—1315 页。

种人皮肤苍色,头小,面长,两肩平宽,身体弱小。这种人有才干,好用心机,但体质差,多忧劳事物。其他的左右上下四个亚类型有:左之上方,属于太角一类,可类比于左足少阳经之上,其性格特征是自得和蔼。右之下方,属于右角一类,可类比于右足少阳经之下,其性格特征是随和顺从。右之上方,属于钛角一类,可类比于右足少阳经之上,其性格特征是勇于进取。左之下方,属于判角一类人,可类比于左足少阳经之下,其性格特征是刚正不阿。

木型之人阴气偏重,阳气不足,虽然能耐受春夏季节,但不能耐受秋冬季节,容易在秋冬季节因寒气的侵入而发生疾病。因此,根据木型体质人的特点,在运用音乐治疗干预的过程中,应注意通过音乐来提升其阳气,鼓舞其心志。按照五行相生相克理论,可以通过补充羽调式的音乐来助其生发阳气,并以徵调式的音乐来激发出活力,驱散其沉闷寂静。

2. 火型之人

五行中火型的人,属于火音中的上徵,好像是南方地区的人。这种人皮肤色红,脊背宽广,面尖瘦,头小,肩背髀腹发育匀称,手足小,步履稳重,走路快而肩摇,背部的肌肉丰满。这种人性格缺少自信,多忧虑,容易急躁,往往不能享高寿,多突发性死亡。其他上下左右的四种亚类型有:左之上方,属于质徵一类,可类比左手太阳小肠经之上,其性格特征是见识浅薄。右之下方,属于少徵一类,可类比右手太阳小肠经之下,其性格特征是猜忌多疑。右之上方,属于右徵一类,可类比右手太阳小肠经之上,其性格特征是勇于进取。

火型的人阳气过亢,阴气不足。能耐受春夏的温暖,不能耐受秋冬的寒凉,秋冬时感受外邪,易发疾病。火型之人的运用五行音乐疗法来调治疾病时,应以羽调音乐增加阴气为主,以求阴阳尽量平衡。羽调式的音乐旋律多以阴柔为特征,可有效抑制火型人的躁动,增加火型人的自我控制能力,促进其情绪、情感的稳定性。经常倾听羽调式音乐,可使其由躁动心理逐渐趋于平和安静。

3. 土型之人

五行中土型的人,属于土音中的上宫,好像是中央地区的人。这种人皮肤色黄,圆脸,大头,肩背丰厚健美,腹大,大腿和足胫部都健壮,手足大,肌肉丰满,全身上下各部都很匀称,走路稳重,步伐轻盈,内心安静,喜欢帮助别人,不争逐权势,善于团结人。其他的左右上下四种亚类型有:左之上方,属于太宫一类,可类于比左足阳明经之上,其性格特征是和平柔顺。左之下方,属于加宫一类,可类比于左足阳明经之下,其性格特征是神情怡悦。右之上方,属于少宫一类,可类比于右足阳明经之上,其性格特征是为人圆滑。右之下方,属于左宫一类,可类比于右足阳明经之下,其性格特征是专心勤奋、不惧怕困难。

土型的人能耐受秋冬的寒冷,不能耐受春夏的温热,但在春夏如果感受外邪就可能生病,属于足太阴脾经。土型人阴阳调和,血脉匀畅,由于其身体相对健壮,一般不容易患上疾病。为了保持身体内部的阴阳气血平衡,土型之人可以多听角调式、徵调式音乐,促进其肝脏、心脏功能,以防止在春夏之季节受到疾病的侵袭、干扰。

4. 金型之人

五行中金型的人,属于金音中的上商,好像是西方地区的人。这种人方脸,皮肤白色,小头,小肩背,小腹,小手足,足跟坚壮,好像骨头长在足踵的外面一样,骨骼轻,身体轻捷,禀性廉洁,性情急躁,能动能静,善为小吏。其他的上下左右四种亚类型有:左之上方,在金音属于钛商一类的人,类属于左手阳明经之上,其性格特征是廉洁自守。左之下方,在金音中属于右商一类的人,类属于左手阳明经之下,其性格特征是潇洒而美好。右之上方,在金音中属于左商一类的人,类属于右手阳明经之上,其性格特征是善于明察是非。右之下方,在金音中属于少商一类的人,类属于右手阳明经之下,其性格特征是威严而庄重。

金型的人阳气较盛,但阴气并不十分虚少,能耐受秋冬的寒冷,不能耐受春夏的温热,感受了春夏的邪气易于生病。针对金型人的特点,为增强其耐受春夏温热的能量,应在五行音乐中运用羽调式音乐来抑制其阳气过盛,并配合宫调式音乐来泻阳补阴。

5. 水型之人

五行中水型的人,属于水音中的上羽,好像是北方地区的人。这种人皮肤黑色,面部平正,大头,腮有棱角,两肩较小,腹部大,手足大,行路时摇晃身体,脊背长。这种人既不恭敬又无畏惧,经常欺诈,常被杀戮致死。其他的左右上下四种亚类型有:右之上方,属于太羽一类,可类比于右足太阳经之上,其性格特征是洋洋自得。左之下方,属于少羽一类,可类比于左足太阳经之下,其性格特征是性情委婉,不够直爽。右之下方,属于众羽一类,可类比于右足太阳经之下,其性格特征是文静如水之清澈。左之上方,属于桎羽一类,可类比于左足太阳经之上,其性格特征是舒缓徐和。

水型的人阴气最重,能耐受秋冬的寒冷,但不能耐受春夏的温热,春夏感受外邪容易发病。因此,在五行音乐中应选用徵调式的音乐来滋补阳气。再借助徵调式热情、振奋能量,来增加阳气削弱阴气。

(三) 阴阳偏颇音乐疗法

1. 阴虚阳盛体质

传统中医理论认为,此类人具有阴津亏乏,机体缺少滋润的特点。此类人性格急躁,容易激动,常常处在亢奋的精神状态。身体偏瘦,喜冷怕热,口干喜欢饮冷水。面色偏红,舌苔薄黄。一般不易生病,但一旦患病多为风、暑、湿邪所致,多为急性病,容易化燥伤阴。常见有眩晕、失眠、头痛等症状。如果操劳过度或者情志不遂的话,上述情况可能加重。

阴虚阳盛体质音乐疗法上应选择阴柔的羽调式、角调式音乐为主,通过音乐来抑制狂躁的亢奋状态。音乐的风格上要轻柔、婉约、细腻,音乐的旋律要舒展、流畅,音色柔和,音乐的节奏要缓慢、舒展。

2. 阳虚阴盛体质

中医认为此类人群具有偏寒、偏虚、多静等特点。畏寒喜欢热,常感到疲乏无力,不想活动,少语寡语,性格偏于内向、沉静。形体多弱,虚胖羸瘦,如果长期体质得不到改善的话,有可能出现心悸、健忘、易汗、气短、眩晕等情况,也伴有肢节疼痛、胸闷昏眩、四肢倦怠等。

阳虚阴盛者应选择一些徵调式、宫调式的阳刚音乐。以土乐宫健脾,以火乐徵助阳。因此,在选用音乐上可选用具有威武、雄壮、刚健、嘹亮风格的音乐。在音乐的表现上,注意选择简洁、欢快、明亮、宽敞的阳性旋律为主。

第二节　传统五音疗法

一、传统五音疗法应用思想

中国传统的五音疗法思想认为,五音所组合的不同调式的音乐对生物内气的运动有着不同的影响,顺应着木气的舒展、火气的上升、土气的平和、金气的内敛、水气的下沉。通过五大气机对肝、心、脾、肺、肾五大系统的影响,可以达到促进和优化人体器官功能的作用。在《黄帝内经》中所记载了天有五音,人有五脏;天有六音,人有六腑;天有五行(木、火、土、金、水),而生五音(角、徵、宫、商、羽);地有五季(春、夏、长夏、秋、冬),对应五化(生、长、化、收、藏);人又有五脏(肝、心、脾、肺、肾),产生五志(怒、喜、思、悲、恐),详细地诠释了五音、五行、五季、五脏、五化和五志间内在的运动联系,将五音和五行相配,提出了"天地人相应"、"天地人乐合一"、五音疗疾的应用思想。

在《管子》一书中,具体提出了五音调式中不同音调对调治人体不同气息的方法:若因夜虚守静,人物则皇。五和时节,君服黄色,味甘味,听宫声,治和气……八举时节,君服青色,味酸味,听角声,治燥气……七举时节,君服赤色,味苦味,听羽声,治阳气……九和时节,君服白色,味辛味,听商声,治湿气……六行时节,君服黑色,味咸味,听徵声,治阴气。①

中国传统医疗取向音乐治疗,研究的是五音与人的五脏对应所产生的生理效应,以及五音对人的身心健康所产生的治疗效果。在运用传统五音疗法开展的音乐治疗实践活动中,五音、五脏由相互排斥到相互吸引,由相互的异化到相互的同化,其产生的连锁效应,是通过音乐给人带来的物理、生理和心理影响所致。当聆听民族五音旋律时,音乐产生的节奏与人的脑波节奏、心脏运动节奏、呼吸节奏、肠胃蠕动等节奏相一致时,

---

① 　黎翔凤撰:《管子校注》,新编诸子集成本,中华书局 2004 年版,第 135—157 页。

就会产生同步共振效应。① 这些共振波动,能够有效渗透到体内疏通被阻塞的脉络与血脉,对恢复受损伤的身体机能具有积极的调节作用。

中国传统医疗价值取向音乐治疗的发展,受到了传统中医五行、五脏对应学说思想影响。在传统五音与五脏对应关系基础上加入五行元素之后,构成了传统中医取向的五音疗法思想理论框架。在中国传统五行五音疗法的研究和应用中,国内很多医疗界专家都进行了不同层次、不同领域的探索。其中,南京中医药大学王旭东教授在 1996 年第八届世界音乐治疗学术大会上,以世界传统医学理论研究音乐治疗学专家的身份,向与会的 70 多个国家和地区的代表介绍了自己在中医取向五音疗法的研究成果,并首次将把中医取向音乐治疗推上世界音乐治疗舞台。

二、传统五音疗法应用方法

(一) 五音调式音乐应用方法

1. 正角调式的应用方法

角调音乐(也称为木乐、春音),以正角(3—mi 音)为主音,五行属木,主生,通于肝。此调式音乐具有旋律悠扬,充满生机的特点,象征春天万木皆绿、生机盎然的景象。木乐舒畅条达,角乐入肝,因此,此类音乐能适合胁肋疼痛、胸闷、脘腹不适等患者聆听。能促进人体全身气机的舒展,防治气的内郁,调节肝胆的疏泄。肝脏不足者,在春季多聆听以角调式为主的音乐,可以提升肝脏功能。

2. 正徵调式的应用方法

徵调音乐(也称为火乐、夏音),以正徵(5—sol 音)为主音,五行属火,主长,通于心。此调式音乐旋律风格以欢快、轻松、活泼为主。有助于促进消化功能,对心血管系统的功能也有促进作用,对血脉瘀阻的各种心血管疾病有较好的疗效。能促进全身气机上升,防治气机的下沉。有养心阳、助心气的功效。心肌功能健全者,在夏季对聆听徵调式音乐,有利于促进其心肌功能提升。

---

① 黎华、付疆鹰:《五音、五脏、五行初探》,《民族艺术研究》1992 年第 6 期。

3. 正宫调式的应用方法

宫调音乐（也称为土乐、夏音），以正宫（1—do 音）为主音，五行属土，主化，通于脾。土乐以宫调为基本调式，乐曲的风格主要是悠扬沉静、温厚庄重，给人以浓重厚实的感觉。宫调音乐对脾胃消化系统的作用比较明显，可促进消化吸收，滋补气血，旺盛食欲。同时土乐能够安定情绪，有稳定神经系统的作用。宫调能促进全身气机平和、稳定，防治气机的升降紊乱。兼有调节脾胃和保肺利肾的功效。脾胃功能不足者在夏季多听宫调式音乐，可以促进其脾胃功能提升。

4. 正商调式的应用方法

商调音乐（也称为金乐、秋音），以正商（2—re 音）为主音，五行属金，主收，通于肺。此调式音乐一般具有铿锵有力、高亢、悲壮、肃劲嘹亮的特点。可以增强机体抵御疾病的能力，有助于呼吸系统功能的提升。商音入肺，能促进全身气机的内敛，以防治气机的消耗。具有养阴保肺、补肾利肝、泻脾胃虚火之功效。肺气不足者，在秋季多听以商调式为主的音乐，可以促进肺部功能的提升。

5. 正羽调式的应用方法

羽调音乐（也称为水乐、冬音），以正羽（6—la 音）为主音，五行属水，主藏，通于肾。此调式音乐旋律清幽、柔和、哀怨，犹如水之微澜。羽调音乐能促进全身气机下沉，有利于防治气机的上扬。具有养阴、保肾藏精、补肝利心、泻肺火的作用。肾气不足者，在冬季多听羽调式的音乐，有助于其肾脏功能的提升。

（二）五行音乐的研发与应用

在传统音乐治疗思想、中医五行五音理论基础上，中国当代音乐治疗专家学者们借助 MIDI 音乐制作技术和录音制作技术，研发出了一系列的音乐保健音像产品。其中，王旭东教授根据周易、五行和五音学说，联合南京艺术学院等单位的王建民、吴小平、马新建等，于 1999 年创作并出版发行了《易经五行疗效音乐》套装（6CD），目前这套 CD 在中国大陆和台湾地区得到了广泛的应用。这套唱片的最大特点就是，改变了以往只关注调式的创作模式，在创作过程中加入了五行（木、火、土、金、水）的元素来设计音乐,其音乐能够适用于不同人格体质的群体。在同一年期间,结合五音、五行和五脏间的联系,北京中医药大学郝万山教授与中国已故著名作曲家石峰先生联合出版了五套《五行音乐》系列磁带和 CD 光盘,其中包括 12 种不同的音乐,此套音乐已经在各地多家医疗机构应用,也在日本、韩国和中国台湾地区发行。日本大阪市音乐疗法学院还将中国的中医基础理论列为基础课程,把阴阳五行学、脏腑学、经络学的原理应用于音乐治疗。

三、传统五音疗法问题矫正

五音疗法作为中国传统音乐治疗方法中最具代表性的音乐治疗方法,从古至今一直受到了国人的青睐,并得以广泛应用。然而,千百年来,五音疗法中的五音五行相生相克关系中,始终存在着一些悬而未决的问题。从中国传统中医学所强调的整体观思想来看,关于传统五音疗法中所强调的五音、五脏、五行之间的相生相克关系,缺乏整体相生相克完全对应、统一为一体的应用问题。因此,在继承传统文化的吸取精华、弃去糟粕、古为今用、创新发展的指导思想下,探讨解决五音五行相生相克没有完全对应的问题,成为当代人面临的重要问题。首先我们来分析从古到今,国人普遍遵循的五音、五脏、五行相生相克对应关系中出现的问题(详见表7-1)。

表 7-1　传统五音、五脏、五行相生相克对应关系表

五音	羽生角克徵	角不生徵克宫	徵不生宫生商	宫不生商克羽	商生羽克角
五脏	肾生肝克心	肝生心克脾	心生脾克肺	脾生肺克肾	肺生肾克肝
五行	水生木克火	木生火克土	火生土克金	土生金克水	金生水克木

表 7-1 中描述的五行与五脏对应的相生相克关系没有问题,但五行与音之间的相生相克关系却出现了问题:五音相生中有角、徵、宫三处不能与五行相生,也就是角不能生徵,徵不能生宫,宫不能生商。五个相克之中也有徵、商与五行不能对应相克。按照五度相生律、三分损益法的求

律法则,角相生小三度的徵,不符合五度相生的规律,也就是说,如果肝血济心,对应的是木生火,可这里五音对应的却是角、徵两音,这样的话听角调式的音乐和养心有什么联系呢? 关于这一不能完全对应的问题,在古代《河洛精蕴》中也曾提道:"五行、五声,同源而异流,一水、二火、三木、四金、五土,以为羽、徵、角、商、宫"①,这一论述证实了上述五行、五音相生相克关系中存在不求同而离异的学说。关于五音、五行相生相克不对应的问题,笛疗专家胡结续先生也提出了同样的质疑,并就如何解决"同源异流"的问题提出了自己的一些思考。在此基础上,本书遵循五度相生律、三分损益法的求律法,重新排列了五音、五脏、五行间相生相克对应关系(详见表7-2)。

表7-2　矫正后的五音、五脏、五行相生相克对应关

五音	宫生徵克商	徵生商克羽	商生羽克角	羽生角克宫	角生宫克徵
五脏	脾生肺克肾	肺生肾克肝	肾生肝克心	肝生心克脾	心生脾克肺
五行	土生金克水	金生水克木	水生木克火	木生火克土	火生土克金

表7-2中,从中医所强调的整体论的哲学观点出发,解决了宫生徵、徵生商、商生羽、羽生角、角生宫的五音、五脏、五行同源同流的对应关系问题,矫正了传统五音疗法中存在的瑕疵,这一排序既符合五行学说中的相生相克原理,也符合人体与自然的变化发展规律,从而结束了从古至今关于五音、五行与五脏对应的混乱学说,完善了五音疗法思想理论,也回应了当今音乐学界和医学界对民族五音疗法中五音、五行、五脏相生相克不对应的质疑与批判。但需要提醒大家的是,此法只是从五音疗法学术理论上解决了相生相克不完全对应的问题,对于其在实践应用中是否能够产生预期的效果还不得而知。因此,矫正后的五音、五脏、五行相生相克理论,还需要我们在今后的音乐治疗实践过程中,通过相关的实验研究来进一步检验前后两种不同相生相克排序疗法的效果。最终根据实验结果来确定哪种排序科学有效。

---

① 胡结续:《音乐与保健医疗》,中国文联出版社2004年版,第45页。

第三节　传统萨满音乐疗法

一、萨满音乐疗法的渊源

萨满文化源于远古时期的东海女真人先民的图腾崇拜。萨满文化中神祠、神歌、神舞等音乐祭祀仪式就是源于东海的海洋文化。当时的海祭神坛破浪行进。萨满登上祭坛后,拜鼓颂唱神歌后点燃神火,祭祀现场上,鼓声、铃声、螺号声在海面上如同涛涌浪啸。在祭祀神舞表演完后,负责主祀的女萨满跪拜祈请东海女神德立格恩嘟哩赫赫附体于身,在经历了短暂的昏厥过后,女萨满双手高举和掌向天,扭动着身躯旋转舞蹈,她以手中的彩带轻拂族人,口含清水喷向族众,象征着东海女神德立格恩嘟哩赫赫给族众们带来七彩太阳的神光,给族众们送来东海的生命圣水。这就是最早的萨满歌舞祈福仪式。

到了母系社会时期,女真先民过着游牧、狩猎的生活。他们没有国家、地域和民族的概念。每迁徙到一个新的地方,要在部落栖息的原始森林里选择一棵象征性的树木,将其奉为部落的神树供奉上部落崇拜的动物神图腾,然后集体举行隆重的萨满祭祀活动,然后开始新的生活。萨满文化以考古出土文物为论证,是在黑龙江兴凯湖出土的至今六千多年以前的鹰神骨雕。[①] 这一出土文物与东海满族原始先民的口头传说相一致,相关历史书籍、官方档案、民间祭祀也都验证了早期满族萨满文化的存在。

从萨满教意识形态发展历程来看,它经历了马克思主义的宗教观中提出的自然宗教和人为宗教两个阶段。原始部落时期,女真先民们为了适应恶劣的自然生存环境,把萨满奉为神、人之间的使者,萨满则以歌舞乐为媒介来开展集体祭祀、祈福、为族人治疗疾病等仪式。这些成为自然

---

① 尼阳尼雅·那丹珠(白玉芳):《萨满·萨满》,上海社会科学院出版社 2016 年版,第 11 页。

宗教活动的基本内容。至清乾隆颁行满族宗教大法《钦定满洲祭神祭天典礼》后,把原来带有氏族部落血缘关系的满族各姓萨满的原始野神祭统一为全民族的家祭,从而结束了女真时期的自然宗教,使萨满教成为封建主义的王权统治的御用工具①,从而进入了人为宗教的发展阶段。然而,真正具有历史保存价值和研究价值的萨满文化,还是处于自然宗教阶段的氏族萨满音乐祭祀、祈福、治病等仪式活动。

中国传统的萨满文化不仅历史悠久,而且有着丰富的文献记载资料。远古时期的萨满教信仰,成为中国北方不同民族间相互联系的纽带。由于居民在地域上的接近、语言上的相通、文化上的影响等,使得萨满文化从古至今得以在北方的少数民族中流传。信仰萨满教的古代民族主要有肃慎、挹娄、勿吉、靺鞨、女真、匈奴、乌桓、鲜卑、柔然、高车、突厥、回鹘、黠戛斯、契丹等。② 由于萨满文化的产生带有明显的地区特性,使得萨满文化的发展主要集中在中国的北方、东北和西北地区。这些地区的古代民族属于今天一些少数民族的先民:女真是中国满族、赫哲族、鄂伦春族的先人,而古代匈奴人与蒙古人有一定的关系,突厥人和回鹘人则属于今天的维吾尔族、哈萨克族等民族的先人。

马克思主义认为文艺产生于人们的劳动和斗争的过程中,源于口头文学形式。原始时期的人们处于各种克服大自然威力的斗争中,产生了原始宗教信仰。萨满教中的歌、乐、舞形式,揭示了原始宗教与民间音乐表演艺术的渊源关系。萨满音乐治疗思想,作为萨满文化信仰的一部分,形成于原始社会后期,在母系社会时期最为繁盛,后经历父系氏族社会、奴隶社会、封建社会,其影响力一直延续到现在。

美国在 20 世纪 70 年代创立的表达艺术治疗学科中,把萨满艺术治疗作为他们的主要研究内容,并借鉴世界各地不同元素的萨满艺术治疗形式,归纳总结了可以在学科教学和临床实践中运用的萨满音乐疗法。笔者曾多次与美国国际表达艺术治疗协会创始人凯特·唐娜秀博士(加

---

① 宋和平译注:《满族萨满神歌译注》,社会科学文献出版社 1993 年版,第 1 页。

② 赵志忠:《满族萨满神歌研究》,民族出版社 2010 年版,第 13 页。

州整合学院表达性艺术治疗系教授）、美国前任国际表达艺术治疗协会主席米契尔·科萨克博士（莱斯利大学教授、表达艺术治疗专业学科带头人、博士生导师）等西方表达艺术治疗学者，一起探讨过萨满音乐治疗的仪式、技巧与方法等问题。大家都感到遗憾的是，中国作为世界萨满文化的中心，至今未见有系统的萨满音乐疗法研究成果。尽管中国的萨满研究学者很多，但多数是从社会学现象中去研究萨满文化在人类社会发展进程中所扮演的社会角色、社会功能等问题。还有一些文化学者，把萨满文化当成一种传统的民俗来研究它的存在价值和发展现象。也有少数音乐学者单纯从音乐审美视野来研究萨满神歌、舞蹈的艺术价值。因此，本节将结合笔者萨满田野考察经历，从音乐治疗学研究角度来探讨中国传统萨满音乐治疗的理论与应用方法。

当前，西方现代表达性艺术治疗和现代心理治疗领域在萨满音乐疗法的开发和利用方面已形成了一种潮流。特别是在艺术治疗学科比较发达的美国，他们没有将萨满音乐疗法视为一种简单的宗教治疗模式，而是将其视为传统意义上深奥、秘传的治疗模式加以研究。这就意味着现代科学对传统疗法的研究，已经不再简单地将与现代生物医学不同的传统治疗模式指斥为非理性的迷信活动。这一学术观点引导着人们一切从以人的健康为本的思想出发，来客观看待萨满音乐医疗本身所具有的治疗价值，从而科学地来区分萨满传统治疗方法中的精华和糟粕。因此，立足传统音乐治疗文化的科学继承与创新发展，在借鉴中西方最新的萨满音乐医疗文化研究成果基础上，深入探究中国萨满音乐疗法的医疗意义，对于中国传统音乐治疗方法体系的建设具有重要的理论研究和实践应用价值。

二、萨满音乐疗法的原理

（一）萨满歌唱语言中的符号与象征

在传统的萨满音乐治疗活动中，歌唱的语言具有明显的符号与象征意义。萨满与患者对歌唱"语力"体验存在着一种对歌唱语境的超凡体验，也就是说在萨满的治疗歌唱语言中流动着一种萨满师和患者都能体验到的神奇能量。这就导致语言加工者的意识、情绪、心理乃至认知行为都能发生某种预期状态的改变。这一原理源于远古时期人们没有把语言当成是交流工具,而是赋予了它神灵的象征、超自然力量所在、是一种魔法、一种自我命运与悲哀、永恒与沉沦的保证。① 从哲学思维来看萨满的歌唱语言功能,萨满歌唱语言是一种合成的音乐符号组成的信号系统,其中蕴含着心理因素和文化象征的寓意。

人类的语言不仅承担着传递传播信息、认知交流等媒介职能,而且它也是人的情感、心理运动的能量源。萨满歌唱语言的心理张力所体现出的心理表征是多样化的。患者在接受萨满歌唱语境符号指代的事物时,通过自己大脑内部的语言神经系统加工整合,可以产生情感与意识体验。萨满歌唱治疗仪式上之所以能产生治疗的效果,就是因为歌唱的语境让患者形成了神圣而又神秘的心灵体验,萨满音乐治疗活动中所诵唱的神歌,其语言编码组成的不同符号,具有不同的象征意义,其宗旨并不是为了交流信息,而是为了激活患者超凡的心灵体验,由此对萨满的神通充满敬畏和信仰,从而营造出通过歌唱语言来实现治疗疾病的环境氛围。

(二) 萨满音乐治疗的心理认知功能

萨满音乐治疗仪式活动中,萨满师的歌唱、萨满鼓的演奏、腰铃的晃动一起构成了听觉和视觉为一体的音乐实践艺术。治疗仪式所运用的这种音乐活动,在引导患者进入治疗情景的过程中是不可或缺的。尽管从音乐演奏、演唱形式上,萨满的音乐活动难免有些简单,不具有现代音乐表演中的,能在旋律、节奏上有意识地表现喜、怒、哀、乐等不同情绪的音乐表述技巧。但是萨满音乐治疗的音乐形式在其宗教色彩的影响下,依然具有巫术力量的心理感召能力。因为在患者的心目中,萨满具有神界和人界沟通的功能,萨满能化身为神并以神的名义来帮助人们治病驱邪。因此,患者在治疗仪式上对萨满发出的每一种信号,无论是歌唱信号还是萨满鼓的节奏,或是萨满身上配饰所发出的声音都高度警觉,并保持着密

---

① 高长江:《符号与神圣世界的建构——宗教语言学导论》,吉林大学出版社1993年版,第161页。

切的关注,此刻患者所有的心理能量都被激活。在萨满的音乐治疗仪式情境中,患者全身心地投入到聆听之中,萨满所说的任何话语都使得患者深信不疑。

萨满在音乐治疗仪式中之所以能对患者产生认知影响,源于荣格的集体无意识的元素。按照荣格分析心理学观点,萨满的歌唱语言在世代相传的过程中,文化原型的神秘参与观点,以集体无意识的形式给集体成员留下了深刻的记忆烙印。同时,根据不同的情况,集体无意识也会引起集体中每个成员对于客观存在传统治疗的仪式产生敬畏与崇拜,进而影响到被治疗对象对萨满神歌语言的再加工和体验。我们可以把这一想象理解为人类生物系统和环境系统相互作用形成的"习性化"神经运动模式,以及心理机制通过生物基因的遗传所致,而并非是"唯心论"的任性。① 在萨满音乐治疗的过程中,歌唱、萨满鼓、腰铃所发出的声音构成了患者所需要的象征性符号,这些象征性的符号又直接引导患者出现无意识的幻想。这就是所谓的超自然力量和控制这种力量的方法。弗洛伊德认为,无意识阶段的心理是借助幻想来缓解焦虑,意识阶段则是通过具体的适应行为来缓解焦虑。从幻想到构形的过程便是从无意识到意识的过渡过程。从幻想到构形的阶段,让人在幻觉中出现了直观可感受的世界。这一项由控制给患者创造的体验,使得无意识幻想带来的焦虑有了转移和专注的途径,并被应用到了萨满的音乐治疗仪式之中。

(三) 萨满音乐治疗的生物调节功能

萨满音乐治疗仪式中,萨满和患者对神秘治疗能量的体验除了语言之外,萨满歌唱表演中歌声、乐器声等各种声音所产生的物理声波信号对人的感觉器官也会带来强烈的刺激,引发人体相应的生理反应。笔者现场观摩萨满师的音乐治疗仪式,认为萨满鼓、萨满腰铃、萨满神歌、萨满舞在治疗过程的作用,已经不仅仅是萨满文化的象征系统,这些音乐元素在治疗仪式中开始运用时,具有心理学中说的治疗之前的破冰或热身的效果。治疗仪式中音乐活动产生的音响有效地激活了人的生物性自我,从

---

① 高长江:《萨满神歌语言认知问题研究》,吉林大学出版社2017年版,第328页。

而引起人的大脑和身体里的物理和化学反应,这一反应直接影响到人的情绪变化,从而进一步影响到人的认知行为,以及对萨满治疗仪式接受萨满语言暗示体验的效度。

萨满的"昏迷"状态,不仅是萨满师面对一个自我生理极限的挑战,同时也是萨满治疗仪式活动中最具惊心动魄的一幕。在用于治疗疾病的仪式上,萨满在萨满鼓的鼓声中逐渐进入治疗疾病时需要的状态,在激烈的鼓声的刺激下,伴随着剧烈的舞动行为,萨满神经元群的正常连接受到干扰甚至被阻断,强烈的鼓点声通过萨满的听觉器官进入大脑,促使在血液中流动的化学成分直接刺激脑干、下丘脑某些区域中的神经元。剧烈的鼓声信号对萨满神经系统物理运动的干扰和瓦解,迫使萨满的自我意识丧失,此时,萨满的行为、语言已不再受意识的控制,这时便进入"昏迷"状态。需要说明的是,"昏迷"状态是萨满师在接受师父训练时一个比较核心的训练技术,有些萨满师在治疗表演仪式中会事前服用自制的特殊致幻药物来帮助进入"昏迷"状态。从治疗疾病所产生的效果上来分析"昏迷"现象,在治疗需要的时候,"昏迷"状态作为萨满治疗疾病的一个重要环节,借助"昏迷"入神状态情景,会直接给患者精神上带来巨大的心灵震撼,进而强化患者内心中萨满作为神灵使者来为人治病驱邪的神圣形象,以促进治疗仪式产生预期的治疗效果。

三、萨满音乐疗法的应用

中国传统萨满祭祀音乐仪式活动一般运用在宫廷祭祀、王府祭祀和民间祭祀中。萨满神歌的应用分为家祭神歌和野祭神歌两种。目前较多受到关注的是满族萨满神歌和科尔沁萨满神歌的相关研究。在用于治疗疾病的仪式上演唱的萨满神歌,其内容和机构都相对固定。特别是满族萨满神歌基本上都是以口口相传来传承。萨满神歌的结构特征是程式化的体现,即萨满们以相对固定的歌唱结构模式反复演唱着对神灵的崇拜。不管在祭祀神歌或是在恭请神灵附体驱魔治病的神歌,都有着相同的程式化的演唱结构,并且整个过程都要按照一套严格程序来进行。下面我们结合田野考察时见证的一个案例来简要介绍满族萨满神歌的医疗应用方法。

2018年8月17日至21日,为完整体验萨满音乐治疗仪式,考察萨满音乐治疗的运用技巧和方法,笔者在黑龙江省集中对满族萨满神歌的音乐医疗仪式进行了实地考察、调研。8月18日一天,在黑龙江省应用心理学学会音乐治疗专业委员会主任委员赵振军教授和哈尔滨市阿城区非物质文化遗产保护中心主任王永年教授的陪同、帮助下,笔者于当天上午在哈尔滨市阿城区观摩了当地满族萨满第二代传人吴长山老人(82岁)现场表演的萨满神歌医疗活动。当天下午观摩了萨满师带领12位徒弟专程为我们表演的萨满祈福舞蹈。在上午被治疗的患者为当地一名29岁未婚女性,其因为个性问题,一直找不到对象,因此很烦恼、痛苦,为此来寻求萨满大师的帮助。治疗方法如下:

1. 治疗仪式前的准备工作

在正式的萨满音乐治疗仪式之前,萨满师、萨满助手、患者都需要做一些相应的准备工作。萨满师需要和助手一起摆设祭坛、布阵。祭坛中摆放着三教(佛教、道教、儒教)创始人及其他相关诸神的排位,并按照一定的顺序摆放(见图7-1)。所谓的布阵就是根据患者的治病需要,针对不同治疗需求专门设置请神斗法的场所(见图7-2)。萨满及其助手需要准备好乐器和服装道具等(见图7-3)。

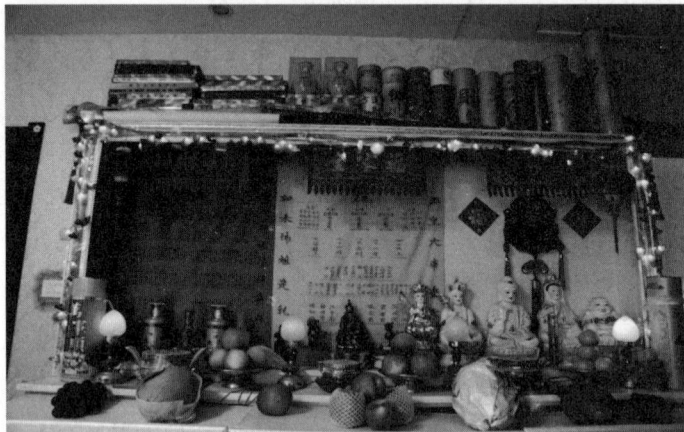

图7-1　室内所设祭坛

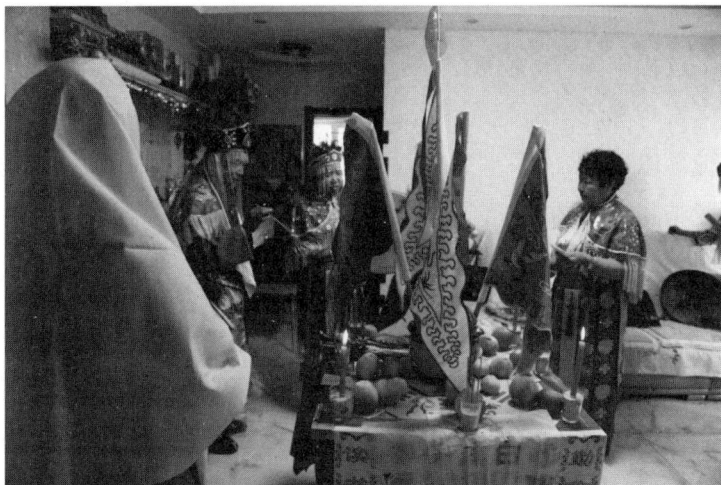

图 7-2　室内布阵

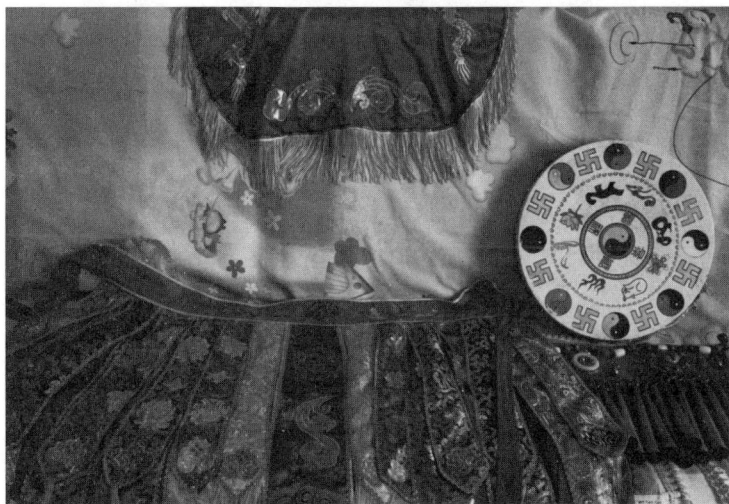

图 7-3　萨满服装道具、乐器

2. 萨满音乐治疗仪式

首先萨满师带领患者站在祭坛前,在萨满鼓声、腰铃的伴奏下,萨满师通过咏唱固定的祭拜神歌,向供奉的诸神请愿(见图 7-4)。然后,萨满带领患者来到所布的阵前,在萨满鼓、腰铃的节奏配合下,一边吟唱着固定调式的萨满神歌,一边围绕所布阵走动。之后,萨满放下萨满鼓,坐下,患者面对萨满师,萨满继续唱特定的神歌,同时,其身体伴随着助手的鼓声在歌唱过程中不停地抖动。在演唱的过程中,萨满还会不停地把歌声转换成语言与患者沟通她的情况,对其进行心理疏导(图7-5)。在对患者进行疏导以后,萨满手拿道具刀,在患者周围挥舞,口中振振有词,以示帮助患者祛除身上的邪气(图7-6)。最后,萨满高声询问患者:"问题解决了没有?"患者回答:"问题解决了。"萨满再追问:"问题到底解决了没有?"患者回答:"确实解决了。"之后治疗仪式结束。

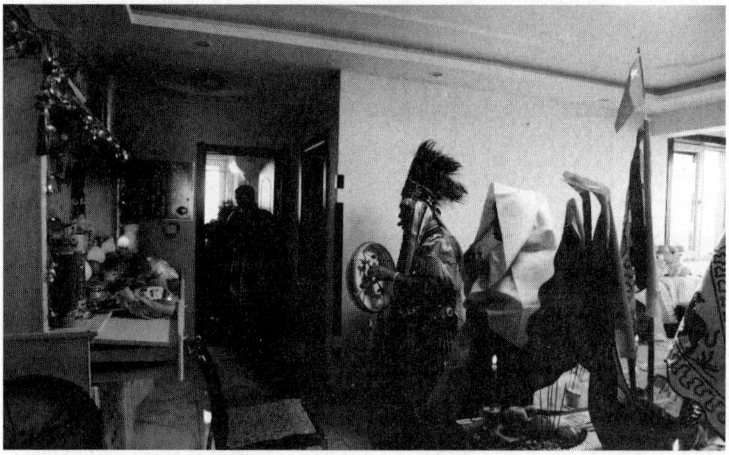

图7-4 萨满师唱请神歌

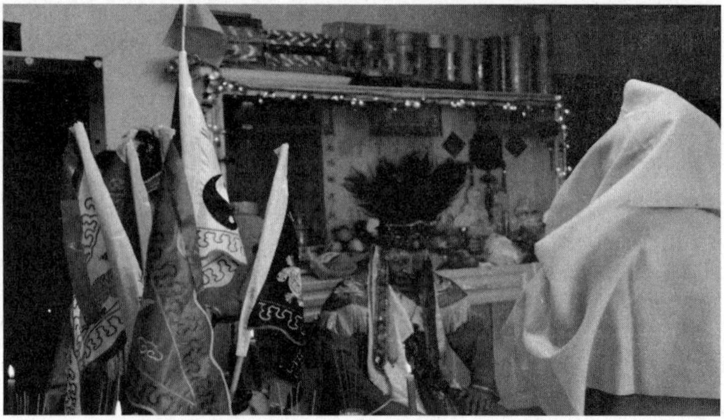

图7-5 萨满边歌边语对患者进行心理疏导

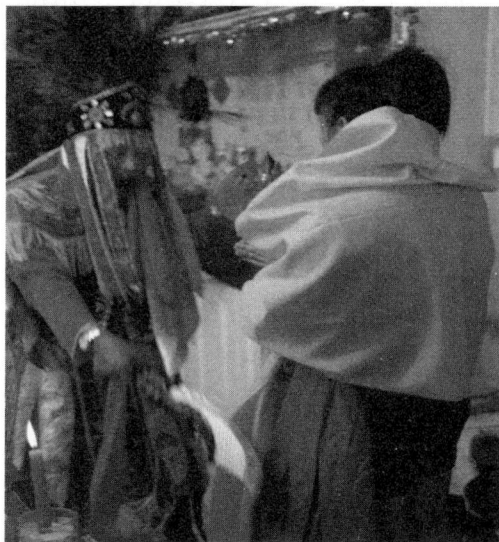

图7-6　萨满用道具为患者驱邪

为了进一步了解萨满音乐治疗中一些技术问题,在萨满治疗仪式结束后,笔者同萨满师进行了交流。在萨满音乐医疗的运用中,他们一般把患者的疾病分为虚病和实病,虚病就是所谓的鬼神附体到人身体的某个部位,强烈的意念支配导致神经系统产生作用让人的局部或全身感觉到疼痛,但实际上没有什么实质性的生理病变,只是由于迷信而产生的疼痛(现代医学叫幻疼,心理学称之为躯体化障碍)。实病就是指人身体的某个部位受到损伤,或因某种病变引起身体功能失衡导致生病,对于实病,一些接受过传统医学训练的萨满师则多以医疗手段予以治疗,比如骨折用接骨法,腹泻用止泻药物疗法等。而萨满神歌治疗更多地应用于虚病的治疗。对于找他看实病的人,他都会请他们去正规医院做治疗。在治疗运用的神歌上,吴长山老人介绍道,会根据病人不同需要选用不同歌曲。而且老人多次强调了他们对于请神的认知观点,所谓的请神其实质是为了唤起患者的精、气、神,就像佛教中所信奉的那样,每个人身上都有神性,这种所谓的神性就是人的精、气、神。病人之所以出现异常的心理问题、生理病变,在他们看来,都是源于人的精、气、神相互之间的阴阳平衡被破坏,所以才会生病。通过现场的观摩,笔者发现,萨满师确实是在借助患者对萨满的信仰,借助固定化歌舞程式,在边唱边聊的过程中最终引导患者产生积极的情绪和乐观的认知观念,进而增强他们战胜疾病的信心和力量。

第四节　音乐电疗法

一、音乐电疗法的应用原理

中国关于音乐电疗的思想和应用研究开始于 20 世纪 70 年代末期,当时我国老一辈音乐电疗开拓者们,在英国体感音乐疗法技术的启发下[①],依据中医传统治疗理论,把音乐信号转换成脉冲电流,作用于人体的经络穴位和听觉系统,以便观察电子脉冲对人生理、心理的影响。研究发现,音乐脉冲电流具有可调节的特点,大约在 20—20000Hz 之间。其中,20—50Hz 的电子脉冲电流会产生明显的震颤感,可以用于患者的肌肉功能恢复治疗。50—100Hz 的电子脉冲信号有助于人体血液循环、血管扩充。介于 100—250Hz 之间的电子脉冲信号对于周身疼痛有止痛的效果。到了 6000Hz 以上的高电子脉冲信号,可使肌肉产生强烈收缩却不会引起疼痛,进而促进局部血液循环。而 1000—20000Hz 的电子脉冲信号,则能够深入到人体深处,用于内脏器官的深度治疗。

中国音乐电疗法借鉴了自然医学的治疗理念,通过音乐与人体产生的共振,来刺激细胞分子的重建,达到细胞再生、调节新陈代谢功能的作用。依靠音乐声波振动原理来激活唤醒人体的自我治愈能量,可以提升人体免疫系统的功能。音乐电疗法含音乐电疗和音乐电针疗法两种方法,属于通过振动、声音和音乐直接来影响患者躯体振动的音乐治疗方法。音乐电疗在治疗的过程中将音乐、电极、电针相互配合使用,使其同时具有刺激经穴和音乐治疗的双重功效。音乐电疗通过对身体穴位的刺

---

① ［英］蕾切尔·达恩利—史密斯、海伦·M.佩蒂著:《音乐疗法》,陈晓莉译,重庆大学出版社 2016 年版,第 8 页。

激,可疏通经络,调和气血,补虚泻实,提高免疫功能,加上聆听音乐又会对人产生积极的心理及情绪上的影响,从而达到治疗的效果。

音乐电疗法中借助电子仪器把音乐转换成的音乐电子脉冲具有丰富多变的特点。电子脉冲信号通常由若干单一频率的正弦波按音乐旋律、节奏、力度等组成。所产生的具有音乐规律的电子脉冲信号,可以连续性地对人体治疗部位产生刺激作用,以缓解患者的紧张、焦虑感,增强音乐电疗的治疗效果。在国内临床应用上已经存在通过毫针替换电极线板结合人体经络、穴位,用于外科手术麻醉、肌肉损伤、脑中风遗留症、面部神经麻痹等领域的音乐电疗技术。经过多年的临床检验,音乐电疗在治疗高血压、头痛、肌肉功能退化、神经衰弱症、前列腺增生等方面均取得了较好的疗效。目前,在音乐电疗的发展过程中还加入色光的元素,派生出了将聆听音乐、音乐色光、音乐气息和音乐电流融为一体的音乐声光电疗法。

二、音乐电疗法的实践应用

(一) 音乐电疗的学术研究基本情况

本书借助在中国知网(CNKI)检索"音乐电疗""音乐电针""电疗"等关键词,共检索到1983年至2017年间发表的相关学术文章214篇。除去其中如设备开发类、科技普及类和重复发表的文章,直接得到与音乐电疗临床应用相关的论文168篇。其中含学术期刊论文134篇、学术会议论文25篇、学位论文9篇。通过对不同时间分布、不同内容分布的研究,呈现了音乐电疗的研究情况。笔者借由对现有研究成果的分析,对中国音乐电疗发展中存在的现实问题,进行了相关的论述,并就相关的应对策略,提出了建设性的思考,以期借助此分析、研究,能够促进中国音乐电疗的实践应用。

1. 时间分布情况

自20世纪80年代开始,中国有关音乐电疗的研究逐步开始活跃起来,1994年达到一个小高峰,2005年达到历史高峰后出现下跌趋势,直至2015年后,2017年开始又呈逐渐上升趋势(见图7-7)。

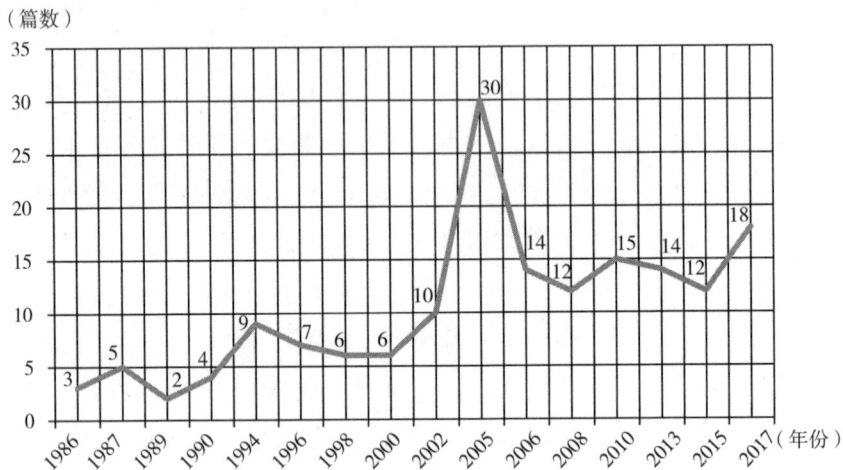

（篇数）

图7-7　论文篇数时间分布

2. 研究内容分布

上述168篇论文中,理论研究(含概论、综述)类29篇,占论文总数量的17%;基础研究(动物试验)类44篇,占论文总数量的26%;临床研究(临床应用)类95篇,占论文总数量的57%。具体分布见图7-8。

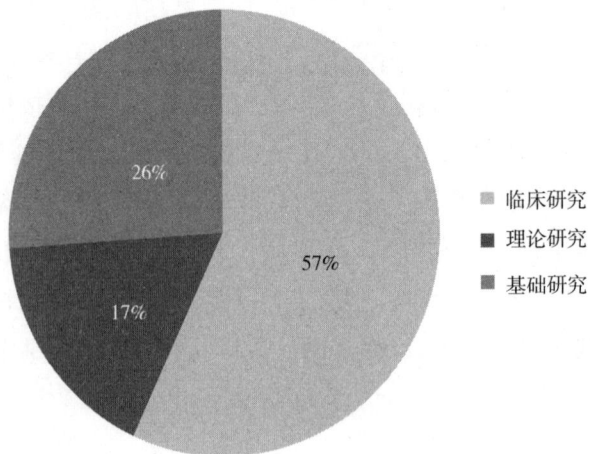

图7-8　论文研究内容分布

3. 研究治疗疾病类别

在基础研究和临床研究中,按照所涉及疾病名称分类对比具体见表7-3。

表7-3 音乐电疗研究的相关疾病类型

类 别	病 症	报道次数
精神科	自闭/孤独症	36
	脑中风	32
	抑郁症	27
	精神分裂症	16
	阿尔茨海默症	15
	焦虑症	10
	疲劳	9
	应激障碍	8
	帕金森症	7
	物质成瘾	1
五官科	耳鸣	9
	牙周炎	4
内 科	神经衰弱	7
	失眠	6
	颈椎病	5
	胃肠疾病	5
	高血压	1
	糖尿病	1
外 科	肩周炎	4
	色觉异常	1
	黄褐斑	1
	慢性荨麻疹	1
	前列腺增生	1
	足癣	1
妇产科	更年期综合征	3
	多囊卵巢	1
	分娩产程	1

续表

类　别	病　　　症	报道次数
其　他	其他关节病(关节痛、关节炎)	4
	其他神经症(强迫、恐惧、疑病)	4
	肥胖症	1
	磨牙症	1
	化疗	1

4.研究文献综合分析

从研究方向看,热点集中在临床应用。但自 2004 年起,动物试验逐渐成为新的研究热点。说明了人们已经意识到音乐电疗的生物医学研究价值。同时也表明随着音乐电疗仪和治疗方法的不断改进,其应用范围也在不断扩展。从研究方法看,热点在于对比性试验研究,绝大多数文章是通过试验对比测试形式,来论证音乐电疗的有效性和优越性,主要比较对象是音乐电子脉冲之类的音乐电疗。从研究内容看,自闭症、中风、抑郁症及其他神经症治疗、镇痛与疼痛治疗等领域的应用关注比较多。基础研究和临床研究成果比较集中,主要用于神经衰竭、头痛、失眠、肌肉或关节的退行性病变、炎症、肌肉神经、不完全性脊髓损伤后遗症等临床应用。从而证实这些领域的治疗也引入了音乐电疗的治疗机制。

(二) 音乐电疗发展中存在问题与对策

1.重复性研究较多,创新力度不够

从发表的论文内容来看,多数试验性研究从试验目的、试验方法、试验对比研究、试验结果论证等方面,所研究的内容相似,比如在自闭症、抑郁症治疗中的运用。导致这一结果的原因主要是现有的音乐治疗研制的设备,从制作原理到应用方法上雷同度高,缺乏创新性研究。因此,应从音乐电疗的研制创新角度和试验研究对象的不同年龄结构、性别结构、地区结构等方面做出相应的调整,避免浪费资源,开展同类型的相关研究。

2.设备研制类型单调,研制技术欠缺

现有的音乐电疗设备中,除少部分继承了传统的中医概念的以穴位、经络治疗为主线的制作理念外,目前大部分设备的设计制作理论直接借用了西方的体感音乐治疗仪器技术。音乐治疗设备治疗原理和机制的研究相对比较薄弱,限制了音乐电疗法发展。要解决这一问题,需要把设计理念从模仿西方技术,回归到传统中医的理论上来,把中医阴阳平衡思想、调理气血、经络等医学思想贯穿到音乐电疗设备的功能上来,从中国人的体质类型、医疗观念等方面考虑设计原理。

3. 研究人员单一,多行业融合性不够

现在从事音乐电疗研究的人员中,基本上是以医疗、康复机构、高校科研人员为主力军。但医疗机构和科研机构之间的研究融合度不够,多数只是单纯从学术研究角度出发来从事一些实验研究或撰写一些综述性论文。没有从音乐电疗的设计理念、适用人群、音乐的配合、治疗病症的领域等多方面来考虑整体设计研究方向。因此,整合多方资源,形成合力,从整体观来考虑音乐电疗的理论研究和实践研究,是目前音乐电疗亟待解决的突出问题。

4. 音乐选择上单调,缺乏个性化设置

中国的音乐治疗在实际应用中,基本上分为临床方式、娱乐方式和教育方式三大模块来进行分类,这和西方音乐治疗在应用分类上没有什么区别。然而,在具体应用上,一方面,有的强调临床方式上的治疗、康复效果和教育方式上的改变效应,忽视了娱乐方式在促进和恢复人在生理、心理和社会方面的功能作用。另一方面,有些出版的书籍或音乐CD中,"音乐处方"现象严重,过分强化"音乐处方"在娱乐性音乐治疗范畴中的作用,混淆了放松音乐和治疗音乐中的概念,歪曲了音乐在治疗过程中因人而异的原则。在研发音乐治疗仪器、设备的人员中,从事音乐治疗专业研究的人甚少,导致国内研制出的一些音乐治疗仪器、设备在实际应用过程中出现新的问题,而且同类型、同功能的音乐治疗设备反复低层次出现。解决这一问的关键在于鼓励音乐界相关人士积极融入音乐电疗设计和研制中来,多设计一些人性化的,可以针对不同群体、不同个人使用的音乐电疗设备,突破目前嵌入式固定在音乐电疗设备中的音乐资源。

5.没有学科建设方向,科研力量不够

目前国内高校有不少与音乐科技有关的专业方向,电子芯片设计的专业方向也有一定的优势。但人们还没有把音乐健康理念和电子科技相融合,缺乏建立交叉学科研究方向的概念或者动力。鉴于音乐电疗是一种具有较高应用价值和研究价值临床治疗方法,需要有跨学科的整合思维看待音乐电疗的研究问题。鼓励科研机构和医疗、康复机构的联系,借助申报国家各级课题的形式、吸收民间资本投入研发的形式,从音乐电疗的制作原理、外观设计、应用技术和操作规范等方面形成系统性研究。国内仅有的几个建设有音乐治疗研究中心、艺术治疗研究中心的高校,应该担负起应有的科研使命,从服务国人身心健康的视野来投入精力,思考相关的科学研究、学科建设问题。

第五节　笛疗法

一、笛疗的渊源

中国笛子的应用历史悠久,可以追溯到新石器时代。当时的先民们为了用有效的声音诱捕猎物和传递信息,利用飞禽胫骨钻孔发明了世界上最古老的乐器之一骨笛。1987年河南省舞阳县贾湖遗址出土的骨笛,经考古学家的鉴定,距今约9000年。中国古代关于使用竹笛演奏来陶冶性情,服务身心健康的思想起源,在《风俗通》记载道:"笛者,涤也,所以荡涤邪秽,纳之于雅正也"。在《史记》记载有:"黄帝使伶伦伐竹于昆溪斩而作笛,吹作凤鸣。"[①]讲到的就是黄帝时期,让伶伦发明了笛子,通过演奏活动来愉悦人的身心。在中国古代许多著名的诗人也在自己的诗歌中,体现出了人们以笛抒情、寄托哀愁的思想。比如唐代李白的《春夜洛阳闻笛》和杜甫的《吹笛》、宋代李清照的《满庭芳》、金代邓千江的《望海潮》、元代张可久的《折桂令》、明代吴承恩的《杨柳青》、清代宋琬的《蝶

---

① 张维良:《竹笛艺术研究》,人民音乐出版社2011年版,第28页。

恋花》等。

中国现代的笛疗思想产生于 20 世纪 60 年代。在长期的民族音乐实践活动中,老一辈笛子演奏家们,从吹奏笛子的训练、表演中,体察到了自己的身心健康与吹奏笛子时的手指活动、呼吸运动是息息相关的。于是他们在专业演奏笛子表演的同时,开始利用业余时间整理、总结笛疗的思想与应用方法,并初步形成了中国民族特色的笛疗理论与方法。

中国最早研究笛疗的是著名笛子演奏家胡结续先生。1963 年,他在疗养院疗养期间,偶然发现疗养院里的养生气功训练和吹笛子的呼吸方法有很多相同之处。经他研究发现,吹笛子时自然形成的各种口型和因口型变化形成的六字诀的口型变化相同,这些不同口型配合不同的呼吸同样具有打通经络、宁神开窍和化瘀活血的功能。在进一步的研究过程中,他还开创了笛疗演奏时的 7 种呼吸方法、15 种吹笛子的姿势和 3 种具体的笛疗方法。在长期的笛疗实践中,胡结续先生总结出了老年人适合吹箫,年轻人更适宜吹笛子的笛疗经验,逐步形成了自己的笛疗方法体系。

中国现代另外一位笛疗先驱,是已故著名笛子演奏家孔建华先生(原武汉市歌舞剧院一级演奏员)。1990 年冬季,孔建华先生和武汉市儿童医院主治医生孙吉庆、武汉市江岸区卫生防疫站退休医师史可一,在引进捷克理查儿童疗养院的笛疗教材之后,在江岸区红十字会开办了首期"儿童哮喘病笛疗班"。当时参加笛疗训练的 5 名儿童在经过两个月的一个疗程治疗后,孩子们的病情明显好转。笛疗哮喘病是当时国家科委的重点开发项目。孔建华先生在引进教材的基础上,结合中国的传统气功,精心编写了 30 多首专门供笛疗使用的曲子。笛疗的用曲遵循了从简到繁,从易到难,循序渐进的原则。对于笛疗的保健效果,1991 年 3 月 22日《老年文汇报》刊登了对孔建华先生的采访内容,其中孔先生介绍道:"我从孩提时代就开始吹笛子,半个多世纪从未中辍。去年体检时发现,我的肺部清晰度比一般人好得多……吹笛子讲究用气,演奏时要聚精会神,使气管、肺活量及肠胃的蠕动都得到了锻炼,同时,灵活地使用手指也有益与大脑和心脏。笛疗法除利用吹奏时肺活量的运动外还配以足掌和呼吸操来达到治疗目的"。鉴于"笛疗"班的成功，为进一步说明笛疗的有效性，向社会推广笛疗，1993 年 1 月，孔建华先生应邀在《长江日报》上发表了标题为《玉笛横吹治哮喘》的文章，文中对笛疗的原理、办法以及实际效果进行了科学而全面的论述。其中，列举了两个儿童患者的临床实践案例：这两个孩子一个 8 岁，一个 9 岁，都不同程度地患有支气管哮喘病，每年发病六七次，症状严重时，由咳到喘，由喘到缺氧，由缺氧到心衰。每次发作就得尽快送医院输液、输氧，住院治疗，孩子形体消瘦，脸色苍白，甚至不能平卧而睡。在他们经过两期（每期 4 个月）的笛疗班的学习、治疗后，孩子们的病情出现明显好转，即便气候变化异常时也很少发病。笛疗后，他们的肺活量显著增加，脸色渐转红润，性格也变得活泼了。

在湖南安乡县，民间笛子演奏家黎湘安先生也经过多年的实践研究，发明了自己的一套笛疗理论。他还将传统五行、五音理论与现代生物反馈理论有效结合，研制出了"笛疗仪"，该项发明于 2008 年 6 月申请了国家专利。笛疗仪的研发旨在避免上述现有技术存在的缺陷或不足，提供一种新的音乐健身产品，该产品以音乐治疗学为基础，以五行理论为指导，结合中医、磁疗学、气功学等学科的精华，在重新确立五音与人体五脏之间关系的基础上，将五行音乐、生物反馈等引入电子技术与生物控制领域，制成医疗器械。它扩大了音乐治疗的应用范围，把音乐学习、音乐欣赏、音乐理疗三者有机结合在一起，设计制作成一种乐器，它不仅能起到一定的医疗保健作用，而且给人们提供了丰富的笛疗音乐作品。

二、笛疗的应用功能

（一）笛疗的生理功能

人的脑波、心跳、肺的收缩与扩张、肠胃的蠕动和自律神经活动，在正常的情况下都是按照一定节奏和规律来运行的。当人患病时，相应的体内节奏就会出现异常状态。人的手指神经系统在大脑皮层所占的区域范围非常大，是大腿神经系统的十倍之多。在笛疗练习过程中，在正确的指法运用和气息、意念的配合下，演奏笛子对激活神经介质，开发右半脑潜能具有一定的促进作用。由于练习笛子需要双手十指的协调运动，使得不经常使用的左手肌肉功能得到锻炼，可以增强右脑在音乐、形象思维和运动方面的功能，扩大脑神经系统的活动能量，这有助于左右脑的平衡协调。同时，通过深呼吸的反复运动，可以锻炼呼吸肌肉，增强心肺功能，防治呼吸系统疾病。吹奏笛箫把音乐、情绪和机体整合起来，可使人体各种振频活动协调，促进人体的免疫功能，提高人体的抵抗力。笛疗法中强调的中医思想"气功态"，即在练习用气时讲究气在人体各经络穴位的冲击与运行，并在意念的引导下，借助不同口型吹奏时所产生的气息能量促进身体内大小经络的气息流畅，打通经络，从而实现治疗疾病的目的。

（二）笛疗的心理功能

在笛疗的练习中，由于采用胸腹式呼吸方法，在有控制地吸收大量空气中氧气和有节奏地呼出体内浊气的同时，能产生头脑清醒、心情舒畅的情绪体验。在当代社会，各行各业的人都处于激烈的竞争状态，人的身心长期处于应激状态，如果没有得到有效的缓解，久而久之人就会出现心理上的问题。通过笛疗法的练习可以宣泄心理和生理的能量，消除紧张状态，恢复正常的身心健康状态。另外，学习笛疗时学员与老师之间的互动、学员与学员间的人际互动，也能够帮助增加与人沟通、交流的机会，消除在生活中产生的孤独感和不安全感，在展示自己演奏的作品时，还能增加自信和成就感。把音乐审美体验融入笛子演奏中，也使得演奏者个人的审美情趣得到升华。

三、笛疗的实践方法

目前，国内比较成熟的笛疗法是胡结续先生开创的笛疗方法体系。本节推荐的是一种简单、实用的笛疗法"集思练吹法"。这一方法不管有没有笛子演奏基础，都可以用来辅助治疗所患身心疾病。对于其他的七字诀练吹法、动静练吹法等，请参见胡结续先生《音乐与保健医疗》一书或其他相关专业资料。

集思练吹法,就是集中意念去想,用意念去调动全身的真气集中冲向一点,与身体某个部位所患有的疾病作斗争,把疾病从体内赶、挤、排、杀出去。它的方法是,在保持笛疗时正确姿势的情况下,把笛子吹孔置于下唇,吹孔与人中对齐,使印堂、鼻尖、人中吹孔成一直线。双手持笛不要抬动手指,然后大呼一口气,使全身放松入境,意守丹田,口鼻共同吸气。用集中的意念导引,使天地之精气由脚下涌泉起,上从百会穴入,左右从双手劳宫进吸,这四面八方的天然之气被收入,向丹田汇焦,缓缓吹笛。这时随着笛声,要集中意念想着,一切病魔残浊正随着气的呼出而排出散去。如是某个部位有病,就集中各路之气汇于病部位,使病部位的皮肤毛孔俱开,真气挤压疾病从毛孔散发而出,使病部位有热感。这样反复做,沿着节奏的要求,按速度、按长短、按高低,吹完音阶或练习曲,每日 1 至 2 次就能达到医治目的。

在运用集思练吹法来治疗疾病时,患者可用任何笛子或箫进行练习,不会吹笛者建议用竖笛吹奏。练上一周至半月之后,病情就会有所改善。同时在练习时就会明显感到,气越来越充足,内脏和全身有热麻感,病部皮肤有麻痒感。长期坚持练习,能给人的心率、血压、思维等各方面带来好处。它还可以促使肌体内环境的相对平静,增强肌体的免疫力,以利于对各种疾病的辨认、抗击和清除。① 但需要特别强调的是,笛疗法涉及呼吸运用、指法运用、口型变化等方面的笛子专业技能。如果深入练习其他相关笛疗法,还是建议在专业老师的指导下进行训练。

第六节　西藏颂钵音疗法

一、西藏颂钵音疗的渊源

颂钵起初源于 2500 年前印度佛教兴起时修行人所用的生活器皿。颂钵起初用来装洗脸、洗涤身体及食物的水。在具备了冶金技术之后,开

---

① 胡结续:《音乐与保健医疗》,中国文联出版社 2004 年版,第 160—161 页。

始运用金属来制造器皿。在使用的过程中不经意碰撞,人们发现钵体能发出清脆、美妙的声音,便开始尝试把它用作修行的法器。之后,通过不断提高冶金技术,制作出了能发出共振共鸣音的铜钵,颂钵也正式成为宗教法器。8世纪,颂钵随着佛教大师莲花生一并传入西藏。这种原始的西藏颂钵制作程序复杂,最初是以喜马拉雅山上的陨石为材料,经过提炼、烧熔后经手工打制形成,颂钵里含金、银、铜、铁、锡、铅、汞七种金属。早期的西藏颂钵除了作为法器供僧人在祭礼仪式上使用以外,西藏喇嘛也用它来为人们治疗疾病。这种原始颂钵的医疗价值与它的制作工艺有一定的关系。

西藏颂钵的名称源于现代西方人开始热衷于攀爬珠穆朗玛峰时,他们在当地接触到了这一宗教文物,颂钵在经过敲打摩擦时会发出悠扬、沉稳的声音,所以西方人把这种"会唱歌的碗"称为"西藏颂钵"。西藏颂钵原产地主要以尼泊尔为主。欧洲人从尼泊尔带走颂钵以后,他们开始运用专业的测音仪器来研究颂钵的振动频率。第二次世界大战期间,欧洲人曾运用西藏颂钵治疗在战争中精神受到摧残的士兵。[1] 现代对于西藏颂钵治疗疾病的系统应用研究,源于20世纪70年代末,荷兰籍人汉斯·德·贝克(Hans de Back)在用颂钵尝试治疗自己的僵直性脊椎炎后,受到西藏颂钵传统的治疗思想和密宗养生理论的启发进一步改良了西藏颂钵音疗法。为了适应中国的治疗环境,汉斯还结合了中国的编钟、扬琴、大锣等,至今已形成了一套完整的颂钵音疗理论体系。不同型号的西藏颂钵见图7-9。

来自中国台湾地区南华大学的张光富研究员(现为武汉科技大学艺术治疗与心理健康研究中心音乐治疗研究所兼职研究员),在借鉴西方颂钵音疗理论基础上,吸收了西藏单音和声发声技术,开创了一条属于自己的西藏颂钵音疗体系。他在开展西藏颂钵音疗前,先用发声治疗和身体按摩技术对患者进行调理,待患者身心得到适当的放松以后,他再运用敲击颂钵产生的物理震动功能对患者疼痛或不舒适的部位进行共振治

---

① 杨有华:《颂钵之音·安顿吾心》,中山大学出版社2017年版,第74页。

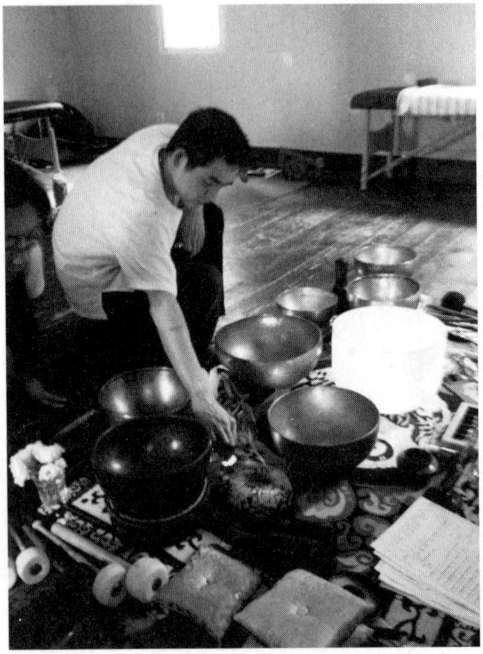

图 7-9　七音金属西藏颂钵与水晶钵

疗。经过多年的潜心研究和临床实践应用,他开创的西藏颂钵音乐疗法在运用过程中产生了较好的治疗效果。其治疗实践见图 7-10。

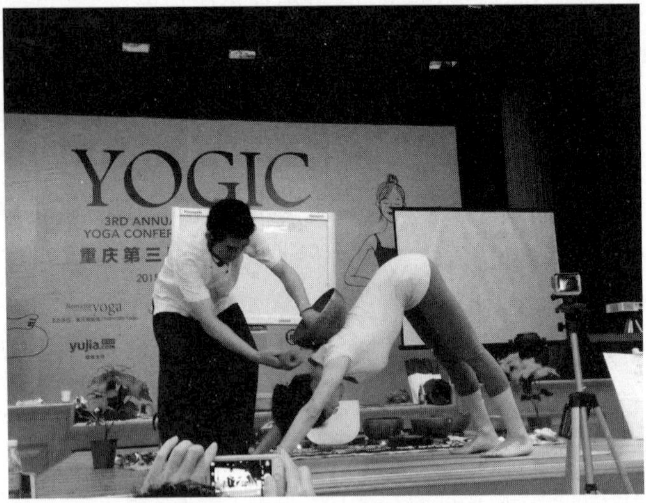

图 7-10　张光富西藏颂钵音疗

　　对于西藏颂钵音疗在国内的推广工作，2010 年，汉斯·德·贝克在北京卿芳堂举办了颂钵音乐治疗工作坊，之后，他分别在长春、杭州、广州、上海等多个城市开展了相关教学、表演活动。从 2011 年开始，张光富研究员先后在广州、福州、大连、成都、重庆、武汉等地，开展了多场颂钵音疗相关应用的表演、培训活动。2012 年 8 月 13 日，新华社对张光富开展的颂钵音疗活动进行了专题报道，从此，西藏颂钵音疗才真正引起国内音乐治疗学界的关注。

二、西藏颂钵音疗的原理

　　西藏音乐治疗的思想理论，基于颂钵发出的声音频率波或产生的泛音进入人体时与人体内部分子产生共振，可以重新激起身体内部新的能量流动，打通堵塞的脉轮，修复身体不适引起的疼痛部位。不同的颂钵音波频率能够对应不同的脉轮，与人们身心机能运动状态产生呼应。由颂钵发出的泛音声响可以平衡、调整人体的根轮穴、腹轮穴、脐轮穴、心轮穴、喉轮穴、额轮穴和顶轮穴，有效帮助人的身体进入放松状态。[①] 西藏颂钵发出的声音能够影响患者附近物体组成分子的振动频率，与大自然自身的振动频率形成共鸣。

　　不同体质的人都有标志着自己身体健康的体内振动节奏，如果体内健康的声音振动规律被打破，人就会出现生病的症状。人的焦虑、恐惧、抑郁等负面情绪也会阻碍身体的能量流动，影响人的身体健康。运用西藏颂钵治疗时，颂钵产生的振动音波会和人体中小的原子一起产生共振，促使体内处于躁动不安的分子逐渐得以平衡，释放积压在身体的伤痛感，其焦虑、抑郁的情绪也能得以安抚。

　　2011 年，美国麻省理工学院和比利时列日大学联合研究了来自喜马拉雅的 4 个产于 5 世纪的颂钵，该项研究破解了西藏颂钵的共振原理，揭示了受到敲击后的颂钵振动规律，相关研究成果已发表在 2011 年 6 月 30

---

　　① ［荷兰］汉斯·德·贝克（Hans de Back）：《颂钵疗愈的灵魂人物》，《东方养生》2013 年第 3 期。

日出版的 *Nonlinearity* 杂志上①，这些研究为人们进一步开展颂钵音疗研究提供了理论支持。目前，传统的西藏颂钵音疗应用已遍布欧洲多个国家，但西方人对于这种源于西藏的音乐治疗方法接受程度还比较中性。

三、西藏颂钵音疗的应用

西藏颂钵音疗法在中国还没有形成统一的应用方法体系。由于各地的颂钵音疗师接受的培训内容有所不同，导致所运用的方法和颂钵的型号等也有所区别。目前主要由中国大陆和台湾地区的多名西藏颂钵音疗专家推广、普及相关技术。在中国大陆地区实践应用颂钵音疗比较有影响的是杨有华先生。在多年的学习、实践过程中，他潜心钻研颂钵，创造性地将其与中医养生、太极呼吸、瑜伽冥想、能量净化融会贯通，在不断吸收各门派的技术中逐步形成了自己的颂钵音疗方法体系。2015 年，杨有华先生在广州成立了中国杨氏颂钵培训学院。并通过在广州、成都和中山的三个教学点来推广颂钵音疗。杨氏颂钵课程第一阶段是关于颂钵理论和技能的学习，叫"颂钵疗愈师培训班"。在三天时间的课程里，系统地认识颂钵，了解原理、出处和颂钵对人的帮助，以及如何通过颂钵来帮人调理身体、情绪和睡眠等。②

在中国台湾地区实践西藏颂钵音疗的人员中，除了南华大学的张光富研究员之外，还有赵歌、吕启仲、李维林、卢启明等人。其中赵歌先生自己开创的颂钵音疗体系得到了广泛的推广。在他的颂钵音疗方法体系中主要有人体正面与背面音疗法、淋巴排毒疗法、面部与头部疗法、脚底按摩疗法、放空杂念静心疗法、平衡左右脑疗法、全身放松疗法、轮脉平衡疗法等多种特色疗法。③ 台湾地区的这些颂钵音疗师近两年来开始活跃在中国大陆的颂钵音疗培训行业中，对于促进国内的颂钵音疗法的应用起到了一定的促进作用。

---

① 《破解西藏颂钵共振秘密》，《科技导报》2011 年第 29 期。
② 杨有华：《颂钵之音·安顿吾心》，中山大学出版社 2017 年版，第 89 页。
③ 赵歌：《颂钵：响彻云霄的寂静》，黄裳元吉出版社 2015 年版，第 3—4 页。

第七节　声音疗法

一、声音治疗的原理

中国传统的声音治疗法运用,最早见于《说苑》中描述的远古时期的巫师苗父用声音治疗病人的案例。关于声音振动的原理,庄子在战国时期就已经发现了音乐共振现象。宋代的沈括后来通过纸人实验,验证了音乐共振理论。声音治疗就是通过对特定的字符发声练习,在人的意念引导下,借助声波振动来治疗身体疾病的一种古老的疗愈方法。中国传统的声音治疗主要源于藏传佛教和道教中的声音治疗方法。

人们从口中发出的声音会以一种振动声波的形式撞击耳鼓,然后以电子脉冲的形式传入人的大脑之中。这种声波的波度量被称为赫兹(Hz)。人们一般能够听到 16—16000Hz 的声音。特殊情况下,年龄小的孩子可以听到 20000Hz 的声音,但随着年龄的增长听力也会下降。声音振动可以产生共振效应,共振效应有两种具体的表现:一种是自由共振,一种是被迫共振。自由共鸣是指当一个物体振动时遇到同一个完全与自己匹配的声波频率时产生共振反应;被迫共鸣则是两个不同振动频率的物体遇到一起时,其中一个物体振动频率引发另外一个物体振动频率发生改变,迫使其产生和自己一样的振动频率。这两种共振效应都被用在了声音治疗技术上,以通过声音的共振效应来治疗疾病。

现代脑科学研究发现人大脑的跳动和振动所产生的阿尔法脑波,其频率为 8—13Hz,这种脑波会出现做白日梦的状态,这与心静的状态有一定关系,当我们闭上眼睛的时候,阿尔法脑波会变得更有力、更具稳定性。贝塔脑电波,其频率为 14—20Hz,这是人清醒状态下呈现出来的脑波,当我们集中精力专注做某件事情时也会出现这种脑波。西塔脑电波,其频率为 4—7Hz,是在高度创造力状态下产生的脑波。德尔塔波脑电波,频率为 0.5—3Hz,发生在深度静心与睡眠状态。美国意识大师罗伯特·门罗(Robert Monroe)的相关实验证实,特定的声音频率可以影响到人脑波的变化。①

二、声音治疗的方法

在中国传统的声音治疗方法中,目前已知的比较实用的声音治疗方法分别源于佛教的六字发声治疗法、道教的五字发声治疗法。经长期的临床实践证实,这两种方法对于辅助治疗相应的生理疾病具有较好的疗效。在传统声音治疗方法实践过程中,为了突出治疗效果,强调发声时要运用胸腹式深呼吸法。这种呼吸方法已经长期在道教诵唱诗文的实践中得以应用。据道教诵唱方法研究学者李志慧研究发现,传统的道家诵唱经文时的呼吸方法和现代的歌唱呼吸法一致,②这也正是本书中所介绍的两种字诀发声治疗法中所要求的呼吸方法。传统的声音治疗法注重的是,运用胸腹式深呼吸方式,在意念的引导下,借助气息的流动、声波振动来实现治疗疾病的目的。

（一）呼吸训练方法

深呼吸的站姿训练:双腿分开使双脚与肩同宽。头部保持竖立姿势,端正站立,将双手放在后腰背处,掌心朝外,手背与背部相贴,然后开始深深地吸气,想象从口鼻吸入的气息通过喉管、肺部然后直达盆骨底部。在吸气时要感觉到盆骨底部放松的感觉,这样方能获得良好的吸气。之后保持站姿,慢慢、均匀地将气息呼出。③ 吸气时,体会后背向外扩张将你的手往外推的感觉。如果背部紧张,可练习多次,直到背部放松。这一练习有助于放松后背。

深呼吸的坐姿训练:身体自然坐在椅子上,双脚着地,上半身靠向大腿,双臂自然悬垂于两侧,头部自然下垂,头顶指向地面,在双肩不动的前提下,开始吸气。体会和想象吸气过程中整个身体向下延压,将身下的椅

---

① [美]强纳森·高曼著:《声音疗法的7大秘密》,奕兰译,生命潜能文化事业有限公司2009年版,第54页。

② 胡军主编:《道教音乐研究文集》,上海音乐出版社2016年版,第366页。

③ [美]梅里贝斯·德姆著:《挖掘嗓音的潜力》,周音怡译,中央音乐学院出版社2010年版,第31页。

子撑开。这一练习将帮助你放松腹肌,使横膈膜在呼吸过程中获得更大的运动余地,人也会因此变得更为放松和平静。当坐在椅子上练习时,会发现后背向外张开的动作。这是因为当自己将上身靠在大腿上时,在一定程度上抑制了腹部的活动,后背必然参与吸气。背靠椅子,体会吸气时背部压向椅子靠背的感觉。坐姿呼吸练习有助于体会深呼吸的呼吸要领,学会在发声练习中运用正确的呼吸方法。

（二）声音治疗方法

1. 佛教六字发声疗法

来源于佛教治疗疾病的六字诀发声疗法是通过不同的疾病,分别发唵(ōng)、嘛(ma)、呢(nī)、叭(bēi)、咪(mēi)、吽(hōng)六音来理疗的治疗方法。在运用每个字符发声治疗时,需要运用正确的深呼吸方法,用意念引导气息、声波对针对性的部位进行治疗。

（1）唵音发声疗法

发唵音时感觉气息、声音振动从肚脐下四指处的生法宫(即肛门前一片三角形地带,密宗称为生法宫),沿任脉上升到喉部,这时张口微聚,产生嗡嗡的声音。感觉这种声波震动到整个头部,充斥七窍(即两眼、两耳、两鼻孔和口)。在治疗疾病的应用中,如果眼部有疾病,可睁开眼睛,集中意念到眼部,引导发出气息声音至眼部位置,感觉声波在眼部内部振动后从眼中溢出;当耳朵患有疾病时,集中意念力把气息和振动引至耳部在声音振动波下治疗;如果鼻子有病,集中意念力把气息和声音振动声波引至鼻部治疗。如只有一耳患疾病,可用手掩住另外一只耳朵,让气息和声波从患有疾病的耳部溢出,加强对患有疾病的那只耳朵的治疗效果;如果头部有病,集中意念力把气息和振动引至头部在声音振动波下治疗,然后再引导声波向下通过眼、耳部溢出。

（2）嘛音发声疗法

发嘛音时是开口喉音,发音时唇先合后开,声音振动喉部,感觉头部会发麻,并会迅速波及两臂至手部,以至两掌心部发麻。当患有喉炎、咳嗽、肩周炎或两臂、两手部有疾病时,运用意念,在深呼吸气息的引导下,将发嘛音产生的声波引入所患疾病的某个部位进行治疗。

（3）呢音发声疗法

呢音属于舌尖音，发声时直注于心脏部位。发这个音时，声波振动集中振于胸部，反射至双掌，导致劳宫穴（在手掌心，握拳屈指时中指尖处）发麻。在治疗心悸、胸闷、肺病、高血压及横膈膜以上的内脏的疾病时，运用意念，在深呼吸气息的引导下，将发呢音产生的声波引入所患疾病的某个部位进行治疗。

（4）叭音发声疗法

叭音属于唇音，发声时口先闭后开。发这个音时感觉体内气息自气海穴（位于肚脐下一寸五分）达于命门穴处，命门及脊都会有温热之感。当腰、肾、脊椎等部位患病时，运用意念，在深呼吸气息的引导下，将发叭音产生的声波引入所患疾病的某个部位进行治疗。

（5）咪音发声疗法

发咪音时口微开，舌下音，声音随气息向下流动，内气沿带脉（在侧腹部，章门穴下方一寸八分处）转动，小腹有振动感。当三焦、肝、肠、腹等部位出现疾病时，运用意念，在深呼吸气息的引导下，将发咪音产生的声波引入所患疾病的某个部位进行治疗。

（6）吽音发声疗法

吽字发音时引导气息上行，到了喉部即向下运行，让气息沿着身体前部及双腿下行，直达涌泉穴（人体足底穴位）。当患有腿痛、关节病时，运用意念，在深呼吸气息的引导下，将发吽音产生的声波引入所患疾病的某个部位进行治疗。

2.道教五字发声疗法

中国的道家传统声音治疗法中，通过发嘶、噢、嘻、嚯、呼五个字诀，可以调治对应的肺脏、肾脏、肝脏、心脏、脾胃部位所患疾病。发声时都是坐在有靠背的椅子上进行。患者需要将所有的注意力放在要调理的器官上，让声音在呼吸的气息和振动的声波的引导下来调治疾病。呼吸方法采用深呼吸运动法。

（1）发嘶音疗法

身体自然落座在直背椅上，两腿稍微分开，将双手放在大腿上，掌心朝上。双手慢慢向上抬起,同时两眼看着双手的动作。眼睛可张开或微合。当手指与头顶平行时,将面向面部的掌心慢慢向外向上翻转手掌,使双手手指相向,双手之间要有些距离,大约分别在两肩上方处,这样胸腔才有扩张的空间。举起双手时,运用深呼吸方法呼吸,发出嘶的声音。发声时嘴巴几乎是合拢起来的,以便挡住声音,把声音的力度、强度保持在体内。同时双手往头上方向尽量上推,胸腔部和背部要有明显的扩大感觉,注意将这种扩张控制在舒适的感觉范围内。这时注意力要集中放在肺部,感受肺部被声波振动的感觉。但双眼仍注视着头上方的双手,因此头部向后倾斜的幅度颇大。每次发出嘶的声音之后,将双手慢慢移回至刚开始的大腿位置上,保持正常的深呼吸运动,稍作休息5秒钟,再重复练习发嘶音。每次最多练习次数不超过六次。此法适合治疗哮喘、感冒等肺脏疾病。

(2)发噢音疗法

刚开始的姿势和发嘶音疗法的坐姿相同,然后将双腿并拢,身体向前倾,双手抱紧膝盖,手肘打直,头部稍微抬高。这时,运用深呼吸方法,呼气时发出噢的声音,气息和声音力度加大,就好像用力低声说话一样。同时,腹部肌肉要往肾脏部位做彻底的收缩。用意念引导声波在肾的部位,发声完毕后,慢慢回复至发嘶音疗法的预备姿势。回到定位后,保持正常的深呼吸运动,稍作休息5秒钟,再重复练习发噢音。每次最多练习次数不超过九次。此法适合治疗肾部疾病和调理全身乏力、疲劳和头昏眼花等身体不适。

(3)发嘻音疗法

以标准姿势坐好,两腿稍微分开,双手放在大腿上,慢慢抬起双手,稍微向外,在空中画一个圆。以双眼眼角盯住这个动作,头部随着抬高。当双手在头的上方互相接近,圆快画完的时候,将双手手指交叉,接着翻转手掌,使手心朝上。在此之前,同时进行吸气,准备发声。手指保持交叉,将右手掌往上推,双眼始终盯住双手看。这样做的目的,是在身体右侧为肝脏挪出空间来。做这个上推动作的同时,在体内发出有力的嘻音,好像汪洋大海所发出的声音一般,这时嘴巴跟闭着没什么差别,所有的气息都已用尽。以反方向画圆的动作,慢慢将双手移回大腿。① 回到定位后,保持正常的深呼吸运动,稍作休息 5 秒钟,再重复练习发嘻音。每次最多练习次数不超过六次。此法适合调治肝脏、消化系统的疾病。

(4)发嗺音疗法

调治与心脏有关的疾病时,发嗺音。其配合姿势的做法同肝脏调治姿势一样。只是发出的声音不一样。当发声时,用意念引导气息、声音振动至心脏处。发声结束后,恢复到原来的预备姿势,稍作休息 5 秒钟,再重复练习发嗺音。每次最多练习次数不超过六次。

(5)发呼音疗法

预备姿势到位后,手指慢慢交叉后,逐渐向身体靠近,双手指尖放到肚与胸骨之间,中央稍微偏左的地方,这里是胰腺和脾所在的位置。接着保持深呼吸运动,从喉深处发出呼音,腹部肌肉向内收缩,同时双手感受声音震动声波在胃部的感觉。恢复到原来的预备姿势,稍作休息 5 秒钟,再重复练习发呼音。每次最多练习次数不超过六次。

---

① [美]詹姆斯·唐杰罗著:《声音的治疗力量》,别古译,城邦文化出版社 2009 年版,第178—179 页。

主要参考文献

一、著作

[1]（春秋）左丘明著,墨非编译:《左传》,中国华侨出版社 2016 年版。

[2]（汉）高诱注,（清）沉校、徐小蛮标点:《吕氏春秋》,上海古籍出版社 2014 年版。

[3]（汉）刘向著,王锳、王天海译注:《说苑全译》,贵州人民出版社 1992 年版。

[4]（汉）司马迁:《史记》,北京出版社 2008 年版。

[5]（汉）司马迁著,韩兆琦评注:《史记》,岳麓书社 2004 年版。

[6][美]William B. Davis Kate E. Gfeller Michael H. Thaut 吴幸如等校阅,李招美等译:《音乐治疗理论与实务》,美商麦格罗·希尔国际股份有限公司台湾分公司 2008 年版。

[7][美]梅里贝斯·德姆著:《挖掘嗓音的潜力》,周音怡译,中央音乐学院出版社 2010 年版。

[8][美]强纳森·高曼著:《声音疗法的 7 大秘密》,奕兰译,生命潜能文化事业有限公司 2009 年版。

[9][美]詹姆斯·唐杰罗著:《声音的治疗力量》,别古译,城邦文化出版社 2009 年版。

[10]（明）张介宾:《类经图翼（附:类经附翼)》,人民卫生出版社 1958 年版。

[11]（明）高濂著:《图解遵生八笺》,李敬明编译,山东美术出版社 2012 年版。

[12]（明）张介宾（景岳）原撰,王玉生主编:《类经图翼·类经附翼评注》,陕西科学技术出版社 1996 年版。

[13]（清）徐大椿著,吴同宾、李光译注:《乐府传声译注》,中国戏剧出版社 1982 年版。

[14][日]篠田知璋、加藤美知子主编:《标准音乐治疗入门》,陈美如译,五南图书出版股份有限公司 2004 年版。

[15]（宋）沈括著:《梦溪笔谈全译》,金良年、胡小静译,上海古籍出版社 2013 年版。

[16](宋)朱熹:《四书章句集注》,新编诸子集成本,中华书局1983年版。

[17](唐)孙思邈撰,钱超尘主编,沈澍农、钱婷婷评注:《千金方 千金翼方》,中华书局2013年版。

[18](西汉)戴圣编著,刘长江译注:《礼记》,中国工人出版社2016年版。

[19][英]约翰·布莱金著:《人的音乐性》,马英珺译,陈铭道校,人民音乐出版社2007年版。

[20][英]蕾切尔·达恩利—史密斯、海伦·M.佩蒂著:《音乐疗法》,陈晓莉译,重庆大学出版社2016年版。

[21]国家体育总局健身气功管理中心编:《健身气功·六字诀》,人民体育出版社2003年版。

[22]《乐记批注》,人民音乐出版社1976年版。

[23]《马克思恩格斯全集》(第42卷),人民出版社1979年版。

[24]边江红:《古琴音乐与中医养生》,羊城晚报出版社2013年版。

[25]陈四海编著:《中国古代音乐史》(上册),陕西旅游出版社2004年版。

[26]陈长喜主编:《中国历代名诗赏读》,天津古籍出版社2009年版。

[27]成铁智:《周易与中医养生》,华龄出版社2007年版。

[28]方勇、李波译注:《荀子》,中华书局2015年版。

[29]高华平、王齐洲、张三夕译注:《韩非子》,中华书局2015年版。

[30]高楠:《艺术心理学》,辽宁人民出版社1987年版。

[31]高长江:《符号与神圣世界的建构——宗教语言学导论》,吉林大学出版社1993年版。

[32]高长江:《萨满神歌语言认知问题研究》,吉林大学出版社2017年版。

[33]郭丹译注:《左传》,中华书局2016年版。

[34]郭永玉:《人格心理学——人性及其差异的研究》,中国社会科学出版社2005年版。

[35]郭子光、张子游编著:《中医康复学》,四川科学技术出版社1986年版。

[36]韩维志译评:《庄子》,吉林文史出版社2009年版。

[37]胡结续:《音乐与保健医疗》,中国文联出版社2004年版。

[38]胡军主编:《道教音乐研究文集》,上海音乐出版社2016年版。

[39]胡郁青:《中国古代音乐美学简论》,西南师范大学出版社2006年版。

[40]吉联抗译注:《乐记》,人民音乐出版社1958年版。

[41]江文也著:《孔子的乐论》,杨儒宾译,华东师范大学出版社2008年版。

[42]金文达:《中国古代音乐史》,人民音乐出版社1994年版。

[43]黎翔凤撰:《管子校注》,新编诸子集成本,中华书局2004年版。

[44]李昉等撰:《太平御览》,中华书局1960年版。

[45]李经纬、邓铁涛等主编:《中医大辞典》,人民卫生出版社1995年版。

[46]李民、王健撰:《尚书译注》,上海古籍出版社2004年版。

[47]列夫·谢苗诺维奇·维戈茨基著:《艺术心理学》,周新译,百花文艺出版社2010年版。

[48]刘蓝辑著:《二十五史音乐志》(第一卷),云南大学出版社2009年版。

[49]陆玖译注:《吕氏春秋》,中华书局2011年版。

[50]罗小平、余瑾主编:《老年·音乐·精神——老年精神音乐学简明读本》,中国中医药出版社2011年版。

[51]吕景云、朱丰顺:《艺术心理学新论》,文化艺术出版社2005年版。

[52]吕俊华:《艺术创作与变态心理》,生活·读书·新知三联书店1987年版。

[53]马玉山、胡恤琳选注:《汉书》,山西古籍出版社2004年版。

[54]苗建华:《古琴美学思想研究》,上海音乐学院出版社2006年版。

[55]尼阳尼雅·那丹珠(白玉芳):《萨满·萨满》,上海社会科学院出版社2016年版。

[56]普凯元编著:《音乐治疗》,人民音乐出版社1994年版。

[57]秦泉主编:《全本黄帝内经》,外文出版社2013年版。

[58]邱鸿钟编著:《音乐的精神分析》,暨南大学出版社2006年版。

[59](清)阮元校刻:《十三经注疏》,中华书局1980年版。

[60]司冰琳:《一本书读懂中国音乐史》,中华书局2013年版。

[61](汉)司马迁,张大可注评:《史记》,长江文艺出版社2015年版。

[62]宋和平译注:《满族萨满神歌译注》,社会科学文献出版社1993年版。

[63]宋志明:《薪火传承话前贤——中国传统哲学通论》,高等教育出版社2015年版。

[64]孙星群:《言志·咏声·冶情——〈乐记〉研究与解读》,人民出版社2012年版。

[65]汪彦青等:《音乐治疗——治疗心灵的乐音》,先知出版社2002年版。

[66]《金元四大家医学全书》,天津科学技术出版社1999年版。

[67]王筱云等主编:《中国古典文学名著分类集成(散文卷三)》,百花文艺出版社1994年版。

[68]王旭东:《让音乐带给您健康——奇妙的音乐疗法》,湖南科学技术出版社2016年版。

[69]王瑶:《中国诗歌发展讲话》,中国青年出版社1956年版。

[70]王祎:《〈礼记·乐记〉研究论稿》,上海人民出版社2011年版。

[71]魏育林、杨甫德主编:《亚健康音乐调理基础》,中国中医药出版社2011年版。

[72]吴龙辉等译注:《墨子白话今译》,中国书店出版社1992年版。

[73]吴慎:《黄帝内经五音疗疾——中国传统音乐疗法理论与实践》,人民卫生出版社2014年版。

[74]吴幸如、黄创华:《音乐治疗十四讲》,心理出版社2006年版。

[75]修海林:《中国古代音乐教育》,上海教育出版社2011年版。

[76]徐朝华注:《尔雅今注》,南开大学出版社1994年版。

[77]徐寒主编:《唐诗·宋词·元曲鉴赏》,大众文艺出版社2007年版。

[78]徐洪兴注评:《孟子》,长江文艺出版社2015年版。

[79]闫笑雨、尚红编著:《中国音乐中的文学》,广东教育出版社2016年版。

[80]杨伯峻、杨逢彬译注:《论语》,岳麓书社2011年版。

[81]杨有华:《颂钵之音·安顿吾心》,中山大学出版社2017年版。

[82]姚春鹏译注:《黄帝内经》,中华书局2016年版。

[83]张春兴:《现代心理学》,上海人民出版社2005年版。

[84]张鸿懿:《音乐治疗学基础》,中国电子音像出版社2000年版。

[85]张凯:《音乐心理》,西南师范大学出版社2001年版。

[86]张前:《音乐欣赏表演与创作心理分析》,中央音乐学院出版社2006年版。

[87]张维良:《竹笛艺术研究》,人民音乐出版社2011年版。

[88]张晓航主编:《张氏六字气诀》,北京体育大学出版社2018年版。

[89]张勇编著:《音乐治疗学》,湖北科学技术出版社2010年版。

[90]赵歌:《颂钵:响彻云霄的寂静》,黄裳元吉出版社2015年版。

[91]赵玉卿:《〈乐书要录〉研究》,中央音乐学院出版社2004年版。

[92]赵志忠:《满族萨满神歌研究》,民族出版社2010年版。

[93]周何编著:《儒家的理想国——礼记》,中国友谊出版社2013年版。

[94]莊婕筠:《音乐治疗》,心理出版社2004年版。

二、论文

[1][荷兰]汉斯·德·贝克(Hans de Back):《颂钵疗愈的灵魂人物》,《东方养生》2013年第3期。

[2][美]约瑟夫·莫雷诺、李世武:《民族音乐治疗:一条跨学科研究音乐与治疗的路径》,《民族艺术》2014年第2期。

[3][英]塞尔西·赫尔曼著:《医学人类学导言》,崔纯、吴京海译,《世界科学》1989年第4期。

[4]《破解西藏颂钵共振秘密》,《科技导报》2011年第29期。

[5]侯艳:《论音乐治疗的基本方法及其操作》,《黄钟(中国·武汉音乐学院学

报)》2013 年第 2 期。

[6]胡红梅、郭文新:《人乐·和乐·天乐——〈庄子·天运〉音乐美学思想解读》,《临沂大学学报》2012 年第 5 期。

[7]黄宇:《浅谈唐代宫廷音乐与民间音乐的交流》,《群文天地》2012 年第 4 期。

[8]黎华、付疆鹰:《五音、五脏、五行初探》,《民族艺术研究》1992 年第 6 期。

[9]李春源:《古琴音乐养心疗法》,《中国音乐治疗学会第十届学术年会论文集》2011 年。

[10]梅赞:《探索有中国特色的音乐治疗道路》,《戏剧之家(上半月)》2011 年第 2 期。

[11]石峰:《中国古代的音乐养生与音乐治疗——谈音乐治疗的民族传统之一》,《中国自然医学杂志》2000 年第 2 期。

[12]萧兴华:《中国音乐文化文明九千年——试论河南舞阳贾湖骨笛的发掘及其意义》,《音乐研究》2000 年第 1 期。

[13]张倩:《商代乐舞〈大濩〉与〈桑林〉研究综述》,《美与时代》2009 年第 6 期。

[14]赵志忠:《中国是世界萨满教文化圈的中心》,《满族研究》2002 年第 4 期。

[15]邹元江、李昊:《论老子音乐美思想的本质——对"大音希声"辨析》,《武汉大学学报》(哲学社会科学版)2006 年第 1 期。

索　引

后　记

　　中国传统音乐治疗文化跨越了民族音乐学、仪式音乐学、中医学、民族哲学、宗教仪式学等多种学科。从中华五千年的音乐医疗文化中梳理、归纳、总结出中国传统音乐治疗理论与方法体系，是一项非常具有挑战和艰难的工作。在完成《中国传统音乐治疗理论与方法体系研究》课题的过程中，笔者深切体会到了自身才疏学浅给研究工作带来的不便，特别是自己民族音乐理论的功底不深、传统中医理论的知识有限、宗教音乐理论的文化欠缺等问题。这些问题使得我在写作过程中如履薄冰。也正是这些无形的动力，鞭策着我不断地努力学习、充实和提升着自己。尽管本书基本完成了课题预期的研究内容，但由于其他客观原因依然留下了现阶段难以弥补的一些缺憾。

　　本书的完成首先要感谢已故中国音乐治疗学科奠基人、原中央音乐学院音乐治疗研究中心主任张鸿懿先生。张先生从 2004 年起，对本人的传统音乐治疗学习、研究给予了大力支持和无私帮助。特别是 2017 年在申报此课题期间，张先生作为本课题的指导老师和第一参与人，对于课题的申报工作给予了诸多具体的指导。为此，仅以此书的出版怀念为中国音乐治疗发展做出卓越贡献的张鸿懿先生。

　　在本书的写作过程中，本人有幸得到了全国政协委员、南京中医药大学博士生导师王旭东教授和《南京中医药大学学报》主编、博士生导师范欣生教授两位中国传统音乐治疗领域先驱者的指导。在本课题的研究过程中，得到了《人民音乐》主编、中国音乐家协会流行音乐学会常务副会长兼秘书长金兆钧先生、上海音乐学院音乐治疗学科创始人杨燕宜教授和著名精神分析学派学者、中国地质大学（武汉）应用心理研究所副所长吴和鸣教授的指导。在本书的编辑、出版过程中,得到了"全国十大优秀出版编辑"、人民出版社郑海燕主任的鼎力支持和热心帮助;每逢写作遇到瓶颈时,湖北意识形态建设研究院院长唐忠义教授也及时给予了我极大的鼓励和支持;在课题的考察、采访以及书稿写作资料的收集中,还得到了国内外其他相关专家们的大力协助;在书稿资料的整理过程中,我的研究生袁丁、潘美佳也付出了一定的劳动,在此一并致以诚挚的感谢!

张 勇
2019 年 5 月于武汉科技大学知贤居

策划编辑:郑海燕
责任编辑:吴明静
封面设计:林芝玉
责任校对:吴容华

图书在版编目(CIP)数据

中国传统音乐治疗理论与方法体系研究/张勇 著. —北京:人民出版社,
　2019.6
ISBN 978 - 7 - 01 - 020614 - 1

Ⅰ.①中…　Ⅱ.①张…　Ⅲ.①传统音乐-音乐疗法-研究-中国
　Ⅳ.①R454.3

中国版本图书馆 CIP 数据核字(2019)第 059290 号

中国传统音乐治疗理论与方法体系研究
ZHONGGUO CHUANTONG YINYUE ZHILIAO LILUN YU FANGFA TIXI YANJIU

张 勇 著

人民出版社 出版发行
(100706　北京市东城区隆福寺街99号)

环球东方(北京)印务有限公司印刷　新华书店经销

2019 年 6 月第 1 版　2019 年 6 月北京第 1 次印刷
开本:710 毫米×1000 毫米 1/16　印张:16.25
字数:211 千字

ISBN 978 - 7 - 01 - 020614 - 1　定价:66.00 元

邮购地址 100706　北京市东城区隆福寺街 99 号
人民东方图书销售中心　电话 (010)65250042　65289539